顔を科学する

適応と障害の脳科学

山口真美 編
柿木隆介 編

東京大学出版会

Face Perception and Recognition:
Adaptation and Disorders
Masami Yamaguchi & Ryusuke Kakigi, Editors
University of Tokyo Press, 2013
ISBN 978-4-13-011137-9

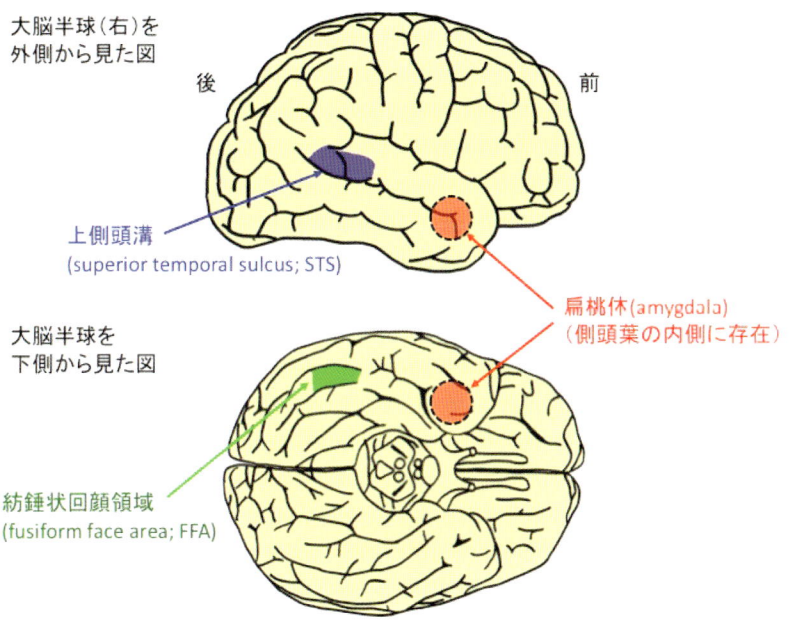

口絵1　顔認知に関わる主要な脳の部位

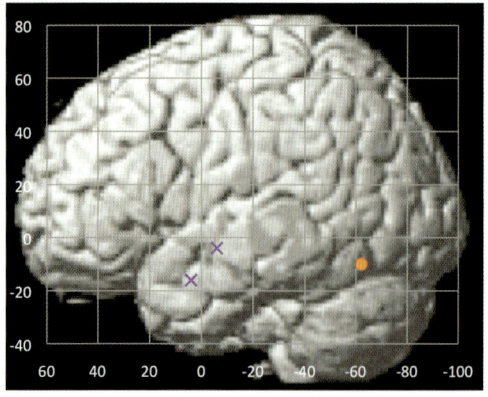

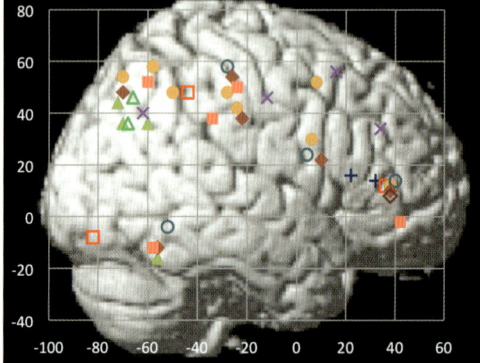

+ Devue et al., 2007
□ Kaplan et al., 2008
▲ Oikawa et al., 2012[a]
△ Oikawa et al., 2012[b]
× Platek et al., 2006
● Sugiura et al., 2006
○ Sugiura et al., 2008
◆ Sugiura et al., 2012[c]
◇ Sugiura et al., 2012[d]
■ Uddin et al., 2005

口絵2　自己顔認知に特異的な脳反応（→12章，p. 205）

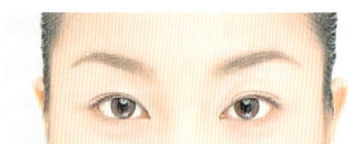 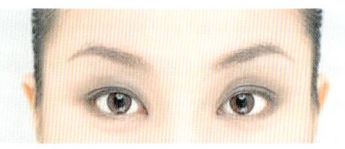

口絵3　アイシャドーによる目の大きさとまぶたの奥行き知覚の変化例
　　　　（→17章，p. 316）

はじめに

「相貌失認」という不思議な症状がある．顔以外のあらゆる対象，例えば椅子でも机でも電車でも，また人体でも顔以外であれば手や足はすべて正常にわかるのに，「顔」だけがわからない．病室に奥さんが見舞いに来てもそれが誰だかわからない．「あなた，今日の具合はどう？」と声をかけられて，その声色から初めて自分の妻だとわかるのである．

脳の側頭葉という部分の下面の一部，ちょうど耳の奥あたりに，顔を認知する特殊な神経細胞（ニューロン）が集まっている場所がある．ここは「紡錘状回顔領域」と称されているが，たまたまこの部分が，脳腫瘍や脳卒中によって傷害されると，こういう不思議な症状がおきるのだ．

最近の研究から，相貌失認は後天的に障害を受けて生じるだけでなく，先天的に有している人がいることがわかってきた．これらの人たちは，顔が全くわからないわけではないが，他人の顔の区別がうまくできなかったり，他人の顔をうまく記憶できなかったりする．人類全体の2〜3％いるという統計もあるほどだ．考えてみれば，私たちは自分の顔認知能力の程度などは考えたこともなく，「こういうものだ」と思い込んでいるわけで，生まれつき異常があっても気づくことはできないのである．……そういえば，と思い当たる方もおられるかもしれない．

以前から，西洋人にとって「日本人の顔は似通っていて，区別がつきにくい」といわれてきた．そういわれると，日本人の私たちは「どうせ日本人は凹凸が少ない醜い顔だから」などと，自虐的に考える．しかし，そうではない．私たちは，幼い頃からたくさん見て育ってきた，自分たちの身の周りの「民族」の顔の見分けに卓越した能力を持っている．多数のサルがいるサル山を長時間必死に観察していても，サルが急に一斉に移動したら，どのサルがどこに行ったのか，私たちには全くわからない．一方で，初対面の日本人30名を相手に授業しても，それが初めての授業であっても1時間もすれば，だいたいの顔は覚えることができる．もちろん，彼らが一斉に移動したとしても，あるいはこっそり教室を抜け出したとしても，すぐに見つけることができるだろう．

はじめに

　逆にいえば，マラソンで全く同じユニフォームを着て背格好も同じくらいのアフリカの選手10名が集団で走っていると，見分けることは私たちには相当に難しいが，ケニア人やエチオピア人が見たとしたら簡単に見分けることができるだろう．顔認知は，面白く奥深い．

　こうした状況をふまえて，近年，「顔認知機能」の研究が非常に盛んになってきた．顔認知は言語認知と並び，人間が社会生活を送る上で最も重要な機能のひとつであることが認められてきたからである．
　乳幼児期においては，母親の顔を他のものと区別することは，生存上で最も重要な機能のひとつであろう．これは人間のみならず動物が生まれつき持つ，生存するために不可欠の能力と考えることができる．成長するにつれて，親だけではなく様々な人の「顔」や様々な表情を見分けることができるための認知能力の発達と成熟は，この社会を適切に有能に生き抜くうえで極めて重要な鍵となろう．人間にとっては特に，「社会的コミュニケーション」をとる手段としての意義は大きい．家庭や学校，会社などで，円滑なコミュニケーションをとるためには，顔をよみとることは必至であろう．また，顔認知が他の一般的な物の認知と明らかに異なる点のひとつとして，「丸いものがふたつあると，それが目に見えてしまう」といったような，ある種のパターンに顔を見出す特殊な認知機能の存在が考えられる．
　以上のような状況をふまえ，欧米諸国，特に米国では，顔認知に関する研究者数は急激に増加しており，発表論文の数も年々増加の一途をたどっている．特に近年飛躍的に進歩した，脳波，脳磁図，機能的磁気共鳴画像（fMRI），近赤外線分光法（NIRS）といった非侵襲的ニューロイメージング（Neuroimaging）手法により，人間が顔を認知する脳内メカニズムが次第に明らかになりつつあることも，若手研究者の急速な増加につながっている．日本においても，fMRIやNIRSを用いた脳血流測定による活動部位の解析，時間分解能に優れた脳波や脳磁図を用いた電気生理学的研究，自閉症患者や精神・神経疾患患者を対象とした臨床研究が急速に発展しつつある．心理学，認知科学の分野でも，顔認知の研究は大きなテーマのひとつとなっており，健常者あるいは自閉症や身近なところではアルツハイマーなどの患者を対象とした研究も成果をあげつ

つある．もうひとつ，日本では伝統的に霊長類を対象とした質の高い生理学実験が行われてきており，顔認知に関しても，世界的なインパクトを与える多くの優れた研究が行われている．

そのような流れを受け，2008（平成20）年度から，文部科学省新学術領域研究の第1号として，「学際的研究による顔認知メカニズムの解明」（略称「顔認知」）が発足し，私が領域代表者をつとめることとなった．「学際的研究」の文字どおり，顔認知の研究は様々な分野で行われている．本書にも書かれているように，工学では，表情を作る筋肉の動きを詳細に解明し，その人が笑顔を見せた時だけにスイッチが入るシステムが実用化されている（筑波大学，第16章）．上に触れたように，心理学でも，顔認知は既に重要なテーマのひとつであるが，最近では，覚醒している赤ちゃんの脳活動をリアルタイムに計測する機器も開発され，赤ちゃんがいつ頃から顔を認知し，いつから表情を見極めて，脳のどの部分がそれらに関与しているか，母親顔の認知はどのようにしているか，などの事柄が次々に解明され，新聞などでも大きく取り上げられている（中央大学と生理学研究所の共同研究，第4章）．基礎医学では，サルを用いた顔認知の研究において，日本は世界をリードしているところもある（第8章）．さらに近年，これも上で触れたように，脳を全く傷つけないでその活動を計測することができる画期的な手法（fMRI，近赤外線分光法，脳磁図等）が開発されたことで，人間を対象とした研究が急激に進むようになった（第3章，第5章，第6章，第9～12章）．ちなみに，上述した赤ちゃんの研究は近赤外線分光法を用いたものである（第4章）．

臨床医学における大きな話題は自閉症であろう（第5章）．自閉症者は様々な症状を示すが，臨床現場での共通した認識は，「顔を見ない」，「目を合わそうとしない」傾向である．「顔認知」領域の最近の研究により，自閉症患者と健常者の間の顔認知の質的な違いが明らかになってきた．「相手の気持ちがわからない」とされるのが自閉症患者の一般的な特徴であるが，その要因のひとつが，他人の表情を見分ける視点が異なるということがわかってきたのである．また，引きこもりなどの状況に陥りがちな学童での顔認知機能が異なることが指摘されている．小さな画面でのゲームなどに多くの時間を費やし，対人関係にかける時間がだんだん短くなっている現代の子どもたちにおいては，顔認知

はじめに

機能の問題も深刻なことであろう．

　本書は，「顔認知」研究班のそれぞれの研究者が，自身の研究領域の最新の知見をわかりやすく明快にまとめたものである．心理学・認知科学・基礎医学・臨床医学，そして工学に至るまで，「顔認知」という名のそびえたつ高山に，様々なアプローチが試みられているのがわかるはずだ．さらに，異分野の研究者同士の共同研究も次第に盛んになってきており，頂上に続く登山道だけではなく，各登山道を結ぶ新たな道も開かれてきた．この本を読めば，顔認知に関する現在の研究状況がほぼ理解できることとなろう．専門家には，最新の研究のまとめと過去の発表文献の整理のために，一般研究者には，「顔認知」という新しい学問を理解するために，臨床従事者には，日々の経験に照らし合わせて患者さんの心を理解し治療に役立つように，そして一般の読者の方々には，「顔を認知する」という重要かつ興味深いテーマの理解のために，役に立つ本だと自負している．そして何よりも強調したいのは，これほど多岐にわたる顔認知の題材をまとめることができたこと，これまでになかった画期的な本である．ぜひ手にとって読んでいただきたい．

柿木隆介

目　次

I・顔認知のメカニズム

1章　顔認知のメカニズム……………………………………山口真美　3

1　顔とは何か　3
2　顔認知の複雑さ　4
3　顔認知にかかわる複数の処理段階1——1次処理　6
4　顔認知にかかわる複数の処理段階2——2次処理　7
5　顔認知の発達と障害　11
6　目か顔か　14

2章　視線・瞬目パタンから迫る顔認知……………………中野珠実　21

1　視線の不思議　21
2　社会的な動画を視聴している時の視線　23
3　瞬目の同期現象　33
4　暗黙の「ものの見方」の重要性　42

3章　顔に関連する記憶とその脳内機構………………………月浦　崇　45

1　顔の「記憶」とその脳内機構の研究方法　45
2　顔の記憶を媒介する脳領域　47
3　顔の記憶を促進する人物の印象とその脳内機構　48
4　顔の記憶を抑制する加齢とその脳内機構　50
5　顔の記憶に関連する脳内メカニズム　52

4章　発達と脳………………………………………………仲渡江美　59

1　乳児における顔認知の発達　59
2　乳児の脳活動計測　60
3　NIRSについて　62
4　NIRSによる顔認知の研究　65

目　次

II・顔認知の発達と障害

5章　自閉症スペクトラム障害の顔認知　………稲垣真澄・軍司敦子　75

1. 自閉症スペクトラム障害とは?　75
2. ASDにおける顔への注目行動　76
3. 顔の構造認知　79
4. 視線の認知　80
5. 表情の認知　81
6. 個体識別と既知度　83
7. 顔認知機能評価の展望　85

6章　ウィリアムズ症候群における顔認知　……………中村みほ　91

1. ウィリアムズ症候群とは　91
2. ウィリアムズ症候群の認知特性　92
3. ウィリアムズ症候群の顔認知　96
4. ウィリアムズ症候群における顔認知のまとめ　100

7章　神経内科疾患の顔認知　………………………………森　悦朗　107

1. 顔認知の異常　107
2. 顔がわからない——相貌失認と人物の意味記憶障害　107
3. 表情がわからない——表情認知異常　115
4. 顔が見えてしまう・顔に見えてしまう——顔の幻視と錯視　119
5. 顔を見誤る——顔の誤認　123
6. 神経疾患における顔認知障害——損傷研究の意義　124

III・顔認知の脳内基盤

8章　顔ニューロンが紡ぐもの——サルを用いた脳科学研究
………………………………………………………永福智志　133

1. サル脳の「顔」ニューロンの発見　133
2. サルにおけるニューロン活動記録　134
3. 顔認知のニューロン回路　141

4　顔のアイデンティティと意味の脳内表現　144
　5　顔ニューロンが紡ぐもの　151

9章　顔は脳のどこで処理されているのか？ ……………飯高哲也　155

　1　初期の脳賦活検査による研究　156
　2　紡錘状回顔領域の提唱　157
　3　FFA の同定方法　158
　4　エキスパート（exprtise）仮説の提唱　159
　5　FFA 仮説に対するさらなる疑問　160
　6　顔認知のパターン解析　162
　7　顔認知の特異性と FFA　163
　8　顔の特徴を操作した fMRI 実験　165
　9　まとめ　166

10章　脳波を用いた顔認知研究 ……………………………飛松省三　171

　1　脳波の時間分解能　171
　2　並列的視覚情報処理と空間周波数　171
　3　顔・表情認知の中枢　173
　4　顔・表情認知と画像フィルタリング処理　175
　5　現在の研究動向　179

11章　脳磁図を用いた顔認知研究 ……………………三木研作・柿木隆介　183

　1　脳磁図（MEG）とは何か　183
　2　顔認知のメカニズム　184
　3　今後の展望　197

Ⅳ・顔と社会

12章　「自分の顔」に魅せられて
　　　　——本当は怖い自己顔認知の脳イメージング研究 ……………杉浦元亮　203

　1　はじめに　203
　2　自己顔特異的脳活動と右半球　204

3　単一の自己は存在するか　206
  4　自己特異的認知処理は存在するか　211
  5　裏世界からの誘い　215
  6　むすび　217

13章　顔認知の進化 ……………………………………… 川合伸幸　223

  1　霊長類の顔認知　224
  2　ほ乳類の顔認知（ほ乳類の顔認識研究）　232
  3　顔認知の進化　234

14章　顔と社会 …………………………………………… 野村理朗　241

  1　感情の認識　241
  2　他者への共感　243
  3　顔表情と自己制御　246
  4　遺伝子の影響　249
  5　環境の影響　253
  6　まとめ　255

Ⅴ・顔認知の応用と未来

15章　顔研究から生まれるコミュニケーションシステム
  ……………………………………………… 武川直樹・中野有紀子　263

  1　コミュニケーションシステムにおける顔の役割　263
  2　コミュニケーションシグナルとしての顔表現　266
  3　エージェントによる顔表現の表出　269
  4　エージェントが顔表現を持つことによる効果　273
  5　顔を持つシステムの設計アプローチ　274
  6　研究事例紹介　276
  7　将来のコミュニケーションシステムの研究に向けて　282

目 次

16章　コンピュータによる顔の印象の分析と合成
…………………………………………………赤松　茂・金子正秀　287
1　顔の物理的特徴と印象の関係のモデル化　287
2　顔の持つ物理的な特徴の記述とその操作　288
3　主成分分析に基づく顔特徴の解析および似顔絵生成ツール　294
4　似顔絵生成ツールを用いた類似顔検索　296
5　言葉で記述された顔印象に基づく顔画像の生成・検索　298
6　モーフィングモデルを利用した顔の印象変換システム　300
7　むすび　302

17章　表情を測る技術と装う技術 ……………鈴木健嗣・髙野ルリ子　307
1　表情の物理計測　307
2　表情の生理計測　310
3　顔を装う技術——化粧　312
4　化粧の基本操作　314
5　個性と印象の演出　317
6　表情と化粧　320
7　顔を装う技術——工学技術　322
8　まとめ　324

あとがき（山口真美）　329

執筆者紹介　331

人名索引　337
事項索引　339

Ⅰ
顔認知のメカニズム

1 章　顔認知のメカニズム

山口真美

1　顔とは何か

　顔は，生物一般が所有する感覚器官である．顔の発現は口から始まり，摂食行動と直結する．前進する方向に口があって摂食行動を行い，あらゆる感覚器官が集積するようになった（馬場，1999）．生物にとっては生存のために欠かせない存在なのである．

　しかしながら人間の顔は，食べ物を噛み砕くだけではない．表情を作り，「その人は誰か」を認識させて記憶に貢献する．その人の名前までは覚えていなくても，どこかで見たことがある顔は膨大な数になる．当の顔は単なる身体の一部で，たった 20 cm 程度の大きさしかない身体の一部に，たくさんの情報が凝縮されていることになる．

　顔研究の歴史をさかのぼると，東洋では漢の人相学，西洋では古代ギリシャのアリストテレスにまでたどり着く．古代ギリシャの顔に関する研究は，人相と性格がどのように結びつくかを類推する．当時最先端の形態学の知識に立脚したものと推測されるが，その内容は今でいうところの人相判断のようなものである．

　19 世紀になると，ヨーロッパ社交界で骨相学が流行した．骨相学とは，頭の形から性格や知性をとらえようとしたもので，脳の特定の領域に関する骨相の大小が特定の精神活動に専念したことの反映と考える，「脳の局在論」の発想の原点でもある．ウィーンの医師ガルが元祖とされる骨相学は，イタリアの犯罪学者ロンブローソによってさらに過激になった．兵士と犯罪者の容貌を比較することにより，肉体的欠陥がある者が犯罪を起こしやすいこと，犯罪を多発するようなタイプはその容貌も知性も類人猿に近く，先祖返りの兆候があると主張したのである．

I・顔認知のメカニズム

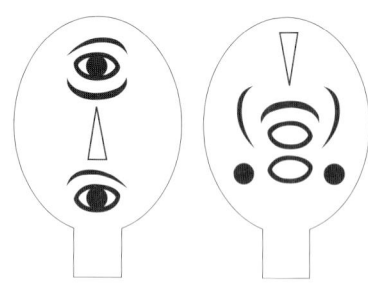

a 目鼻口の形はその ままで位置を変えた図
b 目鼻口の形を崩し 位置も変えた図

図 1-1 顔の配置の重要性を調べる実験
(Goren et al., 1975)

古くから人々の興味を引き続ける顔は，人相判断というあやしげな手垢がついたがために科学的な研究の題材から遠ざかっていった．それが目撃者証言における顔記憶の曖昧性の観点から，研究対象として再び脚光を浴びることになった．顔はどれくらい覚えられるのか，目撃者による証言場面での顔の記憶は正確か，似顔絵の手配書は役に立つのか……こうした目的のために行われた研究から，1980年代には現在の顔研究のベースとなる，基本的な顔認知の概念が明らかになっていった．

2 顔認知の複雑さ

社会性哺乳類であるヒトにとって，顔は特別な対象となり，顔認知は特化した能力となっていった．顔は，そのものとしては視覚的な物体の一つにすぎないが，一方で社会的に重要な意味を持つ．われわれは，顔から様々な情報を得る．その人が誰であるかという個人同定，表情のような感情状態の検出，さらには年齢や性別もある程度は顔から知ることができる．そのためヒトでは，顔認識処理が特殊化されるようになった．ヒトの顔認識の特徴としては，生得性と，顔だけに特化した脳の専門領域の二つを挙げることができる．

顔認知の生得性に関しては，いくつかの実験的な証拠がある．乳児を対象とした選好注視法による実験手法を考案した Fantz（1963）において，顔模式図形は乳児に共通して好まれることが発見された．その後はこの知見をもとに，乳児がほんとうに顔を認識しているのかを調べる実験が行われた．顔の中味をバラバラにして配置した図や，顔の形をしているもののパタンのない図と比較をして，正しい顔だけを選好するかが検討され，顔を見た経験のない新生児でも顔に定位反応を示すことが示されている（図 1-1：Goren et al., 1975）．さらに最近行われた新生児が好む顔の特徴パタンを分析した研究では，上部に情報が集まる top-heavy な構造をした形態特徴が新生児に選好されること（Simion et al., 2002) が報告され，後に示すようにこの配置が顔として重要であることが示されたのである．

一方の顔処理における脳活動の特異性は，「相貌失認」によって発見されることとなった．「相貌失認」では，顔以外の物体の認識能力には損傷がないものの，顔の区別がつかず，顔を見て，それが誰かわからないという症状を発現する．人物に関する知識や記憶ははっきりある上に，音声を聞けば誰かわかることなどから，顔に関する視覚処理に特有の障害であることになる．さらに近年の脳イメージング技術の進展により，顔認知処理に特化した具体的な部位の特定が可能となった．こうした研究から，顔認知は物体認識にかかわる腹側経路の中でも特定の部位で処理され，しかも複数の部位に分かれることがわかっている．顔から人物を判断する時に活動すると言われるのが，紡錘状回（Fusiform Face Area: FFA）で，表情や視線を見る時には上側頭溝（Superior Temporal Sulcus: STS）が関与するとされ，情動価の強い恐怖表情に反応するのは扁桃体とされている．

脳の複数の箇所が関与していることからわかるように，顔認知には複雑な処理メカニズムが働いている．顔認知が他の物体認知と異なることの証拠の一つに，処理方略の特殊性がある．

顔認知は，目鼻口といったそれぞれの部分の特徴ではなくて，目鼻口の配置で見ることがその最大の特徴である．似顔絵描きの極意も，部分を似せるのではなく，配置を見て似せて描くことにあるという．全体で見ることはゲシュタルトとして見ることとつながるが，顔認知の場合は全体処理（configural processing）の方略と呼ばれる．configuration とは，目鼻口といった顔を構成する要素の「配置」を指す．この configuration に対立する用語としては feature があり，目や口や鼻といった顔を構成する「特徴」あるいは「要素」を示す．全体処理には1次処理（first-order relations）と2次処理（second-order relations）の2段階あり，1次処理が顔そのものを検出することとすれば，2次処理は顔の配置の細かい違いを区別して個々の顔を弁別することを指す（Maurer et al., 2002）[注]．

3　顔認知にかかわる複数の処理段階 1 ── 1 次処理

　次に，顔の全体処理における 1 次処理と 2 次処理の内容について，順に述べていこう．

　1 次処理は，前述のように顔を検出することである．目鼻口の正しい配置から顔を検出する能力は，先の Goren ら（1975）の実験からも明らかなように，新生児の段階から高い．新生児は目鼻口という特徴（feature）ではなく，その正しい配置（configuration）をもとに顔選好を示したのである．さらに，Simion ら（2002）の実験から，単なる四角形を目鼻口の位置に並べても新生児が選好を示すことがわかり，目鼻口の形ではなく，その配置こそが顔として重要であることが明らかになったのである．

　これこそが 1 次処理であるが，1 次処理の能力は新生児に限られたものではない．Ichikawa ら（2011）の調査によれば，成人では実に様々な顔でない物体にも顔を見ることが報告されている．人間は顔に敏感であるがゆえに，顔らしきものを見かけるとどんなわずかな兆候でも見逃さないため，このような誤認も多い．その兆候とは，目鼻口の「配置」である．目鼻口が正しい位置にあることが，1 次処理における，顔を見る基準である．

　いくつか有名な実験事例を挙げてみよう．Mooney face（Mooney, 1957）に顔を見ることも，1 次処理であると言われている．Mooney face は図 1-2 にあるような，顔写真を 2 値化して作られた画像であり，トップダウンに顔を処理する際の典型例として使われることが多い．Otsuka ら（2012）の乳児を対象とした実験から，生後 3 か月の乳児でも，状況によってはこうした画像に顔を検出できることがわかっている．

　16 世紀のイタリアの画家アルチンボルドの絵に顔を検出することも 1 次処理であると考えられている．アルチンボルドの絵では，野菜などで顔が形作られている（図 1-3）．この絵を物体失認患者に見せたところ，それぞれの野菜は全く見えないものの，顔が見えるということから（Moscovitch *et al.*, 1997），この絵の不思議さが再認識された．Kobayashi ら（2012）は，乳児を対象にアルチンボルドの絵に顔を見ることができるかを調べる行動実験と脳活動の計測を行っている．実験ではアルチンボルドの絵を倒立と正立で呈示し，すでに顔選

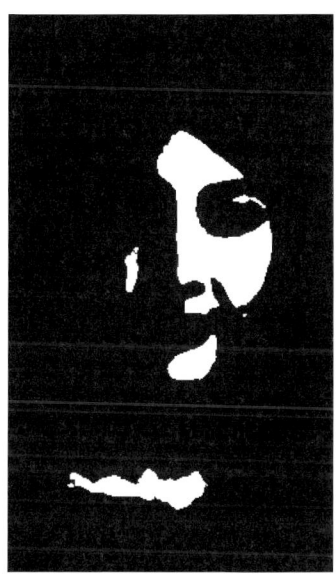
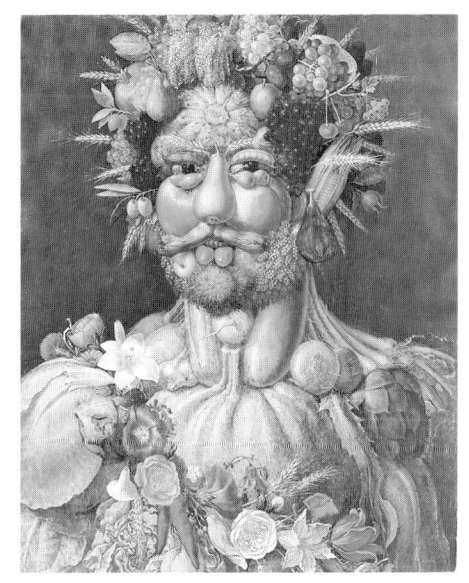

図 1-2 Mooney face（Mooney, 1957）　　図 1-3　アルチンボルド（1590 年頃）の「ウェルトゥムヌスに扮したルドルフ 2 世」（スクークロスター城所蔵）

好を示している乳児が正立顔に見える図への選好を示すか否かを調べたところ，生後 5 か月の乳児では選好がないものの，生後 7 か月になると有意な選好を示した．さらにその脳活動を調べたところ，アルチンボルドの絵の観察時に，顔に反応する領域の活動を認めたのである．

このように，1 次処理とは，目鼻口が正しい位置にあるという基準をもとに，顔を発見することである．この能力があるためにわれわれはすばやく顔を見つけ出すことができ，壁の染みにも顔を見たりもする．この 1 次処理をもとに顔を見る経験を経て，たくさんの顔を学習することによって，顔の全体処理は 2 次処理の段階へと進む．

4　顔認知にかかわる複数の処理段階 2 —— 2 次処理

2 次処理とは，個々の顔における目鼻口の配置の細かな違いをもとに，個人の顔を区別することで，親しい人の顔はこの方略で記憶されるという．髪型が

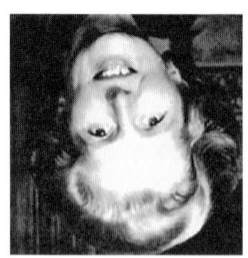 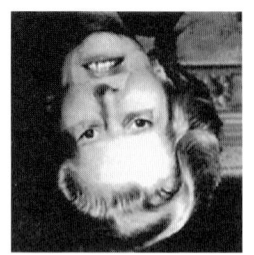

図 1-4　サッチャー錯視（Thompson, 1980）

変わっても正しく人物を同定するためには，こうした顔の見方が必要とされる．

学習によって 1 次処理から 2 次処理に進むように，顔の全体処理は順序獲得されていく．1 次処理に関しては，新生児でも可能であることが広く認められているが，その後の顔認知の発達がどこまで続くかについては様々な説があり，10 歳くらいまで続くという説や，30 歳以降も続くという説もあるものの，おおまかな部分での顔処理の基礎段階は生後 8 か月頃には終了するとも言われている（山口，2003）．

サッチャー錯視（図 1-4）で有名な倒立効果は，主に 2 次処理が阻害されることによると言われている．逆さで呈示するとそれが何であるかがわかりにくくなるのは全ての物体に共通であるものの，逆さにすると区別しにくい効果，すなわち倒立効果は顔で特に強いことは古くから知られている（Yin, 1969）．その後の実験から，成人で倒立によってわかりにくくなる効果が特に強いのは 2 次処理による顔の区別で（Freire *et al.*, 2000; Le Grand *et al.*, 2001），全体処理と比べると部分処理では弱いことも知られている（Cabeza & Kato, 2000; Bartiett & Seacy, 1993）．なお自閉症児では顔の倒立効果は小さく，倒立で呈示しても顔弁別の成績は下がらないことが知られている（Behrmann *et al.*, 2006）．サッチャー錯視の倒立効果を詳しく分析すると，倒立でわからないのは顔の不気味さであり，顔は検出できる．そのためサッチャー錯視での倒立効果は，顔を検出する 1 次処理ではなく，2 次処理に関与していることが示されるのである．

成人では，既知顔を認識する際に 2 次処理が使われていると言われている．こうした処理は，髪型や外部情報が変わっても同一人物を把握できる能力とつながり（山口，2010），親しい他者と社会関係を結ぶ上では大切な能力とされる．

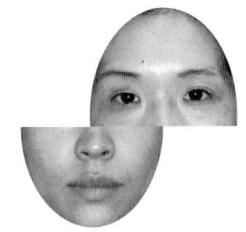 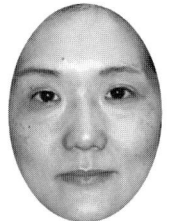 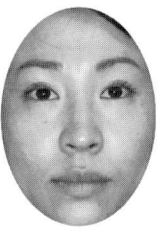 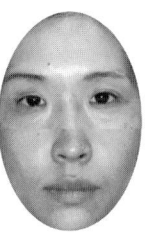

　a+b(輪郭をずらす)　　a(上半分を使用)　　b(下半分を使用)　a+b(輪郭を合わせる)
図 1-5　キメラ顔（Nakato *et al.*, submitted）

　ちなみに，乳児にとって最初の既知顔である母親顔は，生後4日頃から選好されるが，それは顔の内部特徴よりも髪型によるところが大きく（Bushnell *et al.*, 1982），髪型がなくても母親顔を選好できるのは生後4か月くらいになってからである（Pascalis *et al.*, 1995）．

　顔研究が勃興した1980年代には様々な効果が発見され，中でも有名な「ネガ効果」や「キメラ顔効果（composite face effect）」は2次処理の阻害にかかわっているとされる．画像処理が身近でなかった頃，顔写真をネガ加工したり，真ん中で切り離して別の顔とくっつけたりする実験が行われた．写真をネガにしただけで，その風貌はわかりにくくなる（後に説明するように，この効果の限界は近年議論されている）．

　写真を上下で切って上下別々の顔をはりつけたのがキメラ顔である．既知顔で生じるキメラ顔効果の適用例は，誰もが知っている有名人の顔を実験の対象として，上下で切り分けて別の顔を合わせ，上の顔が誰かを当てるというものである．図1-5のように，輪郭を合わせる（composite：右端）と上下の顔はミックスされて全く違う第三者の顔にも見えるが，輪郭をずらす（non-composite：左端）とこの現象は消える．実験では，上の顔が誰かの正答率や判断にかかる反応時間が，輪郭を合わせた顔で悪くなった．顔は一つの輪郭になると一つの全体（ゲシュタルト）となり，個々の特徴や顔の上を切り分けて見ることができなくなる（むしろ全くの別人の顔に見える）．輪郭をほんの少しずらすことで顔という全体（ゲシュタルト）が崩壊し，上下を別の顔として見ることができるというわけである．

　2次処理の獲得は1次処理より遅く，髪型がなくても内部特徴で母親顔がわ

かるようになった後，生後5〜8か月程度の時期と見られている．

顔の倒立効果の乳児における脳内機構を示したのが，大塚ら（Otsuka et al., 2007）の実験である．倒立顔と正立顔を観察している乳児の，脳内の血中ヘモグロビンの変化が近赤外分光法（Near Infrared Spectroscopy: NIRS）で調べられた．実験では，顔反応領域に近い左右両側頭葉の活動を計測し，視覚的には顔と同じ物体である野菜とくらべ，顔を見た時に顔反応領域の活動が高まるか，特に正立顔で活動が高くなるかが調べられた．もちろん顔反応領域は顔に特有に反応するため，同じ物体でも意味の異なる野菜には反応しない．さらに倒立効果があるとするならば，倒立ではなくて正立の顔で反応が高まるはずである．実験の結果，生後5〜8か月の乳児で顔反応領域に当たる右側頭葉の活動が顔を見た時に高まり，しかも倒立と比べて正立の顔でこの傾向が強いことがわかった．ちなみに顔反応領域の活動は成人でも右半球側が強い．

乳児を対象としたキメラ顔の実験は，既知顔である母親顔への選好を利用して行われている（Nakato et al., submitted）．実験の結果，輪郭を合わせると母親顔への選好がなくなり，輪郭をずらすと選好が出現するというキメラ顔効果は，生後7か月で出現することがわかった．

生後7か月頃に成人と同様の顔処理がある程度可能になることは，複数の実験から報告されている．Cohen & Cashon（2001）は，顔を弁別する際に部分処理よりも全体処理を優先させることの発達を調べる実験を行った．実験では，男女の平均顔を学習させた後に，目や鼻や口という部分のみを入れ替えた合成顔を作成し，学習した顔とは違うと見なすかどうかが調べられた．合成顔は学習した顔とはゲシュタルトである全体が異なるため，全体処理を優先させる大人からは「違う顔」に見える．逆に，部分処理を優先させる場合，目や鼻や口だけに注目して「すでに見た」と判断することになる．実験の結果，生後8か月には，目や口を入れ替えた合成顔を別の顔と見なし，全体処理で顔を区別していることがわかった．

さらに視線錯視図形（Wollaston, 1824）を使って全体処理を調べる実験が行われている（Nakato et al., 2009）．同じ目でも輪郭を変えると，視線の方向が変わって見える錯視である．この視線の検出は三次元モデルとともに，顔の全体処理と部分処理の観点からも検討し得る．すなわち目という部分で顔を処理して

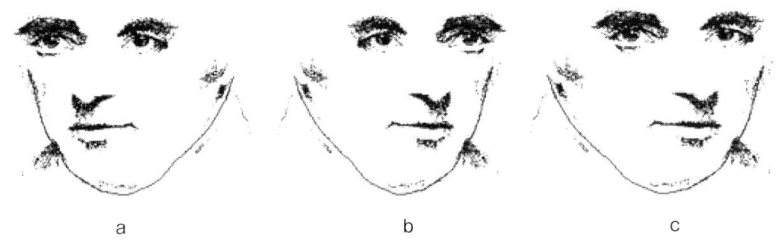

図 1-6　顔の全体処理を調べる実験（Nakato *et al.*, 2009）

視線を見るか（部分処理），輪郭を伴った顔全体で視線を見るか（全体処理）で，視線方向の見え方は変わる．乳児を対象にした実験（Nakato *et al.*, 2009）では，図 1-6 の左の顔（a）を学習させた後に，右の（b）（c）の顔を見せ，どちらを新しい顔と判断するかを調べた．目という部分のみに注目すれば，学習した顔（a）と異なるのは（b）の顔であり，顔全体で視線の方向に注目すれば，学習した顔（a）と異なるのはこちらを見ている（c）の顔となる．生後 6〜8 か月の乳児を対象として実験を行ったところ，8 か月児だけが（c）を新しい顔と判断し，大人と同じように全体処理を行っていることがわかった．また図 1-6 を倒立させたところ，先と同じく 8 か月児だけが（b）を新しい顔と見なした．倒立効果によって全体処理から目という部分の処理に移行したのである．

これまでは幼児期に完成される（Carey, 1992）と言われてきた 2 次処理が，近年の研究からはおおよそ 7 か月頃に完成するとされるようになった．その能力にはまだ限りがあるとしても，人見知りの始まる前後に，顔処理は成人と同じレベルの高度な処理に移行する可能性が示される．なお 2 次処理は既知顔認識を中心に議論され，見知らぬ人の顔を記憶する際に，部分処理と全体処理のいずれが強く使われるかは，まだ研究が進んでいない（Cabeza & Kato, 2000）．

5　顔認知の発達と障害

近年になって，顔認知の障害は，事故や卒中などで脳に後天的な損傷を経て生じる相貌失認だけでなく，より広く存在するのではないかとされるようになった．例えば発達障害の一種である自閉症では，相手の表情を読めなかったり顔に興味がなかったりする現象は一般的である．社会不安が強い人の中にも，

先天的な顔認知の障害が存在する可能性があるとされ，質問紙を使った大規模な調査から，先天性の相貌失認の存在と，こうした性質の遺伝が確認されたのである（Behrmann & Avidan, 2005）.

　ここでは，1次処理から2次処理にわたる顔認知の発達とその障害について，発達研究からその概要を見ていこう．

　一つめは，先天性白内障の子どもを対象にしたものである．先天性白内障児は水晶体が濁っているため，手術をする生後6〜10か月程度まで，パタンのある画像を見ることができない．早期の手術であるため，成長後の視知覚能力には特に大きな問題はないと言われているが，術後の顔認知能力を調べたところ，わずかな障害が見られることがわかった．表情や顔の角度が異なった写真が呈示されると，同一人物の判断が難しくなるのである．この障害がどの処理レベルにあるのか，詳しく調べる実験が行われた（Maurer et al., 2002）．1次処理と2次処理にかかわる課題を行ったところ，元先天性白内障患者では，1次処理には問題がないものの，2次処理にかかわる課題にパスできないことが判明した．1次処理の課題では，Mooney face に顔を検出することができ，ポジでは顔を検出できるがネガだと検出しにくいという，顔検出におけるネガ効果も示された．一方で2次処理の課題では，キメラ顔効果が生じず，輪郭を合わせた顔での人物特定の成績が，健常者よりもむしろ高かったのである．さらには顔記憶の課題で，部分処理と全体処理での人物同定の成績を比べると，部分の違いでならば顔を区別できるが，全体の違いではできないことが判明した．なお，統制実験として行われた家同定課題では全体処理ができたことから，顔認知の発達の特殊性が示唆されることになったのである．

　これらの結果から，顔の1次処理は生まれつき備わっていること，しかも生まれてすぐに顔学習の経験を経なくても，その能力は維持され続けることがわかったのである．一方で2次処理には，特定の期間における顔学習が必要とされるのである．

　単純に早期の視覚学習を剥奪された先天性白内障患者に対し，自閉症児では，2次処理のみならず1次処理の段階から顔認知に障害があることが示されている．しかも，この認知的な問題には，発達初期の視力発達が関与している可能性が示唆されている．

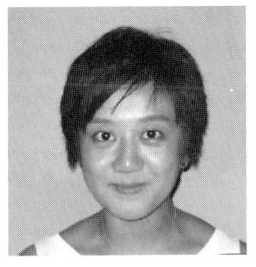 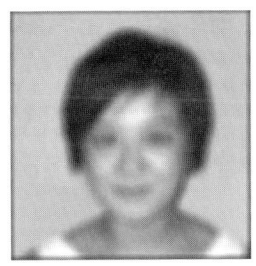

図1-7 生後3か月の視力で見えるであろう顔（右）
（提供：Herve Abdei：山口真美（印刷中）・日本ロービジョン学会誌より）

　主たる診断基準が言語やコミュニケーション能力の障害であるため，3歳にならないと自閉症の診断は不可能である．そこで，自閉症の認知発達の初期過程を調べる研究は，遺伝的なつながりの強いきょうだいを対象にしてアメリカで数多く行われている．視力発達に関しては，生後6か月段階のコントラスト感度と色感度を調べたところ，コントラスト感度のみが健常児よりも高いことが発見された（McCleery et al., 2007）．一般に自閉症者は顔を見ることが苦手とされているが，これには幼い頃からのコントラスト感度の高さも影響している可能性が考えられる．
　健常乳児の視覚世界を観察してみよう．図1-7にあるように，生後3か月の視力で見える顔をシミュレーションした顔画像を確認すると，全体の目鼻口の配置で顔を見る方略を取らざるを得ない．これが1次処理を導く原因の一つとなったとも考えることができよう．これに対して自閉症児では，発達初期でのコントラスト感度の高さにより，部分で顔を識別する方略のほうがより楽であったがために，顔認知の方略が異なるに至ったと考えることができる．
　発達初期に未熟な視力で顔を見ることの重要性は，顔学習のニューラルネットワークモデル（Valentin & Abdei, 2003）によっても説明される．それによれば，発達初期のヒトの顔学習の速さには，幼い頃に視力の悪い状態で，より少ない情報量で判断しなければならなかったことによるメリットがあるという．顔の画像としての情報量の膨大さからしても，視力の悪い状態の限られた情報が，顔処理の能力を促進する効果があるというのである．
　この効果を調べる実験が行われた（山口，印刷中）．実験では，生後3か月頃

の視力で見える顔をシミュレーションした画像と通常の画像での顔学習を，6か月児と7か月児で行った．実験の結果，視力発達がある程度完成した生後6～7か月でも，画質が悪いほうが顔学習が速く確実にできることがわかった．顔学習モデルで想定されるように，視力が悪い状態で顔を見る経験が，乳幼児の顔学習に影響を与えていることが示唆される．顔認知という複雑な認知に至る形成過程に，意外にも発達初期の視力が悪いことが関与していることが示されたのである．

6　目か顔か

顔の中の部分的特徴の中で，最も目につくものは「目」であろう．白黒コントラストのはっきりした目玉は，そのものが目立ちやすい．社会性の哺乳類である人間は，視線の方向に敏感で，視線がどちらを向いているかを細かい精度で正しく答えることができると言われている．

こちらを見る視線については新生児でも敏感であることなども知られている一方で，社会性が低いと言われる自閉症児では視線への敏感性が小さいとも言われる．視線の知覚は社会性の発達にも強く結びついているとされ，バロン-コーエン（1997/2002）によれば，「他者の心を読むこと」には四つの段階があり，最初の二つの独立したモジュールとしては，意図の検出（Internationality Detector: ID）とともに，視線の検出（Eye-Direction Detector: EDD）があるという．

顔も視線も社会性の発達と結びつくという点では共通点を持つ．発達的に顔認知が社会性と結びついた現象として「社会的参照（social referencing）」がある（山口，2003；山口・金沢，2010）．生後10か月頃になると，身近な母親などの表情から状況を察知し，次に取るべき行動を判断する．視覚的断崖のような明らかに危機的な場面であっても，母親の表情に沿って断崖を渡るようにまでなる（Source et al., 1985）．社会的参照は他者の顔を利用して状況を判断する，いわゆる顔色を窺うことの原点であるとも言えよう．視線では「共同注意（joint attention）」や「視線追従（gaze following）」が社会性の萌芽と関連する．視線追従とは相手の視線の先にある空間上の対象や点に注目することで，生後6か月頃に現れ（Butterworth & Jarrett, 1991），生後9～12か月にかけてより積

極的なやりとりへと進化し（ロ
シャ，2004; Emery, 2000），指さ
しから言語獲得へと進んでいく
とされている．

視線知覚の発達も，顔認知発
達と同様，段階的に進んでいく．
新生児の段階では，目が存在し
ているか否かの検出から始まる．
生後2日の新生児を対象とした
実験では，閉じた目と開いた目

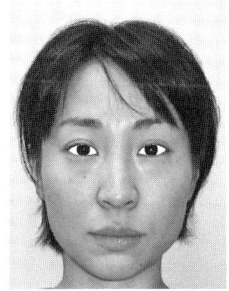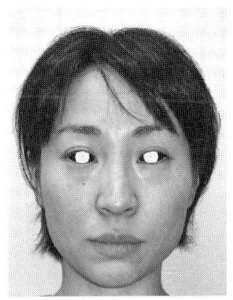

図1-8　ポジ顔（左）の目だけネガにしたもの（右）
(Otsuka *et al*., submitted)

では，開いた目の顔に注目することが示された（Batki *et al*., 2000）．一方，生後3~4か月頃になると，視線の方向を検出し，区別できるようになるとされる（Farroni *et al*., 2000; Vecera & Johnson, 1995）．

近年になって，視線の検出と顔認知の密接な関連に関する報告が多数発表されている．市川ら（Ichikawa *et al*., 2011）の調査でも，顔を検出すると同時に視線を感じていることが報告された．顔検出だけでなく，顔学習を視線が促進するのはさらに普遍的な現象かもしれない．成人でも視線が合うと顔を学習しやすくなり（Hood *et al*., 2003），4か月児でも視線が合わない顔とくらべ，視線が合った顔で見知らぬ女性の顔の記憶がよくなるという（Farroni *et al*., 2007）．

先に示したネガ効果においても，目が特に重要な役割を果たしていることが発見されている（Gilad *et al*., 2009）．有名人の顔をネガにして人物同定を難しくしたところで，目の部分だけポジにする．するととたんに人物同定できることが判明した．もちろん，目の領域だけを呈示しても人物同定はできなかった．さらに乳児を対象としてより詳しく検討した実験が行われ（Otsuka *et al*., submitted），生後7~8か月の乳児は目がポジのネガ顔は区別できる一方で，目だけがネガのポジ顔では顔の区別ができないことが示された（図1-8）．

コンピュータグラフィックスで描かれた三次元の顔学習ですら，視線の効果は示されている．三次元の物体は回転して呈示すると学習しやすい．しかし，顔は他の物体とくらべて回転した学習の効果が出にくいことがわかっている（Yamashita *et al*., 2011）．ただし，視線を合わせると，三次元の顔物体でも学習

効果が促進された（Yamashita *et al.*, 2012）．目と顔の配置はこれまで独立して検討されてきたが，目や視線は注意を喚起し，顔処理を高める効果があるようだ（山口，2010）．

目と視線と顔認知の関係に関する検討は，未解決な部分も多い．顔の研究の歴史は長いものの，未だ解明されていない問題はたくさんある．本章ではその発達的変化を見据えながら，顔認知の謎についてまとめてみた．顔認知の新たな謎の解明については，今後の研究に注目したい．

［注］ 顔認知の最大の特徴は全体処理（configural processing）であり，それには2段階の異なるメカニズムがあるということは顔認知では広く認められているものの，その用語には混乱がある（Bruce & Young, 2012）．顔の特殊性を倒立効果から初めて証明した Diamond & Carey（1986）とその発達メカニズムに注目した Maurer ら（2002）は first-order relational properties と second-order relational properties とに分けているが，Tanaka & Farah（1993）が holistic processing を提案した後に，holistic processing と configural processing とに分ける研究もある（Karmiloff-Smith, *et al.*, 2004 など）．本章ではメカニズムの違いに基づいた用語である first-order relations と second-order relations の用語を採用している．

引用文献

Atkinson, J. (2000). *The developing visual brain*. Oxford University Press.（金沢創・山口真美（監訳）(2005)．視覚脳が生まれる　北大路書房）

馬場悠男（1999）．顔はどう進化したか　馬場悠男・金澤英作（編）顔を科学する！　ニュートンプレス pp. 11-30.

バロン-コーエン，S．長野敬・長畑正道・今野義孝（訳）(1997/2002)．自閉症とマインド・ブラインドネス　青土社

Bartlett, J.C., & Seacy, J. (1993). Inversion and configuration of faces. *Cognitive Psychology*, **25**, 281-316.

Batki, A., Baron-Cohen, S., Wheelwright, S., Connellan, J., & Ahluwalia, J. (2000). Is there an innate module?: Evidence from human neonates. *Infant Behavior and Development*, **23**, 223-229.

Behrmann, M., & Avidan, G. (2005). Congenital prosopagnosia: Face-blind from birth. *Trends. Cogn. Sci.*, **9** (4), 180-187.

Behrmann, M., Thomas, C., & Humphreys, K. (2006). Seeing it differently: Visual processing in autism. *Trends. Cogn. Sci.*, **10** (6), 258-264.

Bruce, V., & Young, A. (2012). *Face perception*. Psychology Press.

Bushnell, I. W. R., Sai, F., & Mullin, J. T. (1982). Neonatal recognition of the mother's face.

British Journal of Developmental Psychology, **7**, 3-15.

Butterworth, G., & Jarrett, N. (1991). What minds have in common is space: Spacial mechanisms serving joint visual attention in infancy. *British Journal of Developmental Psychology*, **9**, 55-72.

Cabeza, R., & Kato, T. (2000). Features are also important: Contributions of featural and configural processing to face recognition. *Philos. Trans. R. Soc. Lond.*, **11**, 429-433.

Carey, S. (1992). Becoming a face expert. *Philos. Trans. R. Soc. Lond.*, **335**, 95-103.

Cohen, L. B., & Cashon, C. H. (2001). Do 7-month-old infants process independent features or facial configurations? *Infant and Child Development*, **10**, 83-92.

Diamond, R., & Carey, S. (1986). Why faces are and are not special: An effect of expertise. *Journal of Experimental Psychology: General*, **115** (3), 107-117.

Emery, N. J. (2000). The eyes have it: The neuroethology, function and evolution of social gaze. *Neuroscience and Biobehavioral Reviews*, **24**, 581-604.

Fantz, R. L. (1958). Pattern vision in young infants. *Psychological Record*, **8**, 43-47.

Fantz R. L. (1963). Pattern vision in newborn infants. *Science*, **140**, 296-297.

Fantz, R. L., & Yeh, J. (1979). Configurational selectivities: Critical for development of visual perception and attention. *Canadian Journal of Psychology*, **33**, 277-287.

Farroni, T., Csibra, G., Simion, F., & Johnson, M. H. (2002). Eye contact detection in humans from birth. *PNAS*, **99**, 9602-9605.

Farroni, T., Johnson, M. H., Brockbank, M., & Simion, F. (2000). Infants' use of gaze direction to cue attention: The importance of perceived motion. *Visual Cognition*, **7**, 705-718.

Farroni, T., Massaccesi, S., Menon, E. & Johnson, M. H. (2007). Direct gaze modulates face recognition in young infants. *Cognition*, **102**, 396-404.

Freire, A., Lee, K., Symons, L. A. (2000). The face-inversion effect as a deficit in the encoding of configural information: Direct evidence. *Perception*, **29** (2), 159-170.

Gilad, S., Meng, M., & Sinha, P. (2009). Role of ordinal contrast relationships in face encoding. *PNAS*, 31, **106** (13), 5353-5358.

Goren, C. C., Sarty, M., & Wu, P. Y. K. (1975). Visual following and pattern discrimination of face-like stimuli by newborn infants. *Pediatrics*, **56**, 544-549.

Hood, B. M., Macrae, C. N., Cole-Davies, V., & Dias, M. (2003). Eye remember you!: The effects of gaze direction on face recognition in children and adults. *Dev. Sci.*, **6**, 69-73.

Ichikawa, H., Kanazawa, S., & Yamaguchi M. K. (2011). Finding a face in a face-like object. *Perception*, **40**, 500-502.

Karmiloff-Smith, A., Thomas, M., Annaz, D., Humphreys, K., Ewing, S., Brace, N., Duuren, M., Pike, G., Grice, S., & Campbell, R. (2004). Exploring the Williams syndrome face-processing debate: The importance of building developmental trajectories. *Journal of Child Psychological Psychiatry*, **45** (7), 1258-1274.

Kleiner, K A., (1987). Amplitude and phase spectra as indices of infants' pattern preferences. *Infants Behavior and Development*, **10**, 40-50.

Kobayashi, M., Otsuka, Y., Nakato, E., Kanazawa, S., Yamaguchi, M. K., & Kakigi, R. (2012). Do infants recognize the Arcimboldo images as faces?: Behavioral and near-infrared

spectroscopic study. *Journal of Experimental Child Psychology*, 111, 22-36.
Le Grand, R., Mondloch, C. J., Maurer, D., & Brent, H. P. (2001). Neuroperception: Early visual experience and face processing. *Nature*, 410, 890.
McCleery, J. P., Allman, E., Carver, L. J., & Dobkins, K. R. (2007). Abnormal magnocellular pathway visual processing in infants at risk for autism. *Biological Psychiatry*, 62, 1007-1014.
Macrae, C. N., Hood, B. M., Milne, A. B., Rowe, A., & Mason, M. F. (2002). Are you looking at me?: Eye gaze and person perception. *Psychological Science*, 13, 460-464.
Maurer, D., Le Grand, R., & Mondloch, C. (2002). The many faces of configural processing. *Trends. Cogn. Sci.*, 6, 255-260.
Meltzoff, A. N., & Moore, M. K. (1977). Imitation of facial and manual gestures by human neonates. *Science*, 198, 75-78.
Mooney, C. M. (1957). Age in the development of closure ability in children. *Canadian Journal of Psychology*, 11 (4), 219-226.
Moscovitch, M., Winocur, G., & Behrmann, M. (1997). What makes face-recognition special?: Evidence from a person with visual object agnosia and dyslexia but normal face-recognition. *J. Cogn. Neurosci.*, 9, 555-604.
Nakato, E., Kanazawa, S., & Yamaguchi, M. K. (submitted). Holistic processing in mother's face perception for infants.
Nakato, E., Otsuka, Y., Konuma, H., Kanazawa, S., Yamaguchi, M. K., & Tomonaga, M. (2009). Perception of illusory shift of eye gaze direction by infants. *Infant Behavior and Development*, 32, 422-428.
Otsuka, Y., Hill, H., Kanazawa, S., Yamaguchi M. K., & Spehar, B. (2012). Perception of Mooney faces by young infants: The role of local feature visibility, contrast polarity and motion. *Journal of Experimental Child Psychology*, 111, 164-179.
Otsuka, Y., Motoyoshi, I., Hill, H., Kobayashi, M., Kanazawa, S., & Yamaguchi, M. K. (submitted). The eyes have it: Deleterious effect of contrast reversal of the eyes on face recognition by infants.
Otsuka, Y., Nakato, E., Kanazawa, S., Yamaguchi, M. K., Watanabe, S., & Kakigi, R. (2007). Neural activation to upright and inverted faces in infants measured by near infrared spectroscopy. *NeuroImage*, 34, 399-406.
Pascalis, O., de Shonen, S., Moton, J., Deruelle, C., & Fare-Grenet, M. (1995). Mother's face recognition by neonates: A replication & extension. *Infant Behavior and Development*, 18, 79-85.
ロシャ, P. 板倉昭二・開一夫(訳)(2004). 乳児の世界　ミネルヴァ書房
Simion, F., Valenza, E., Macchi, V., Turati, C., & Umiltà, C. (2002). Newborns' preference for up-down asymmetrical configurations. *Dev. Sci.*, 5 (4), 427-434.
Source, H. F., Emde, R. N., Campos, J., & Klinnert, M. D. (1985). Maternal emotiona signaling: Its effect on the visual cliff behavior of 1-year-olds. *Developmental Psychology*, 21, 195-200.
Tanaka, J. W., & Farah, M. J. (1993). Parts and Wholes in Face Recognition. *Quarterly Jour-

nal of Experimental Psychology, **46**(2), 225-245.

Thompson, P. (1980). Margaret Thatcher. *Perception*, **9**, 483-484.

Valentin, D., & Abdei, H. (2003). Early face recognition: What can we learn from a myopic baby neural network? O. Pascalis & A. Slater (Eds.), *The development of face processing in infancy and early childhood*. Nova Science Pub., pp. 143-153.

Vecera, S. P., & Johnson, M. H. (1995). Gaze detection and the cortical processing of faces: Evidence from infants and adults. *Visual Cognition*, **2**, 59-87.

Wollaston, W. H. (1824). On the apparent direction of eye in a portrait. *Philos. Trans. R. Soc. Lond.*, **114**, 247-256.

山口真美 (2003). 赤ちゃんは顔をよむ 紀伊國屋書店

山口真美 (2005). 視覚世界の謎に迫る 講談社

山口真美 (2006). 赤ちゃんは世界をどう見ているのか 平凡社

山口真美 (2010). 美人は得をするか 平凡社

山口真美・金沢創 (2010) 赤ちゃんの視覚と心の発達 東京大学出版会

山口真美 (印刷中). 乳児の視力発達と顔認知 日本ロービジョン学会誌

Yamaguchi, M. K., Otsuka, Y., Shirai, N., Kanazawa, S., & Abdi, H. (2004). Infant's facial learning in poor visual acuity. The 14th Biennial International Conference on Infant Studies in Chicago.

Yamashita, W., Kanazawa, S., & Yamaguchi, M. K. (2011). Infant learning ability for recognizing artificially-produced three-dimensional faces and objects. *Journal of Vision*, **11**(6), 1-11.

Yamashita, W., Kanazawa, S., & Yamaguchi, M. K. (2012). The effect of gaze direction on 3D face learning in infants. *Vision Research*, **68**, 14-18.

Yin, R. K. (1969). Looking at upside-down faces. *Journal of Experimental Psychology*, **81**, 141-145.

*2*章　視線・瞬目パタンから迫る顔認知

中野珠実

1　視線の不思議

　写真や絵画をじっと眺めている人の目をよくよく観察してみると，黒目が絶えず小刻みに動いていることがわかる．このように，われわれはおよそ1秒間に3回という高い頻度で，高速に眼球を動かして世界を眺めているのである．こんなにも頻回に目を動かしているのはなぜだろうか．実は，人間の目の網膜の構造では，視野の中心から2度の範囲にあるものだけが細部まで詳細に見えるため，見るべき対象が中心視野にくるように目を動かす必要があるのだ．

　われわれが実際にどのように目を動かして絵画を見ているか，ということを非侵襲的な方法で最初に明らかにしたのは，アメリカの研究者 Buswell（1935）である．彼は，目の角膜に光線を当て，その反射光をカメラで撮影する方法を開発し，葛飾北斎の有名な富嶽三十六景「神奈川沖浪裏」（1831年）など様々な絵画を眺めている人の目の動きを詳細に計測し，その視線の軌跡を調べることに成功した．彼の研究により，絵画を見ている時の視線は特定の領域に集中し，特に人物像を含む画像では人物像に注視が集まっていることが初めて明らかになった．

　同じ頃，ロシアの研究者 Yarbus（1967）は，眼球に密着する吸引カップ（コンタクトレンズのようなもの）に小さな鏡を取り付け，光線を当ててその反射光の方向変化をカメラで記録するという方法で，人の顔や複雑な風景などの画像を見ている時の詳細な視線の軌跡を明らかにした．彼の開発した方法は，非常に精密に注視点や視線の軌跡を計測できるため，現在でも「視線の軌跡」といえば，彼が記録した図がよく引用される．

　では，人の顔を見ている時の注視パタンを見てみよう（図2-1）．人の両目と口に何度も視線が停留している一方で，顔の輪郭に沿って視線が一周する以外

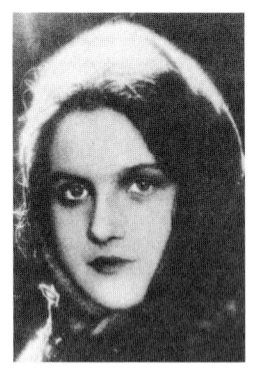

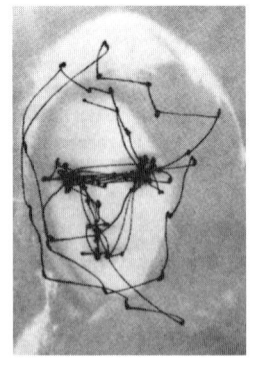

図2-1 人の顔の写真（左）を見ている時の視線の軌跡（右）（Yarbus, 1967）

は，ほとんどの領域は一瞥だにしていない．この研究から，人の顔全体を見ているつもりでも，実はわれわれは人の目と口の情報を入手することに大半の時間を費やしているということがわかる．

今度は，複数の人が登場するロシアの有名な画家レーピンの作品「予期しない訪問者」（1884年）を見ている時の視線の軌跡を見てみよう（図2-2）．大半の視線がドアから入ってきた男性の顔と，驚いて椅子から立ち上がろうとする女性の顔に集中しており，続いて周囲の子どもやドアを開けている女性の顔にも視線が集まっている．視線の軌跡の大半は，これらの登場人物の顔の間を何度も往復する線であり，部屋の中の家具や内装にはほとんど視線がいっていない．このような視線パタンは実験参加者全員に共通して見られるものであった（Yabus, 1967）．おそらくわれわれは人物の顔，特に目と口を何度も注視することによりその人のプロファイルや内面の状態を読み取り，複数の人物を何度も往復して注視することにより登場人物間の社会的な関係性や状況を推測することに，多くの視覚的リソースを費やしているのであろう．一方，前頭前野を損傷した人に同じ絵画を見せて，その時の視線パタンを調べたところ，健常者のような登場人物の顔の間を往復するような視線パタンは見られず，特定のものを注視することなく，乱雑な視線の軌跡を示していた（Luria, 1966）．

このことから，絵画から社会的な情報を選択的に注視するという眼球運動には，非常に高次な脳機能が関与している可能性が考えられる．本章では，ダイナミックに変化する環境の中から，社会的な情報，特に人の顔の情報をどのように収集しているかについて，社会的な映像を視聴している時の視線と瞬目のパタンを詳細に調べた筆者らの研究を紹介する．

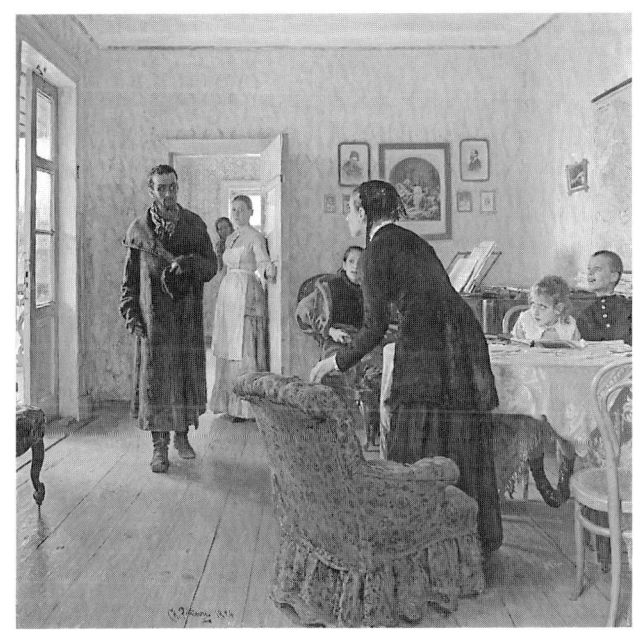

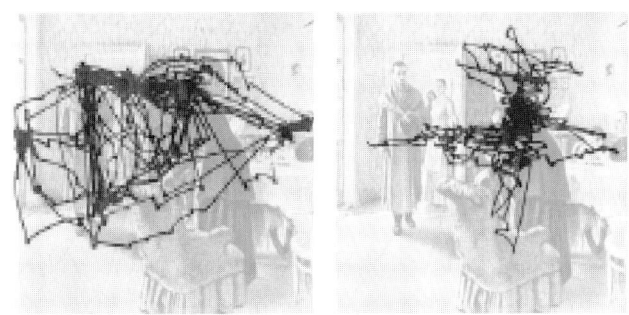

図2-2 絵画（上）を見ている時の健常者（左下）と前頭前野損傷患者
（右下）の視線の軌跡（Yarbus, 1967; Luria, 1966）

2　社会的な動画を視聴している時の視線

視線パタンの定量化

　前節で紹介した Yarbus（1967）の研究により，複数の人が登場する社会的な状況を描いた絵画を見ている時の視線パタンは，多くの人の間で共通してい

ることが明らかになった．しかし，現実世界では絵画と異なり，人は絶えず動き回り，顔は様々な表情変化を示し，さらには会話などの音声情報も加わり，社会的な状況は時々刻々と変化している．そのような状況の中でも，われわれはみな同じようなパタンで目を動かして，社会的な情報を収集しているのだろうか．また，自閉症スペクトラム障害のように社会的な能力に障害がある場合は，動的に変化する環境の中から，的確に目を動かして社会的な情報を収集することができているのだろうか．

　自閉症とは，コミュニケーションの質的障害，言語発達の遅れ，狭い興味と繰り返しの行動を主症状として，3歳以前に発症する発達障害である（DMS-Ⅳ；5章参照）．自閉症の発症率はこの数十年で劇的に増加しており，以前は1万人に1人とされていたが，近年では1000人あたり4人にのぼる（Baird *et al.*, 2006）．言語発達の遅れを伴わないアスペルガー症候群や広汎性発達障害まで含めた広義の自閉症スペクトラム障害（Autism Spectrum Disorder: ASD）については，150人に1人と報告されている（Autism and Developmental Disabilities Monitoring Network, 2007）．自閉症の発症率が急増した背景としては，自閉症の特徴である社会性の障害に関する研究の進展に伴い，医療の現場でも自閉症スペクトラム障害への理解度が高まったことも大きな一因と考えられている．しかし，一方で，未だに自閉症の社会性の障害の要因はよくわかっておらず，またその障害のレベルを定量的に測る客観的指標に欠ける状況である．そのような状況下で，自閉症者では人の顔や表情，バイオロジカルモーションなどの社会的な情報の認知処理に障害があるかどうか盛んに調べられてきた．特に，顔の処理の異常と自閉症者の社会的関心の欠落が相関することから（Schultz, 2005），社会性の障害の初期症状と捉えられるとして，自閉症者の顔の認知処理に関する研究が注目を集めてきた．例えば，映画の中で男女が会話をしているシーンを見ている時の注視パタンを自閉症者と健常者で比較した研究は，健常な成人は顔の中でも目を見る時間が非常に長いが，自閉症の成人ではそれとは逆に口を注視する時間が長いことを報告している（Klin *et al.*, 2002）．しかし，定型発達の子どもと自閉症の子どもで同様に視線パタンを比較した研究では，成人のような目への注視時間の違いが報告されていない（van der Geest *et al.*, 2002; von Hofsten *et al.*, 2009）．それどころか，最新の研究では，子どもは定型発

達か自閉症群かにかかわらず，目ではなく口をよく見ていたという報告もある（von Hofsten et al., 2009）．このように，子どもと大人で全く異なる報告があることから，社会性の障害による注視行動の異常と，発達による注視行動の変化を切り分ける必要がある．

そこで筆者ら（Nakano et al., 2010）は，幼児向けのテレビ番組などから6秒程度の社会的なシーンを12個抜き出して作成した，77秒間の動画を視聴している時の子どもと大人の視線パタンを，自閉症群と健常群とで比較して，発達的変化との切り分けを試みた．子どもは，自閉症群25名（実年齢平均4歳11か月，発達年齢平均3歳6か月），発達年齢を合わせた健常群25名（実年齢平均3歳1か月），大人は，自閉症群27名（平均29歳），健常群27名（平均31歳）の，映像観察時の注視点を，近赤外光カメラを用いた視線計測装置により計測した．

まず，参加者全員の映像観察時の視線の時空間パタンの類似度を定量化するために，多変量解析の一つの手法である多次元尺度法（Multiple Dimensional Scale: MDS）を用いて解析を行った．具体的なやり方は，最初に参加者全員（104名）の中から2人組を作り，その全組み合わせ（5356ペア）において，フレーム毎にペア同士の注視点間の距離を算出する．この場合，両者が同じような場所を注視していれば，その注視点間の距離は小さくなり，逆に映像の中の全然異なる場所を見ていれば注視点間の距離は大きくなるので，その距離が大きいほど見方が似ていないということになる．映像の全計測点（3850ポイント）の距離の分布の中央値をそのペアの非類似度として，104行104列の非類似度行列を作成する．この時，対角行列（自分自身とのペア）は数値0となる．そして，この非類似度行列について，2次元の多次元尺度法を用いて解析を行った．この多次元尺度法は，主成分分析のように分類対象物の関係を低次元空間（今回は2次元空間）における点の布置で表現する手法で，似たものは近くに，異なったものは遠くに配置される．

その結果，健常群は子どもも大人も座標の中央部に集中して配置されたのに対し，自閉症群は子どもも大人も特にクラスターを形成せず，健常群の周辺に分散して配置された（図2-3）．

全員の重心座標からの距離を各群で比較したところ，健常群は自閉症群と比べて有意に距離が短かった（$F=21.1$, $p<0.01$）．このことから，社会的な動画

Ⅰ・顔認知のメカニズム

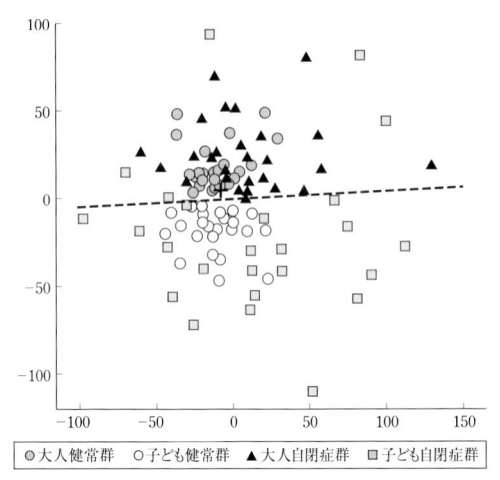

図2-3 動画を視聴している時の視線パタンの2次元MDSマップ (Nakano et al., 2010)

凡例：●大人健常群　○子ども健常群　▲大人自閉症群　□子ども自閉症群

を視聴している時の健常群の注視パタンはお互いに類似しているのに対し，自閉症群にはそのような共通の視線パタンがなく，互いにばらばらな映像の見方をしていることが明らかになった．また post-hoc 解析では，子どもも大人も，自閉症群と健常群との間では有意な差が認められた．さらに，質問紙による自閉症の指標（Autism Quotient Score）と MDS 距離との間に有意な正の相関があったことからも，MDS の距離は発達によらない自閉症の定量的な指標になる可能性が期待される．

さらに驚いたことに，自閉症群・健常群ともに，大人は MDS 平面の上部，子どもは MDS 平面の下部にきれいに分かれて配置されていた．そこで，子どもと大人の線形判別解析を行った結果，両群の境界線は横軸とほぼ並行しており（図2-3の点線），その判別率は 95％ と非常に高い値を示した．実際，大人は 54 名全員が境界線の上部に位置しており，子どもは 50 人中 45 人が境界線の下部に位置していた．つまり，視線の時空間パタンは，縦軸に沿って発達的に変化しており，その発達的変化が自閉症群でも同様に見られることから，自閉症とは独立して，発達に伴う注視パタンの変化が存在していることが，この研究により明確に示されたのである．

顔の中のどこを見ているのか

それでは，自閉症の有無や発達によって，社会的な動画の見方が具体的にどのように変化しているのであろうか．それを明らかにするために，まず，具体的に映像の各シーンにおいて，どこを注視していたのかを調べてみた．映像刺激に登場する人物の顔の各特徴（目・口・鼻・耳）と，さらに手の位置を検出し，

それぞれの特徴点と各実験参加者の注視点との距離をフレーム毎に計算した．次に，ガウス確率密度分布に基づき，その距離に応じて 0〜1 の値を注視率として割り振った．距離が 0（特徴点の真上に注視点がある）の場合は 1，距離が 30 ピクセル（視野角では 1.5°に相当）離れている場合は 0.6，60 ピクセル離れている場合は 0.1 という値になる．全特徴点の注視率の合計値が 1 を超えるフレームでは，合計値を 1 として，各特徴点の比率に応じて値を振りなおした．これまでの注視点を解析した先行研究は，いずれもまず各特徴の領域を事前に決めて，その領域内に注視点が入れば 1，入らなければ 0 とカウントする方法によって，顔のどこを見ているのかを調べていた．そのため，目の真上に注視点がある場合と，目から少し離れた領域の際にある場合のどちらも同じように扱われてきた．一方，ガウス確率密度分布関数を使う方法は，注視点が特徴点に近ければ近いほど高い数値が割り振られるため，各特徴をどれだけ中心視野で捉えていたのかを正確に解析できるという点で優れている．

　そこで，人物の顔のどこを見ていたかを調べるため，一人の登場人物の顔のアップが映し出されているシーンを選び，その期間における顔の各特徴への平均注視率を算出し，群間比較を行った．すると，目に対する注視率は大人健常群が他の群よりも有意に高く（大人健常群 44％，子ども健常群 33％，大人自閉症群 33％，子ども自閉症群 30％），一方，口への注視率は子ども健常群が他の群よりも有意に高かったのである（大人健常群 14％，子ども健常群 23％，大人自閉症群 17％，子ども自閉症群 13％）．先ほど紹介した Klin ら（2002）の先行研究と同様に，われわれの研究でも大人の自閉症群は健常群よりも口を見る時間が長い傾向は認められたが，統計的には有意な差ではなかった．また，顔全体への注視時間は子どもの自閉症群が他群よりも有意に短かった（大人健常群 71％，子ども健常群 69％，大人自閉症群 62％，子ども自閉症群 51％）．しかし，大人の自閉症群と健常群の間には，有意な差が認められなかった．これらの結果から，子どもの場合は口，大人の場合は目に対する注視時間に，健常群と自閉症群で有意な違いが認められるが，子どもと大人のどちらにも共通して見られる違いというものは見つからなかった．どうやら，「目を見るか，口を見るか」という違いは，自閉症障害の有無に相関があるのではなく，むしろ発達的な変化によるところが大きいようだ．

Ⅰ・顔認知のメカニズム

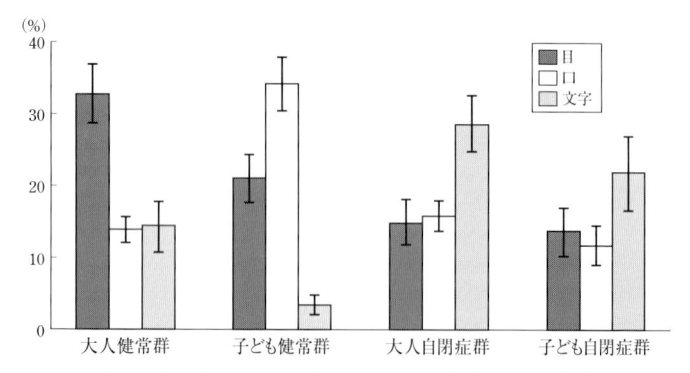

図2-4 少女が自己紹介しているシーンにおける注視率の群間比較（Nakano et al., 2010）

　そこで，健常な子どもと大人の目と口への注視率の違いが最も大きかったシーンがどこかを詳細に調べたところ，少女が自己紹介として自分の名前を話しているシーンであった．健常な子どもも大人も，少女が話し出す前は，少女の目を注視している割合が高く，両群の注視率にほとんど違いが見られない．ところが，少女が言葉を話し出すと，大人は相変わらず少女の目をよく注視しているのに対し，子どもは少女の目から口へと視線を移動させ，口への注視率が急激に増加していたのである（図2-4）．

　この違いをより詳細に分析するために，参加者が映像のどこをよく注視していたのかが一目でわかる注視マップの作成を試みた．静止画の場合は，提示時間の間のすべての注視点の重なり度合いをそのままプロットすればよいので，注視マップをつくるのは非常に簡単である．しかし，今回のような動画の場合，単に全注視点を重ね書きしてしまうと，対象となる人物の顔が動いてしまうため，人物の目を見ていたのか口を見ていたのか，定かではない．そのため，筆者らは，アフィン変換による注視点の線形変換の解析方法を開発し，映像でも対象の顔のどこを見ていたのかを視覚化できるようにした．具体的なやり方は，まず対象となるフレーム全てにおいて，フレーム毎に登場人物の両目と口の3点の座標を入手する．次に，テンプレートとするフレームを1枚選び，その両目と口を結ぶ3角形に合うように，他のフレームの両目と口を結ぶ3角形を回転・拡大／縮小する変換行列を計算する．そして，各フレームの変換行列をそ

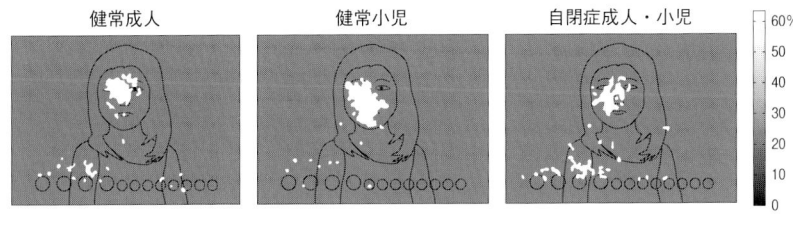

|健常成人|健常小児|自閉症成人・小児|

図2-5　少女が自己紹介しているシーンにおける注視マップ（模式図）

の時点での参加者の注視点に掛け合わせることにより，テンプレートとなるフレーム上での注視点に変換できる．テンプレートとなる画像の上に，注視点の重なり度合いをプロットすることにより，対象に動きを伴う映像刺激でも，顔のどこを見ていたのかを表す注視マップが作成できる．このやり方を用いて，少女が話しているシーンの注視マップを作成したところ，たしかに大人と比較して，子どもの視線は少女の顔の口元に集中していることがよくわかる（図2-5）．

口の動きというのは，特に表情の認知や言語理解においては，重要な情報源である．「バ（ba）」という音声と「ガ（ga）」と発話している口の動きを同時に呈示すると「ダ（da）」と聞こえるというマガーク効果は，それを強く裏付けるものであろう（McGurk & MacDonald, 1976）．おそらく，言語発達過程にある子どもが，話し手の目よりも口を注視するという行動は，言語情報を理解する上で口の動きを重要な手掛かりとしているからなのではないだろうか．一方，すでに言語能力が発達した大人は，話し手の目を注視することで，言語以外の情報も同時に収集しているのかもしれない．実際，定型発達の1歳と3歳の子どもは話し手の口を見る傾向があること（von Hofsten et al., 2009）や，生後6か月の時点で対話している母親の口を見ている時間の長かった子どもほど1年後の言語能力が高かったこと（Young et al., 2009）が，近年相次いで報告されている．これらの事実を考え合わせると，言語能力の発達には，他者の口の動きを見ることが，重要な役割を果たしていることが示唆される．

さらに興味深いことに，全く同じ映像を言語発達のみ遅れが認められる特異的言語発達障害の子ども（2～4歳）にも見てもらい，顔のどこを注視しているかを調べたところ，なんと話し手の口への注視率が，定型発達の子どもよりも

有意に高かったのである（Hosozawa et al., 2012）．先ほど紹介した乳児期における口の注視率の増加がその後の言語獲得能力に相関するという結果と一見矛盾するようではあるが，発達初期ではなく幼児期に話者の口への注視率が著しく高いのは，言語発達能力の遅れを補償しようとしている行動の表れなのかもしれない．なぜなら，言語能力が十分発達すれば，大人のように話し手の目を見るようになるため，年齢が高くなっても話し手の口ばかりを見ているという行動は，言語能力が正常に発達していない可能性を示唆しているからである．

それでは，他人が何かを話している時，自閉症の大人と子どもはどこを注視しているのであろうか．先の少女の自己紹介のシーンでは，少女の名前（漢字）のテロップが画面の下部に表示されていた．健常な大人は一瞬テロップを注視することはあるものの，すぐに少女の顔に視線を戻す．定型発達の子どもは平均年齢が3歳と低いので字はまだ読めないからか，テロップに目をやることもなく，ずっと少女の顔を注視している．ところが，自閉症群では字を読めない子どもでも，少女の顔よりもテロップの文字を注視している時間がずっと長かったのである（図2-4）．アフィン変換を用いた注視マップでも，自閉症群の視線がテロップの文字上に集まっているのがわかる（図2-5右）．

幾何学模様とヒトの顔を横に並べた映像を見せた時にどちらを見るかを調べた研究でも，定型発達の子どもはヒトの顔を見る時間が長いのに対し，自閉症の子どもは幾何学模様を見る時間が長い傾向が見られた（Pierce et al., 2011）．さらに，幼い頃から文字や数字に非常に強い興味を示し，2歳頃には難しい言葉を書くことができる子どもをハイパーレクシア（hyperlexia）というが，彼らは，文字の読み書きが非常に得意な一方，他者との社会的なかかわりが不得意など，自閉症とよく似た特徴を持つことが知られている．また逆に，自閉症の子どものうち5～10%はハイパーレクシアであると推定されている（Burd & Kerbeshian, 1985）．このように，顔よりも文字や図形に関心が向くことは，社会的能力の障害と相関している可能性が高い．では，なぜ自閉症では他者の顔よりも文字に関心が向くのであろうか．この疑問は未だ解明されていないが，逆に，われわれはなぜ他者の顔に最も関心が向いてしまうのか，という問題が解明されれば，そのようなバイアスが見られない自閉症の神経メカニズムが明らかになるのであろう．

文脈に応じたダイナミックな視線パタン

顔のどこを見るかは，発達的に変化することを前節で紹介したが，それでは，発達的変化とは独立した自閉症と健常者の視線パタンの違いとは一体何なのであろうか．年齢によらず自閉症群と健常群で大きな違いが認められたのは，二人の少年が向かい合って会話をしているシーンであった．少年1が「会いに行こうか？」と話した直後，健常な大人と子どものほとんどが少年1の顔を注視しているのに対し，自閉症群は少年1の手や顔の周辺を見ていたり，特に大人の自閉症群では顔を注視しているものの，その対象がもう一方の少年2の顔であったりした（図2-6上）．さらに，相手の少年2が「どうやって？」と応答すると，健常群は一斉に視線を少年2の顔に移動させたのに対して，自閉症群は少年2の手や胸元を見たり，あるいは聞き手の少年1の方を見たりしていた（図2-6下）．

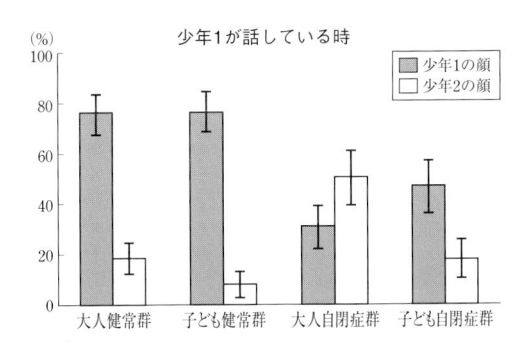

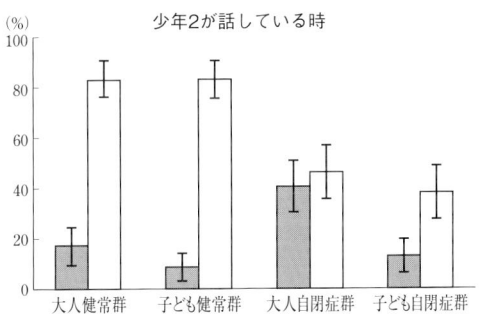

図2-6　2人の少年が会話しているシーンにおける注視率の群間比較（Nakano et al., 2010 を改変）

つまり，健常群は会話のやりとりに応じて，皆同じようなタイミングで視線を話し手から次の話し手へと移動させているのに対し，自閉症群には会話に応じたダイナミックな注視パタンが見られなかったのである．健常者は，話し手の顔を見ることで，表情などの視覚情報を音声情報と統合し，話し手の意図や感情まで含めて話を理解しようとしているのに対し，自閉症者では，音声情報をそれ以外の情報と統合して話し手の内面まで理解しようとはしないのかもしれない．対面コミュニケーションにおいては，言葉に表れない他者の内面をい

Ⅰ・顔認知のメカニズム

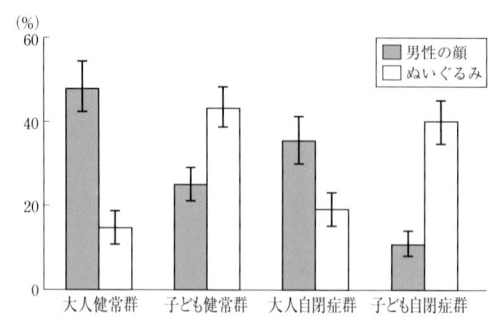

図2-7 ぬいぐるみが登場したシーンにおける注視率の群間比較（Nakano *et al.*, 2010）

かに推測できるか，ということが非常に重要なので，他者の表情や目の動きに表れる言外の情報を的確に収集できていないことが，自閉症における社会的能力の障害の一因なのであろう．

キャラクターへの関心

　賢明な読者は，ここまでの分析ではMDS座標で示された上下方向の違いを十分には説明できていないことにおそらく気付いたのではないだろうか．健常な子どもと大人では話し手の目と口に対する注視率が違うものの，自閉症の子どもと大人にはそのような違いが見られなかった（どちらも文字をよく見ていた）ことから，健常群だけでなく自閉症群においても子どもと大人がMDS座標の上下ではっきり分かれていたのはなぜか，いまのままでは説明できない．そこで今度は，自閉症の有無とは独立した子どもと大人の視線パタンの違いがあったシーンを調べてみた．すると，最も年齢による違いが大きかったのは，男性が画面の中央で体操をしている時に，中に人の入ったぬいぐるみが横から登場するシーンであった．ぬいぐるみが登場したとたん，定型発達の子どもも自閉症の子どもも，一斉にぬいぐるみの大きな顔へと視線を移動し，その後もぬいぐるみの顔を注視し続けていた．一方，大人は，両群ともぬいぐるみを一瞥することはあっても，基本的には男性の顔を注視していたのである（図2-7）．

　子どもというものは，一般的にぬいぐるみやアニメーションが大好きであるが，実物の人間の顔よりもぬいぐるみやアニメキャラクターの顔のほうが，子どもの視線を集めることができるのはなぜだろうか．あくまで筆者の推測であるが，子ども向けのぬいぐるみやアニメキャラクターは，胴体に比べて大きな顔，大きな目と口，大きな表情である．子どもはこのような非常にわかりやすい刺激へと関心が引き付けられる一方，顔認知能力の発達した大人では，実物の人間の顔から読み取れる複雑で微妙な情報へ関心が向くのかもしれない．

以上のことから，社会的な動画を見ている時の視線パタンを多次元尺度法で定量化することにより，自閉症の有無と発達の二つの独立した要因による注視パタンの変化を同定することができた．健常群の視線パタンは中央にクラスターを形成していたことから，われわれ人間は社会的な動画を見ている時も類似した「ものの見方」をしていることがわかった．さらに，発達に伴い話し手の口から目へと注視する対象がシフトし，興味が引き付けられる対象もキャラクターの顔から実物の顔へと変化すること，また，自閉症スペクトラム障害者は話の流れに沿った視線移動ができていないことや，顔よりも文字を好む傾向などが明らかになった．

3　瞬目の同期現象

自発性瞬目と認知

　前節では，ダイナミックに変化する社会的な場面において，人間は最適な場所に最適なタイミングで視線を移動させることにより，生体にとって重要な情報を収集していることを紹介した．つまり，視線は，われわれがその時に何に対して関心を向けているのか，という内的な状態を表出しているのである．それゆえ，人と人が「目を合わせる」ことは互いに関心があることを意味し，また相手と同じものに視線を向けることで，相手の興味がどこに向いているのかを推測できる．つまり，「目を動かす」ということはわれわれの内的な状態を表出し，かつ他者に関心や意図を伝えることができ，互いに情報を共有するのに欠かせない手段であることから，対面コミュニケーションにおいて非常に重要な役割を果たしている．それに対して，「瞬目（目を閉じる）」が視覚情報の収集やコミュニケーションにおいてどのような役割を果たしているのか，これまではとんど明らかにされてこなかった．そこで，本節では，われわれが動画を見ている時の瞬目の発生パタンに関する研究と，対面コミュニケーションにおける瞬目の役割に関する研究を紹介する．

　瞬目は，予期せぬ光や音に対して反射的に誘発される「反射性瞬目」と，ウィンクなど意図的に行う「随意性瞬目」，それ以外の無意識に自発的に行っている「自発性瞬目（内因性瞬目）」の3つに分類される．個人差は大きいものの，人間は1分間に平均して15～20回ほど瞬目を行っているが，そのほとんどは

自発性瞬目にあたる．この自発性瞬目の役割は，眼球湿潤という生理機能であると一般的に認識されている．しかし，空気の乾燥状態が自発性瞬目の頻度に及ぼす影響を調べた過去の研究によると，なんと湿度100％のスチームサウナに入っている時と湿度0％のドライサウナに入っている時の比較ですら，自発性瞬目の頻度に違いは見られなかったのである（Ponder & Kennedy, 1927）．実は眼球湿潤のためには1分間に3〜4回程度瞬目をすれば十分であると言われている（Doane, 1980）．また，生得的に目の見えない人でも，頻回に自発性瞬目を行っている．そのため，大半の自発性瞬目は何のために行っているのか，未だに解明されていない．

　さらに，1回の瞬目により眼瞼は数百ミリ秒も閉じられているので，瞬目による視覚遮断は起きている時間の1割にも及ぶ．瞬目をしている間は，サッカード抑制と同様な機構が働き，外部視覚入力の脳内への取り込みが抑制されるため，われわれの視覚意識は瞬目によりブラックアウトすることがない（Ridder & Tomlinson, 1993; Volkmann et al., 1980）．しかし，視覚意識は分断されないものの，視覚入力が瞬目により1割も遮断されているのは事実であり，そこまでのコストをかけてまで頻回に瞬目を行うのは，何らかの機能的役割があるからなのではないだろうか．

　そこで，これまで様々な認知課題に関連した瞬目率の変化が調べられてきた．例えば，読書をしている時の瞬目率は低下するが，人前で話をする時や朗読を聞いている時は瞬目率が増加する（Hall, 1945; Ponder & Kennedy, 1927）．また，視覚課題を遂行している間は瞬目が抑制される一方，課題の前後では瞬目が増加していたことから，視覚的な注意レベルと瞬目率は逆相関する．さらに，感情が高ぶると瞬目率は上昇することなどから，瞬目率は認知処理や注意・覚醒など様々な内的な状態と深く関連していることがわかってきた（Stern et al., 1984）．

　他方で，一部のパーキンソン病の患者はほとんど瞬目を行わないことや，統合失調症の陽性症状期に瞬目率が非常に高くなっていることが臨床研究により報告されている（Hall, 1945; Karson et al., 1981a）．また，サルにドーパミン作動薬を投与すると瞬目率が急上昇し，逆にドーパミン拮抗薬を投与すると低下することからも，脳内のドーパミン濃度と瞬目率が関連していることは間違いな

いようだ (Karson et al., 1981b). これらのことから，自発性瞬目の発生は中枢神経系が制御していると考えられる．

映像観察時の瞬目同期

　視覚課題のように課題と休憩が数秒毎に交互にあるような場合は，休憩の度に瞬目を行えばよいが，実際のわれわれを取り巻く世界は常にダイナミックに変化しており，瞬目の最適なタイミングが明示的には示されない．また，瞬目により視覚入力が数百ミリ秒間も遮断されることを考えると，重要な情報を取りこぼすことがないよう，瞬目のタイミングを制御する必要がある．さらに，われわれの認知神経処理と瞬目に何らかの関連があるのであれば，同じ映像を見ている時は，みな同じタイミングで瞬目をしているのではないだろうか．その仮説を検証するために，筆者らは，ストーリーのある3分半のビデオを3回繰り返し呈示し，それを観察している人の瞬目のタイミングが個人内・個人間で同期しているかを調べてみた (Nakano et al., 2009)．

　使用した映像刺激は，イギリスの人気コメディ番組「Mr. Bean」を編集したもので，音声なしでも話の内容が理解でき，かつストーリーが次々に展開されるので，見逃せないシーンが豊富という理由で選んだ．また，コントロール条件として，どこで瞬目をしても映像の認知に影響しないような映像刺激（熱帯魚が泳いでいる映像やエーゲ海の風景映像）を呈示している時と，人気小説「ハリー・ポッター」の朗読音声を聞いている時の瞬目のタイミングも計測し，同様に同期が生じるかを調べた．

　瞬目は垂直眼電図（electoculograph: EOG）法を用いて計測し，瞬目開始時刻を検出した後，個人内・個人間で瞬目時間のずれの分布を算出した．さらに，この分布がランダムに同期する確率と比較して有意に偏っているかを調べるために，瞬目の生起間隔をランダムにシャッフルして作り上げた疑似データを1000個生成して統計解析を行った．その結果，「Mr. Bean」の映像を見ている条件の時だけ，個人内・個人間とも瞬目のタイミングが有意に同期していたのである（図2-8）．

　それでは，どんなシーンで瞬目が同期していたのであろうか．読書をしている時の瞬目を調べた研究では，句読点や改行などの明示的な切れ目で瞬目が発

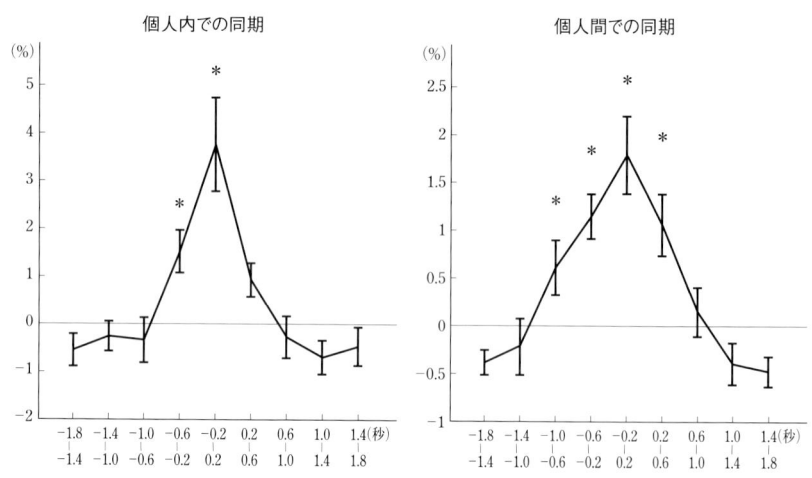

図2-8 「Mr. Bean」の映像を見ている時の瞬目の開始時刻と同期度 (Nakano et al., 2009)

生していることが報告されているが，映像を見ている時の瞬目の同期も，場面の切り替えなどの明示的な切れ目で生じていたのであろうか．

　それを明らかにするために，場面の切り替えに伴う瞬目発生頻度を解析したところ，たしかに場面の切り替わり後，400〜600ミリ秒のあたりで，瞬目発生頻度が有意に増加していた．しかし，この時間帯に発生した瞬目を取り除いても，瞬目の同期度はほとんど変化せず，相変わらず0ミリ秒近辺で有意に高い値を示していたのである．つまり，場面の切り替わりは自発性瞬目を誘発する傾向があるものの，必ずしも同じ場面の切り替わりのところで皆が一斉に瞬目をしているわけではないようである．

　そこで，参加者全員の瞬目頻度の時系列データを調べると，3分半の映像の中で際立ったピークが何か所も見受けられた．このピークの高い順に瞬目を取り除いて瞬目同期度の変化を調べると，約3割の瞬目を取り除いた時に，瞬目の有意な同期が消失した．つまり，自発性瞬目のうち3割程度は，この同期現象に関与しているのである．さらに，このピークが生じていた具体的な場面を調べたところ，「Mr. Bean」が車から乗り降りした瞬間などの主人公の動作の切れ目や，車が駐車した瞬間などの映像内容の非明示的な切れ目で，選択的に瞬目同期が生じていることが明らかになった．

つまり，われわれは無意識に環境の中から出来事のまとまりを見つけ，その切れ目で瞬目を行っており，またその瞬目のタイミングは，人々の間で共通しているのである．

対面会話時の瞬目同期

視線の場合，われわれは他者が目を向けた方向を追従して同じ対象を注視する行動（共同注視）を無意識に行っており，この行動は他者との円滑なコミュニケーションには欠かせないものである．同様に，もし瞬目が情報の切れ目を表出しているとすれば，その切れ目を他者と能動的に共有するようなことが起きてはいないだろうか．筆者らは，対面会話時に，話し手の瞬目と聞き手の瞬目が同期しているかを調べてみた．

本来は，実際に2人の人間が向かい合って会話している状況下で調べるのが理想であるが，瞬目率は個人差が非常に大きく，また会話の質の統制も難しい．そこで，参加者の間で実験の条件を統一するために，正面を向いて演説をしている人物の顔の映像を提示し，それを視聴している14名の実験参加者の瞬目を垂直EOG法により計測した（Nakano & Kitazawa, 2010）．実験参加者には，スピーチの内容に関して後で質問に回答してもらうことと，目の動きを計測することを伝えており，瞬目を計測するという研究の本当の目的は教えていない．映像刺激は，俳優の木村拓哉が日本の総理大臣として国民に向かってテレビ演説をしているというドラマ（フジテレビ「CHANGE」2008年7月14日放送）のワンシーンを編集して提示した．このドラマは，22分間にもわたる主人公の熱い演説をワンカットで撮影したことで話題になったものである．

まず話し手（木村拓哉）の瞬目の開始時間をビデオ解析により抽出し，聞き手（実験参加者）の瞬目の開始時間とのずれを解析した．さらに，聞き手の瞬目間隔を取り出してランダムシャッフルして生成した1000個の疑似データの平均と標準偏差を計算し，実データの分布の統計解析を行った．すると，音声と映像の両方を提示した条件では，話し手の瞬目開始時間から250〜500ミリ秒遅れたところで，聞き手の瞬目生起確率が有意に増加していたのである（図2-9）．このような話し手の瞬目への聞き手の瞬目の引き込みは，映像のみ提示した条件では生じなかったことから，単に相手の瞬目を見ることで自動的にそ

Ⅰ・顔認知のメカニズム

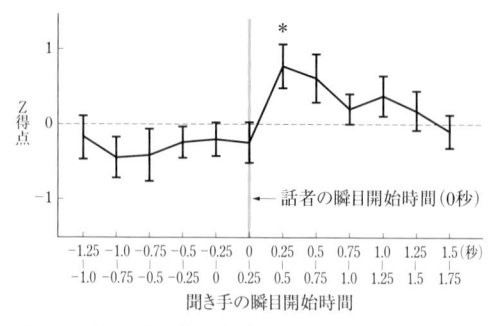

図2-9　話し手の瞬目（0s）に対する聞き手の瞬目率の時系列変化（Nakano & Kitazawa, 2010）

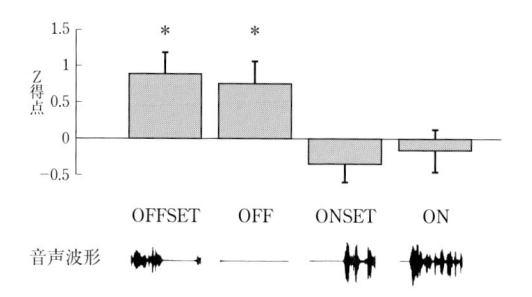

図2-10　話し手の瞬目タイプ別の聞き手の瞬目率
（Nakano & Kitazawa, 2010）

れを模倣したことにより起きた現象ではない．また，音声のみ提示した条件でも同様に瞬目の引き込みは生じていなかったことから，音声情報の途切れが聞き手の瞬目を誘発したわけでもなく，「対面して話を聞く」という状況に対して特異的に生じた現象だと言える．

そこで，この瞬目引き込みがスピーチのどこで生じていたのかを明らかにするために，まず話し手の瞬目開始時間の前後1秒間の音声波形を取り出し，整流後に平滑化したデータをクラスター解析したところ，4グループに最適に分割された（図2-10）．その結果，呈示した映像では，約7割の瞬目は発話の合間（OFFタイプ），あるいは発話終了時（OFFSETタイプ）に生じており，約2割の瞬目が発話開始時（ONSETタイプ），残り1割が発話中（ONタイプ）に生じていた．

次に，この話し手の瞬目タイプ別に聞き手の瞬目の引き込み度合いを調べたところ，なんと OFFSET か OFF タイプの話し手の瞬目に対してのみ，聞き手の瞬目の増加が起きており，ONSET や ON タイプでは，むしろ聞き手の瞬目は抑制されていた（図2-10）．つまり，話の切れ目で生じた話し手の瞬目に対してのみ，聞き手の瞬目が引き込まれていたのである．この瞬目の引き込みは，対面して話を聞いている時にのみ生じる現象であることからも，瞬目を介して情報のまとまりを無意識に共有するという過程を反映していると考えられる．

　この発話の切れ目での話し手と聞き手の瞬目同期現象は，視覚的には話し手の瞬目だけに誘発されて起きている現象なのだろうか．「目は口ほどにものを言う」ため，目からの情報は対面コミュニケーションにおいて非常に重要であるが，それと同じく口からの情報も重要であるのは言うまでもない．口からの情報というと「音声情報」が主であるが，実は「口の動き」というものも，発話の理解には非常に有用な情報である．前述の，音声が口の動きの視覚情報によって変性してしまうマガーク効果は一番に挙げられる証拠である．また，前節でも紹介した筆者ら（Nakano, et al., 2010）の研究でも，子どもは大人と比べて，話し手の目よりも口を注視する傾向があったことから，言語獲得過程において，口の動きは重要な手がかりとなっていることが推測される．もしかしたら，話し手の瞬目ではなく，口の動きが停止したことが切れ目の合図となって，聞き手は瞬目を発生させたという可能性も考えられるのではないだろうか．

　そこで，話し手の顔に加工を加えたビデオ映像を作成し，この瞬目の引き込み現象が，話し手の顔のどの部分の情報に対して生じているのかを調べてみた（Nakano et al., 2011）．具体的には，オリジナル映像の主人公の顔の両目以外の領域にぼかし加工を施した映像（EYE 条件）と口以外の領域にぼかし加工を施した映像（MOUTH 条件）の2種類のビデオ刺激を作成した．実験参加者は EYE 条件では話者の目だけを，MOUTH 条件では話者の口だけを見ている状況下で話を聞くことになる．

　この2種類の映像とオリジナル映像を視聴している時の18名の実験参加者の瞬目を計測し，話し手の瞬目との同期度を比較した．すると，今回も主人公の顔が全て見えているオリジナル映像の条件では，話し手の瞬目から250～

500ミリ秒遅れて聞き手の瞬目が有意に増加していた．しかし，このような瞬目の引き込みは，目だけが見える条件でも，口だけが見える条件でも生じなかったのである．この結果から，話し手と聞き手の瞬目同期には，話し手の目と口の両方を含む顔全体の情報が欠かせないことが示された．

この研究では，EOG法により瞬目を計測していたのに加えて，近赤外光カメラを用いた視線計測装置で視線も同時に計測していた．そこで，顔全体が呈示されているオリジナル映像を視聴している時に，話し手の顔のどこを見ていたのかを解析してみた．使用した映像は話し手の正面顔だけが最初から最後まで映し出されているものではあるが，話し手の頭や体は常に多少なりとも動いており，静止していることはない．それゆえ，顔のどこを見ているかを調べるには，1フレームごとに話し手の目と口の場所を同定し，聞き手の注視点との距離を解析する必要がある．次に，前節の視線解析と同様に，ガウス確率密度関数に基づき，両目と口の3点と注視点の距離から各領域への注視割合をフレームごとに解析し，全フレームにおける注視割合の平均値を算出した．その結果，話し手の目を見ている割合が約6割であったのに対して，口を見ている割合は約3割と，2対1の割合で目を見ている時間が長かった．さらに，目と口の注視割合の合計は9割に達することから，映像を視聴している時の大半の時間は，話し手の目と口を注視していたことがわかる．

さらに，参加者全員の注視マップを，前節で紹介したアフィン変換を用いた方法により作成した．すると，最も視線の集まっているところは，話者の右目から鼻にかけての領域であった．話者の右目と左目で注視マップの値を比較すると，右目のほうが有意に高い傾向が認められた．前節で取り上げた少女の映像でも，やはり視聴者の注視マップは少女の右目（向かって左側）が高い値を示している．このような他者の左目よりも右目を注視する理由は未だに解明されていないが，生後半年の乳児でも他者の右目側をより注視している．さらには，サルやイヌにおいても，同様の右目への偏った注視行動が報告されていることから，左視野（相手の顔の右側）へのバイアスというのは，何らかの生得的に備わった神経メカニズムにより生じている現象のようである（Guo *et al.*, 2009）．

自閉症における対面会話時の瞬目同期

対面会話時に，話の切れ目で特異的に生じる話し手と聞き手の瞬目同期現象は，両者のコミュニケーションの質に対してどのような効果を及ぼしているのであろうか．瞬目を介して話の切れ目を無意識に共有することが，相互理解や共感性を高め，その結果，コミュニケーションの促進につながっている可能性が考えられる．もしそうであれば，コミュニケーションの障害が主症状である自閉症においては，対面会話時に他者との間に瞬目の同期が成立していない可能性がある．

そこで，健常な成人に見せたのと同じ3種類のビデオ映像（顔全体，目のみ，口のみ）を呈示し，それを視聴している大人の自閉症スペクトラム症候群18名の瞬目と注視点を計測した（Nakano et al., 2011）．参加者はアスペルガー症候群（10名）か，高機能自閉症（8名）と診断されており，IQスコアも健常群と同程度であり，実験終了後に行ったスピーチの理解度テストでも，健常者と同様に正しく話を理解できていた．それにもかかわらず，顔全体が見える条件では，健常者のような話し手の瞬目直後の有意な瞬目率の増加は生じていなかった．また，目のみ，口のみが見える条件でも，瞬目率の増加は生じていなかった．

そもそも自閉症群は話し手の顔をあまり見ていなかったから，瞬目の引き込みが起きなかったのではないだろうか．その可能性を検討するため，映像視聴時の自閉症群の注視点を解析した結果，話し手の目と口への注視割合は，目は56%，口は24%となっており，健常群の目は56%，口は33%と有意な違いがなかった．アフィン変換による注視マップを見比べても，両群の間にほとんど明確な違いは認められず，自閉症群でも話し手の左目より右目を注視するバイアス行動が見られた．前節で紹介した視線パタンの研究と異なり，この研究では話し手の顔に対する注視パタンが自閉症群と健常群でほとんど差がなかったのは，おそらく今回使用した映像は常に話者の正面の顔のアップを映したもので，特に他に注意を引きつけるような要素がほとんどなかったからだと推測される．

さらに，話し手の瞬目タイプ別に瞬目率の増加率を調べたところ，健常群で見られたような発話終了時（OFFSET）や，合間（OFF）に生じた話し手の瞬

目への引き込みが自閉症群では生じていないことがわかった．つまり，話の切れ目で話し手が瞬目をしても，自閉症群の瞬目発生パタンにはほとんど影響を及ぼさないのである．これらの結果から，自閉症群においては，瞬目を介して対面している相手の話のまとまりを共有しようとする行為が欠如していることが明らかになった．このような他者に同調した行為が欠落していることが，彼らのコミュニケーションの障害につながっている可能性が示唆される．

4　暗黙の「ものの見方」の重要性

本章では，ダイナミックに変化する社会的な場面において，われわれは共通した視線や瞬目のパタンにより，生体にとって重要な情報を収集していることを紹介した．人間にとって重要な社会的情報とは他者の顔であり，社会的文脈に沿って，見るべき対象人物や，顔の中のどこを見るかを的確に判断して視線を動かし，瞬目をしているのである．さらに，この暗黙の「ものの見方」は，個体の言語能力や顔認知能力などの発達に伴って変化する．また，社会的な能力に障害があると，この暗黙の「ものの見方」が見られないことが明らかになった．時々刻々と変化する社会的な状況において，最適な対象に最適なタイミングで視線を移動し，瞬目することがなぜ可能なのか，その仕組みが今後もっと明らかになれば，人間の高度な社会的能力の解明につながることが期待される．

謝辞　本章で紹介した筆者の研究に対して，熱心なご指導，ご支援を賜った北澤茂先生に深謝申し上げます．

引用文献

Autism and Developmental Disabilities Monitoring Network.（2007）.
　〈http://www.cdc.gov/mmwr/pdf/ss/ss5601.pdf〉

Baird, G., Simonoff, E., Pickles, A., Chandler, S., Loucas, T., Meldrum, D., & charman, T.（2006）. Prevalence of disorders of the autism spectrum in a population cohort of children in South Thames: the Special Needs and Autism Project（SNAP）. *Lancet*, **368**（9531）, 210–215.

Burd, L., & Kerbeshian, J.（1985）. Hyperlexia and a variant of hypergraphia. *Percept. Mot. Skills*, **60**, 940–942.

Buswell, G. T.（1935）. *How people look at pictures: A study of the psychology and perception in art.* University of Chicago Press.

Doane, M. G. (1980). Interaction of eyelids and tears in corneal wetting and the dynamics of the normal human eye blink. *American Journal of Ophthalmology,* **89**, 507-516.

van der Geest, J. N., Kemner, C., Verbaten, M. N., & van Engeland, H. (2002). Gaze behavior of children with pervasive developmental disorder toward human faces: A fixation time study. *J. Child Psychol. Psychiatry,* **43**, 669-678.

Guo, K., Meints, K., Hall, C., Hall, S., & Mills, D. (2009). Left gaze bias in humans, rhesus monkeys and domestic dogs. *Anim. Cogn.,* **12**, 409-418.

Hall, A. (1945). The origin and purposes of blinking. *Bri. J. Opthalmol,* **29**, 445-467.

von Hofsten, C., Uhlig, H., Adell, M., & Kochukhova, O. (2009). How children with autism look at events. *Research in Autism Spectrum Disorders,* **3**, 556-569.

Hosozawa, M., Tanaka, K., Shimizu, T., Nakano, T., & Kitazawa, S. (2012). How children with specific language impairment view social situations. Pediatrics 129 (6) e1453-1460.

Karson, C., Freed, W. J., Kleinman, J. E., Bigelow, L. B., & Wyatt, R. J. (1981a). Neuroleptics decrease blinking in schizophrenic subjects. *Biol. Psychiatry,* **16**, 679-682.

Karson, C., Staub, R. A., Kleinman, J. E., & Wyatt, R. J. (1981b). Drug effect on blink rates in rhesus monkeys: Preliminary studies. *Biol. Psychiatry,* **16**, 249-254.

Klin, A., Jones, W., Schultz, R., Volkmar, F., & Cohen, D. (2002). Visual fixation patterns during viewing of naturalistic social situations as predictors of social competence in individuals with autism. *Arch. Gen. Psychiatry,* **59**, 809-816.

Luria, A. R. (1966). *Higher cortical functions in man.* Basic Books.

McGurk, H., & MacDonald, J. (1976). Hearing lips and seeing voices. *Nature,* **264**, 746-748.

Nakano, T., Kato, N., & Kitazawa, S. (2011). Lack of eyeblink entrainments in autism spectrum disorders. *Neuropsychologia,* **49**, 2784-2790.

Nakano, T., & Kitazawa, S. (2010). Eyeblink entrainment at breakpoints of speech. *Exp. Brain Res.,* **205**, 577-581.

Nakano, T., Tanaka, K., Endo, Y., Yamane, Y., Yamamoto, T., Nakano, Y., Ohta, H., Kato, N., & Kitazawa, S. (2010). Atypical gaze patterns in children and adults with autism spectrum disorders dissociated from developmental changes in gaze behaviour. *Proc. Biol. Sci. B,* **277**, 2935-2943.

Nakano, T., Yamamoto, Y., Kitajo, K., Takahashi, T., & Kitazawa, S. (2009). Synchronization of spontaneous eyeblinks while viewing video stories. *Proc. Biol. Sci. B,* **276**, 3635-3644.

Pierce, K., Conant, D., Hazin, R., Stoner, R., & Desmond, J. (2011). Preference for geometric patterns early in life as a risk factor for autism. *Arch. Gen. Psychiatry,* **68**, 101-109.

Ponder, E., & Kennedy, W. P. (1927). On the act of blinking. *Q. J. Exp. Physiol.,* **18**, 89-110.

Ridder, W. H., III, & Tomlinson, A. (1993). Suppression of contrast sensitivity during eyelid blinks. *Vision Res.,* **33**, 1795-1802.

Schultz, R. T. (2005). Developmental deficits in social perception in autism: The role of the amygdala and fusiform face area. *Int. J. Dev. Neurosci.,* **23**, 125-141.

Stern, J. A., Walrath, L. C., & Goldstein, R. (1984). The endogenous eyeblink. *Psychophysiology,* **21**, 22-33.

Volkmann, F. C., Riggs, L. A., & Moore, R. K. (1980). Eyeblinks and visual suppression. *Science*, **207**, 900–902.

Yarbus, A. L. (1967). *Eye movements and vision*. Plenum Press.

Young, G. S., Merin, N., Rogers, S. J., & Ozonoff, S. (2009). Gaze behavior and affect at 6 months: Predicting clinical outcomes and language development in typically developing infants and infants at risk for autism. *Dev. Sci.*, **12**, 798–814.

*3*章　顔に関連する記憶とその脳内機構

月浦　崇

1　顔の「記憶」とその脳内機構の研究方法

　私たちは毎日の生活の中で多くの人に出会い，その人物から何らかの印象を感じ取る．その印象はよい場合も悪い場合もあるが，その感じ方によってその顔をどれだけ憶えておくかが影響を受ける．例えば「好み」の顔を見かけると，その顔は「好み」ではない顔よりも印象に残りなかなか忘れることがない．一方，私たちの記憶は年齢とともに変化することが知られており，顔の記憶についても例外ではない．多くの場合，高齢になればなるほど記憶機能は抑制的な影響を受ける．しかしながら，顔の記憶における顔の印象の効果や加齢の効果が，どのような脳内機構によって担われているのかについては，未だに理解が進んでいない点が多い．本章では，顔の記憶における顔の印象や加齢の効果が，脳内でどのように表現されているのかについて，最近の脳機能画像（functional neuroimaging）研究から概説する．

エピソード記憶の定義とその研究法

　一口に顔の記憶といっても様々なタイプの記憶があり，顔の記憶をひとくくりにして述べることは難しいが，私たちが日常的に体験する出来事の中に存在する人物の記憶は，「エピソード記憶（episodic memory）」と呼ばれるタイプの記憶に含まれる．「エピソード記憶」とは，具体的な出来事の経験に関する記憶であり，通常その出来事の内容（「何の」経験だったか）に加えて，出来事を経験した時の付随情報である時間（「いつ」経験したことか）や場所（「どこで」経験したことか）などの文脈（context）に関する情報が含まれている記憶のことを指す（Tulving, 1972）．顔の記憶の場合，「顔」の情報が出来事の内容になり，その人物に出会った場所（例えば「電車の中」）や出会った時間（例えば「早朝」）

が文脈の情報となる．

　エピソード記憶の脳内機構に関する研究は，症例 H. M. に関する報告 (Scoville & Milner, 1957) 以来，主に側頭葉内側面領域（海馬・海馬傍回）に損傷を持った症例を対象として行われてきた．しかし，近年になって機能的磁気共鳴画像法（functional magnetic resonance imaging: fMRI）などの脳機能画像法の技術が開発されると，脳に損傷を持たない健康なヒトを対象として，ほぼ非侵襲的にエピソード記憶課題遂行中の神経活動のパターンを，脳血流量の増減を媒体として可視化できるようになり，世界中の多くの研究施設でヒトのエピソード記憶の脳内機構解明のツールとして用いられるようになってきた．

　脳損傷患者の認知機能の障害を研究対象とする神経心理学的方法と，健常者を対象とした脳の活動パターンを研究対象とする脳機能画像法とでは，それぞれに長所と短所が存在する．前者の方法では，脳損傷患者が示す症状の詳細な検討から，脳の損傷部位はある特定の認知機能（障害されている認知機能）に必要な領域であることを同定することができ，その結果，ヒトの記憶の脳内機構についての新しい重要な仮説が提唱される場合もある．しかしながら，損傷領域がかなり広範な場合も多く，しかもそれぞれの患者での損傷領域と認知機能の障害の程度はかなり個人差も大きいため，実験的アプローチを用いた仮説検証的な研究を行うことは難しく，脳と心理機能との関係について多くを語れないことも多い．一方，後者の方法で求められた脳領域は，ある認知課題の遂行に関与している領域であり，必須の領域であるかどうかを決定するのは難しいこともある．しかし，先行研究の知見を基盤とした仮説をもとにデザインされた，妥当な実験課題構成（特に統制課題）と解析方法を用いることによって，想定される認知機能に関連した脳領域をかなり限定することも可能である．そのような背景から，従来は心理学の領域でしか扱うことのできなかった諸問題に対して，神経科学の目を通してアプローチすることが可能になってきたため，現在では脳機能画像法を用いたエピソード記憶の研究は，特に欧米では実験心理学者によって多くの部分が担われている．

2 顔の記憶を媒介する脳領域

海　馬

　エピソード記憶の処理において最も重要な脳領域は側頭葉内側面領域（海馬および海馬傍回．海馬傍回はさらに内嗅皮質・周嗅皮質・海馬傍皮質に分けられる）である．これまでの脳機能画像研究では，エピソード記憶の処理には側頭葉内側面領域が関与し，特に海馬は詳細なエピソード記憶の処理に関与することが示唆されている（Davachi, 2006; Diana et al., 2007; Eichenbaum et al., 2007; 月浦，2008）．このような詳細なエピソード記憶の処理に関連する海馬の重要性は，顔と名前の連合記憶のような顔に関連する詳細な記憶処理においても観察されている（Chua et al., 2007; Kirwan & Stark, 2004; Paller et al., 2003; Small et al., 2001; Sperling et al., 2001; Sperling et al., 2003; Tsukiura et al., 2008; Zeineh et al., 2003）．また，顔に関連する詳細な記憶の処理に関する海馬の関与は，顔と風景（Hayes et al., 2010）や顔と顔，顔と笑い声（Holdstock et al., 2010）などの連合記憶の処理においても報告されている．したがって，顔に関連する詳細な記憶情報処理に関して，海馬は重要な脳領域のひとつであると言える．

紡錘状回

　顔に関連する記憶情報処理に重要なもうひとつの領域として，紡錘状回（特に右側）があげられる．紡錘状回の中でも顔に特異的に反応する領域は紡錘状回顔領域（fusiform face area: FFA）と呼ばれているが（Kanwisher et al., 1997），顔の記憶を記銘あるいは想起する場合には，先述した海馬とFFAが同時に活動することが示されている（Prince et al., 2009）．エピソード記憶を構成する要素は各種の感覚連合野に保存されており，海馬がそれらの情報を連合することによってひとつのエピソード記憶が作られ，脳内に形成されていくと考えられている（Alvarez & Squire, 1994; Fujii et al., 2000; Mishkin et al., 1997; Nadel & Moscovitch, 1997; Norman & O'Reilly, 2003; Shastri, 2002）．おそらく，FFAで処理された顔の情報が海馬を介して特定の文脈情報と連合されることによって，顔に関連する詳細な記憶が処理されるのであろう．

3 顔の記憶を促進する人物の印象とその脳内機構

顔から受ける印象は様々な要因によって影響を受けるが、大きく分けて2つの要因が重要である。ひとつは顔の外見的・表面的な情報であり、もうひとつは顔から推測される人物の内面的な情報である。前者には表情（expression）や外見的な魅力（attractiveness）などが含まれ、後者には信頼感（trustworthiness）のような顔から推測される性格などが含まれる。これらの情報はある程度共通の脳内基盤で処理されていることが示されている（Tsukiura & Cabeza, 2011b）一方で、それぞれが異なった形で顔の記憶情報処理に影響を与えている。

顔の外見的な情報と顔の記憶

人物の印象を形成する際に重要な顔の外見的な情報のひとつは「表情」である。表情にも様々なタイプがあり、それぞれについて顔の記憶への影響が検証されているが、特に笑顔の表情は顔の記憶に対して促進的な影響を与えることが先行研究から示されている。例えば、先行する認知心理学的研究では、笑顔の表情を持った顔は他の表情の顔と比較してより速く同定され（Kaufmann & Schweinberger, 2004; Leppanen & Hietanen, 2004）、よりよく記憶される（Shimamura et al., 2006）ことが報告されている。このような笑顔による顔記憶の促進に関して、これまでの脳機能画像研究では、笑顔はヒトにとって社会的な文脈での「報酬」であり、その報酬の処理によって記憶の処理が促進されるという仮説が提唱されている。Gorno-Tempini らの fMRI 研究は、笑顔の処理には眼窩前頭皮質が関与していることを報告している（Gorno-Tempini et al., 2001）。この眼窩前頭皮質は、様々な報酬の処理に重要な役割を果たすことが示されており（Martin-Soelch et al., 2001; McClure et al., 2004; O'Doherty, 2004; Rolls, 2000）、金銭的な報酬によってヒトの記憶が促進されることも報告されている（Adcock et al., 2006; Shigemune et al., 2010; Wittmann et al., 2005）。これまでのわれわれの fMRI 研究（Tsukiura & Cabeza, 2008）でも、笑顔の顔と名前の連合記憶の成績は、無表情の顔と名前の連合記憶よりも促進され、その神経基盤として報酬系に含まれる眼窩前頭皮質と詳細な記憶の処理に重要な海馬との間の相互

作用の重要性が示されている（図 3-1）．

以上のことから，笑顔の表情による顔の記憶の促進においては，報酬系に含まれる眼窩前頭皮質の活動が，記憶に重要な海馬の活動に影響を与えていることが関係しているのかもしれない．

人物の印象を形成する際のもうひとつの外見的な情報は，顔の外見的な「魅力・美しさ」である．これまでの認知心理学的研究では，顔の魅力と顔の記憶との関連について検証が進められているが，未だに一貫した結果が得られていない．例えば Cross らは，高魅力の顔は記憶によく残ることを示している（Cross et al., 1971）一方，Light らの結果では，高魅力の顔は互いに似通っており認識するのが困難であるために記憶に残りにくいことが示されている（Light et al., 1981）．また別の心理学的研究は，顔の示差性（distinctiveness）が顔の記憶に影響を与えるのであり，魅力そのものは顔の記憶とは無関係であることを報告している（Sarno & Alley, 1997）．しかしながら，顔の魅力と顔の記憶に関する脳機能画像研究は，顔の魅力と顔の記憶の関連について重要な示唆を与えている（Tsukiura & Cabeza, 2011a）．すなわち，魅力的な顔はよりよく記憶され，その神経基盤として報酬系に含まれる眼窩前頭皮質と詳細な記憶の処理に重要な海馬との間の相互作用が関与するということである（図 3-2）．

おそらく魅力的な顔も笑顔と同様にヒトにとって社会的な報酬として処理され，その報酬的な処理によって海馬の活動が影響を受けることにより，魅力的な顔の記憶が促進されるのであろう．

顔から推測される人物の内面的な情報と顔の記憶

顔から推測される人物の内面的な情報も顔の記憶に対して影響を与える．Mealey らによる心理学的研究は，信頼感の点で悪い印象を持った顔は，中性の印象や信頼できる印象を持った顔と比較して，よりよく再認できることを報告している（Mealey et al., 1996）．また，われわれの fMRI 研究（Tsukiura et al., 2012）では，これまでの心理学的検討と同様に，内面的に悪い印象を持った顔の記憶は，中程度の印象や悪い印象を持った顔と比較してよく記憶され，その神経基盤として島皮質と海馬との相互作用の重要性が示されている（図 3-3）．

これまでの脳機能画像研究では，島皮質は顔や人物に由来するネガティブな

Ⅰ・顔認知のメカニズム

眼窩前頭皮質

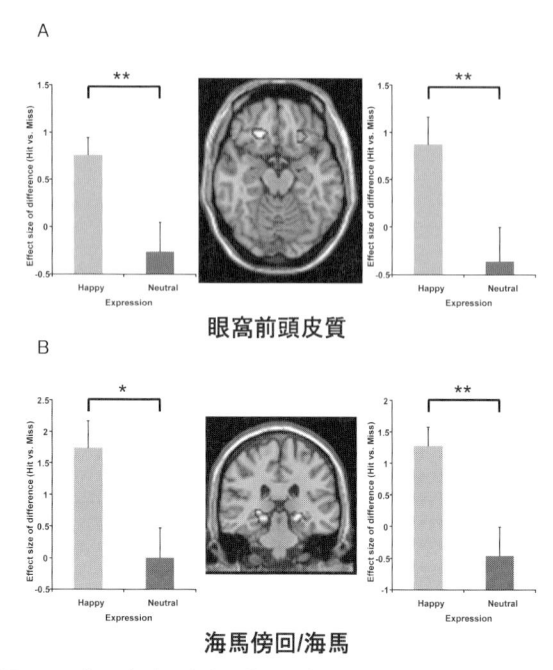

海馬傍回/海馬

図3-1 顔と名前の連合記憶を想起している際に，笑顔の条件（Happy）で無表情条件（Neutral）と比較して増加する眼窩前頭皮質と海馬/海馬傍回の活動．A．両側眼窩前頭皮質の活動，B．両側海馬/海馬傍回の活動．（Tsukiura & Cabeza, 2008 より許可を得て引用）

情報の処理（Krendl *et al.*, 2006; O'Doherty, Winston, *et al.*, 2003; Phillips *et al.*, 1997; Todorov *et al.*, 2008; Tsukiura & Cabeza, 2011b; Winston *et al.*, 2002）や，社会的場面で精神的に傷つく感情（「社会的痛み」）の処理の際に有意に賦活することが報告されている（Eisenberger *et al.*, 2003; Sanfey *et al.*, 2003）．また，島皮質の賦活は罰の処理の際にも認められている（O'Doherty, Critchley, *et al.*, 2003）．おそらく島皮質と海馬の相互作用は，社会的文脈の中で避けるべき人物が誰であるかを記憶するために重要な役割を果たしているのであろう．

4 顔の記憶を抑制する加齢とその脳内機構

ヒトのエピソード記憶の能力は加齢によって抑制的な影響を受けることが知

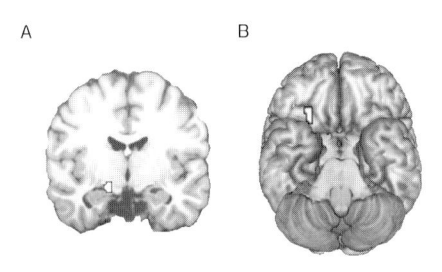

図 3-2　A．顔の想起の成功を反映する顔の記銘時の海馬の活動．B．顔の魅力によって増加する眼窩前頭皮質の活動．（Tsukiura & Cabeza, 2011a より許可を得て引用）

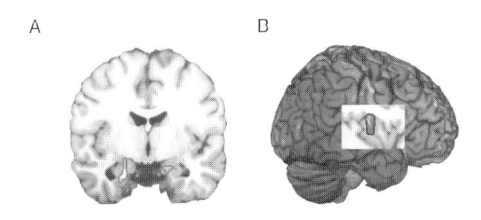

図 3-3　A．顔の想起の成功を反映する顔の記銘時の海馬の活動．B．顔から推測される「性格の悪さ」によって増加する島皮質の活動．（Tsukiura et al., 2012 より許可を得て引用）

られており，そのことは顔や人物に関連する記憶についても認められる．先行する心理学的研究では，健常若年成人と健常高齢者を比較した場合，顔や名前のそれぞれの記憶については加齢の効果は大きくないのに対し，顔と名前の連合記憶については大きな加齢の効果が認められ，高齢者の記憶成績は若年者と比較して有意に低下していることが示されている（Naveh-Benjamin et al., 2004）．また，健常若年成人と健常高齢者を対象としたわれわれの fMRI 研究でも，顔と名前あるいは顔と職業名の連合記憶の想起成績は，両課題とも加齢の効果によって低下しており，想起中の海馬の活動は（図3-4），両課題とも同程度に加齢の効果によって有意に低下していることが示されている（Tsukiura et al., 2011）．連合記憶のような詳細なエピソード記憶の想起成績は，加齢の効果によって有意に低下することが多くの認知心理学的研究から示されており（Java, 1996; Jennings & Jacoby, 1993; Parkin & Walter, 1992; Searcy et al., 1999），脳機能画

像研究では，詳細な記憶の処理に関連する海馬の活動が，加齢の効果によって有意に低下することが示されている（Cabeza, 2006）．おそらく顔の詳細な記憶に対して加齢は抑制的な影響を与え，その脳内基盤として加齢による海馬機能の低下が関与するのであろう．

5　顔の記憶に関連する脳内メカニズム

本章では，顔の記憶に対して顔の印象や加齢が与える影響とその脳内機構について，これまでの心理学的研究と脳機能画像研究の報告から概説した．これらをまとめると，図3-5のようなモデルが構築できるであろう．

第一に，顔の記憶に重要な役割を果たす領域として，特に海馬と紡錘状回（FFA）の関与が考えられる．顔の記憶には，これら2領域間の相互作用がコアシステムとして重要な役割を果たす．第二に，顔の記憶に促進的な影響を与える顔の印象に関しては，眼窩前頭皮質や島皮質の領域が関与し，それらは顔の記憶情報処理におけるサブシステムとして機能する．これまでの研究から，顔の印象を形成する要因として，顔の外的な情報と顔から推測される人物の内面の情報の2つが考えられ，それぞれが顔の記憶に対して異なった影響を与えるものと思われる．すなわち，笑顔や魅力など，顔の外的な特徴に由来するポジティブな情報は顔の記憶を促進し，その脳内基盤として報酬系に含まれる眼窩前頭皮質（サブシステム）と記憶に重要な海馬（コアシステム）との間の相互作用が関与する．一方，顔から推測される人物の内面的な情報に目を向けた場合，顔から推測されるネガティブな情報（例えば「信頼できなさそう」など）によって顔の記憶は促進され，その脳内基盤として，「痛み」や「罰」の処理に関連する島皮質（サブシステム）と記憶に重要な海馬（コアシステム）との間の相互作用が関与する．さらに，顔の印象を形成する外的な情報と内的な情報は共通の脳内基盤によって処理され，顔に由来するポジティブな情報は眼窩前頭皮質が，ネガティブな情報については島皮質がそれぞれ重要であり，それら2領域はお互いに異なった方向性を持って顔の印象の形成に関与する．第三に，加齢によって顔の記憶のコアシステムである海馬が影響を受け，その結果として顔に関連する詳細な記憶の処理が抑制される可能性がある．これまでの研究から，加齢は特に連合記憶などの詳細なエピソード記憶の処理に対して抑制的

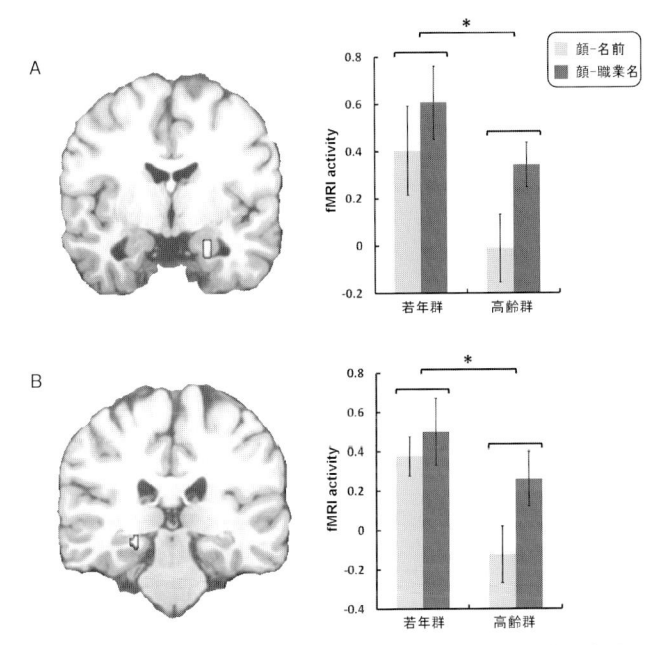

図3-4 顔と名前，顔と職業名の連合記憶を想起している際の海馬の活動．両条件間で海馬の賦活の大きさに差はないが，加齢の影響によってその活動は低下することが示されている．A. 右海馬の活動，B. 左海馬の活動．(Tsukiura et al., 2011 より許可を得て引用)

な影響を与え，詳細な記憶情報の処理に関連する海馬の活動もまた，加齢によって抑制的な影響を受けることが報告されている．今後は，顔の記憶に対して促進的な影響を与える顔の印象と，顔の記憶に対して抑制的な影響を与える加齢の相互作用によって，どのような心理学的な変化が観察され，その脳内機構が変化するのかを検証する必要がある．

Ⅰ・顔認知のメカニズム

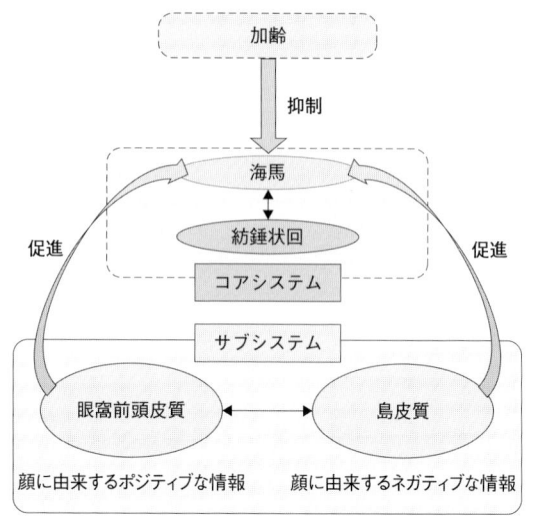

図3-5 顔の記憶と顔の印象を媒介するモデル．顔の記憶過程は，コアシステムである海馬と紡錘状回との間の相互作用によって担われる．一方，顔の印象は顔に由来するポジティブな情報を媒介する眼窩前頭皮質と，ネガティブな情報を媒介する島皮質との相互作用によって担われる（顔記憶におけるサブシステム）．これらはそれぞれコアシステムである海馬との間で相互に関連することによって，顔の記憶は顔の印象によって促進的な影響を受ける．また，コアシステムである海馬は，加齢によって抑制的な影響を受ける．

引用文献

Adcock, R. A., Thangavel, A., Whitfield-Gabrieli, S., Knutson, B., & Gabrieli, J. D. (2006). Reward-motivated learning: Mesolimbic activation precedes memory formation. *Neuron*, **50** (3), 507-517.

Alvarez, P., & Squire, L. R. (1994). Memory consolidation and the medial temporal lobe: A simple network model. *Proc Natl Acad Sci U S A*, **91** (15), 7041-7045.

Cabeza, R. (2006). Prefrontal and medial temporal lobe contributions to relational memory in young and older adults. In D. Zimmer, A. Mecklinger & U. Lindenberger (Eds.), *Binding in Human Memory: A Neurocognitive Approach*. New York: Oxford University Press. pp. 595-626.

Chua, E. F., Schacter, D. L., Rand-Giovannetti, E., & Sperling, R. A. (2007). Evidence for a specific role of the anterior hippocampal region in successful associative encoding. *Hippocampus*, **17** (11), 1071-1080.

Cross, J. F., Cross, J., & Daly, J. (1971). Sex, race, age and beauty as factors in recognition of

faces. *Percept Psychophysics*, **10**（6）, 393-396.
Davachi, L.（2006）. Item, context and relational episodic encoding in humans. *Curr Opin Neurobiol*, **16**（6）, 693-700.
Diana, R. A., Yonelinas, A. P., & Ranganath, C.（2007）. Imaging recollection and familiarity in the medial temporal lobe: A three-component model. *Trends Cogn Sci*, **11**（9）, 379-386.
Eichenbaum, H., Yonelinas, A. P., & Ranganath, C.（2007）. The medial temporal lobe and recognition memory. *Annu Rev Neurosci*, **30**, 123-152.
Eisenberger, N. I., Lieberman, M. D., & Williams, K. D.（2003）. Does rejection hurt? An fMRI study of social exclusion. *Science*, **302**（**5643**）, 290-292.
Fujii, T., Moscovitch, M., & Nadal, L.（2000）. Memory consolidation, retrograde amnesia, and the temporal lobe. In L. S. Cermak（Ed.）, *Handbook of Neuropsychology*. 2nd ed., Vol. 4. Amsterdam: Elsevier, pp. 223-250.
Gorno-Tempini, M. L., Pradelli, S., Serafini, M., Pagnoni, G., Baraldi, P., Porro, C., Nicoletti, R., Umita, C., & Nichelli, P.（2001）. Explicit and incidental facial expression processing: an fMRI study. *Neuroimage*, **14**（2）, 465-473.
Hayes, S. M., Baena, E., Truong, T. K., & Cabeza, R.（2010）. Neural mechanisms of context effects on face recognition: Automatic binding and context shift decrements. *J Cogn Neurosci*, **22**（11）, 2541-2554.
Holdstock, J. S., Crane, J., Bachorowski, J. A., & Milner, B.（2010）. Equivalent activation of the hippocampus by face-face and face-laugh paired associate learning and recognition. *Neuropsychologia*, **48**（13）, 3757-3771.
Java, R. I.（1996）. Effects of age on state of awareness following implicit and explicit word-association tasks. *Psychol Aging*, 11-1, 108-111.
Jennings, J. M., & Jacoby, L. L.（1993）. Automatic versus intentional uses of memory: aging, attention, and control. *Psychol Aging*, 8-2, 283-293.
Kanwisher, N., McDermott, J., & Chun, M. M.（1997）. The fusiform face area: a module in human extrastriate cortex specialized for face perception. *J Neurosci*, **17**（11）, 4302-4311.
Kaufmann, J. M., & Schweinberger, S. R.（2004）. Expression influences the recognition of familiar faces. *Perception*, **33**（4）, 399-408.
Kirwan, C. B., & Stark, C. E. L.（2004）. Medial temporal lobe activation during encoding and retrieval of novel face-name pairs. *Hippocampus*, **14**, 919-930.
Krendl, A. C., Macrae, C. N., Kelley, W. M., Fugelsang, J. A., & Heatherton, T. F.（2006）. The good, the bad, and the ugly: An fMRI investigation of the functional anatomic correlates of stigma. *Soc Neurosci*, **1**（1）, 5-15.
Leppanen, J. M., & Hietanen, J. K.（2004）. Positive facial expressions are recognized faster than negative facial expressions, but why? *Psychol Res*, **69**（1-2）, 22-29.
Light, L. L., Hollander, S., & Kayra-Stuart, F.（1981）. Why attractive people are harder to remember? *Personality Soc Psychol Bull*, **7**, 269-276.
Martin-Soelch, C., Leenders, K. L., Chevalley, A. F., Missimer, J., Kunig, G., Magyar, S., Mino, A., & Schultz, W.（2001）. Reward mechanisms in the brain and their role in dependence: Evidence from neurophysiological and neuroimaging studies. *Brain Res Rev*, **36**（2-3）,

139-149.

McClure, S. M., York, M. K., & Montague, P. R. (2004). The neural substrates of reward processing in humans: The modern role of fMRI. *Neuroscientist*, **10**(3), 260-268.

Mealey, L., Daood, C., & Krage, M. (1996). Enhanced memory for faces of cheaters. *Ethology and Sociobiol*, **17**(2), 119-128.

Mishkin, M., Suzuki, W. A., Gadian, D. G., & Vargha-Khadem, F. (1997). Hierarchical organization of cognitive memory. *Philos Trans R Soc Lond B Biol Sci, B*, **352**(1360), 1461-1467.

Nadel, L., & Moscovitch, M. (1997). Memory consolidation, retrograde amnesia and the hippocampal complex. *Curr Opin Neurobiol*, **7**(2), 217-227.

Naveh-Benjamin, M., Guez, J., Kilb, A., & Reedy, S. (2004). The associative memory deficit of older adults: further support using face-name associations. *Psychol Aging*, 19-3, 541-546.

Norman, K. A., & O'Reilly, R. C. (2003). Modeling hippocampal and neocortical contributions to recognition memory: A complementary-learning-systems approach. *Psychol Rev*, **110**(4), 611-646.

O'Doherty, J. (2004). Reward representations and reward-related learning in the human brain: Insights from neuroimaging. *Curr Opin Neurobiol*, **14**(6), 769-776.

O'Doherty, J., Critchley, H., Deichmann, R., & Dolan, R. J. (2003). Dissociating valence of outcome from behavioral control in human orbital and ventral prefrontal cortices. *J Neurosci*, **23**(21), 7931-7939.

O'Doherty, J., Winston, J., Critchley, H., Perrett, D., Burt, D. M., & Dolan, R. J. (2003). Beauty in a smile: The role of medial orbitofrontal cortex in facial attractiveness. *Neuropsychologia*, **41**(2), 147-155.

Paller, K. A., Ranganath, C., Gonsalves, B., LaBar, K. S., Parrish, T. B., Gitelman, D. R., Mesulam, M. M., & Reber, P. J. (2003). Neural correlates of person recognition. *Learn Mem*, **10**(4), 253-260.

Parkin, A. J., & Walter, B. M. (1992). Recollective experience, normal aging, and frontal dysfunction. *Psychol Aging*, 7-2, 290-298.

Phillips, M. L., Young, A. W., Senior, C., Brammer, M., Andrew, C., Calder, A. J., Bullmore, E. T., Perrett, D. I., Rowland, D., Williams, S. C., Gray, J. A., & David, A. S. (1997). A specific neural substrate for perceiving facial expressions of disgust. *Nature*, **389**(6650), 495-498.

Prince, S. E., Dennis, N. A., & Cabeza, R. (2009). Encoding and retrieving faces and places: Distinguishing process- and stimulus-specific differences in brain activity. *Neuropsychologia*, **47**(11), 2282-2289.

Rolls, E. T. (2000). The orbitofrontal cortex and reward. *Cereb Cortex*, **10**(3), 284-294.

Sanfey, A. G., Rilling, J. K., Aronson, J. A., Nystrom, L. E., & Cohen, J. D. (2003). The neural basis of economic decision-making in the Ultimatum Game. *Science*, **300**(5626), 1755-1758.

Sarno, J. A., & Alley, T. R. (1997). Attractiveness and the memorability of faces: Only a matter of distinctiveness? *American J Psychol*, **110**(1), 81-92.

Scoville, W. B., & Milner, B. (1957). Loss of recent memory after bilateral hippocampal lesions. *J Neurol Neurosurg Psychiatry*, **20**, 11-21.
Searcy, J. H., Bartlett, J. C., & Memon, A. (1999). Age differences in accuracy and choosing in eyewitness identification and face recognition. *Mem Cognit*, 27-3, 538-552.
Shastri, L. (2002). Episodic memory and cortico-hippocampal interactions. *Trends Cogn Sci*, **6** (4), 162-168.
Shigemune, Y., Abe, N., Suzuki, M., Ueno, A., Mori, E., Tashiro, M., Itoh, M., & Fujii, T. (2010). Effects of emotion and reward motivation on neural correlates of episodic memory encoding: A PET study. *Neurosci Res*, **67** (1), 72-79.
Shimamura, A. P., Ross, J. G., & Bennett, H. D. (2006). Memory for facial expressions: The power of a smile. *Psychon Bull Rev*, **13** (2), 217-222.
Small, S. A., Nava, A. S., Perera, G. M., DeLaPaz, R., Mayeux, R., & Stern, Y. (2001). Circuit mechanisms underlying memory encoding and retrieval in the long axis of the hippocampal formation. *Nat Neurosci*, **4** (4), 442-449.
Sperling, R., Bates, J. F., Cocchiarella, A. J., Schacter, D. L., Rosen, B. R., & Albert, M. S. (2001). Encoding novel face-name associations: A functional MRI study. *Hum Brain Mapp*, **14** (3), 129-139.
Sperling, R., Chua, E., Cocchiarella, A., Rand-Giovannetti, E., Poldrack, R., Schacter, D. L., & Albert, M. (2003). Putting names to faces: Successful encoding of associative memories activates the anterior hippocampal formation. *NeuroImage*, **20** (2), 1400-1410.
Todorov, A., Baron, S. G., & Oosterhof, N. N. (2008). Evaluating face trustworthiness: A model based approach. *Soc Cogn Affect Neurosci*, **3** (2), 119-127.
月浦崇(2008).脳機能画像研究からみたエピソード記憶の神経基盤——側頭葉内側面における機能解離. *Brain Nerve*, **60** (7), 833-844.
Tsukiura, T., & Cabeza, R. (2008). Orbitofrontal and hippocampal contributions to memory for face-name associations: The rewarding power of a smile. *Neuropsychologia*, **46** (9), 2310-2319.
Tsukiura, T., & Cabeza, R. (2011a). Remembering beauty: Roles of orbitofrontal and hippocampal regions in successful memory encoding of attractive faces. *NeuroImage*, **54** (1), 653-660.
Tsukiura, T., & Cabeza, R. (2011b). Shared brain activity for aesthetic and moral judgments: Implications for the Beauty-is-Good stereotype. *Soc Cogn Affect Neurosci*, **6** (1), 138-148.
Tsukiura, T., Sekiguchi, A., Yomogida, Y., Nakagawa, S., Shigemune, Y., Kambara, T., Akitsuki, Y., Taki, Y., & Kawashima, R. (2011). Effects of aging on hippocampal and anterior temporal activations during successful retrieval of memory for face-name associations. *J Cogn Neurosci*, **23** (1), 200-213.
Tsukiura, T., Shigemune, Y., Nouchi, R., Kambara, T., & Kawashima, R. (2012). Insular and hippocampal contributions to remembering people with an impression of bad personality. *Soc Cogn Affect Neurosci*, (2012 Mar 15. [Epub ahead of print]).
Tsukiura, T., Suzuki, C., Shigemune, Y., & Mochizuki-Kawai, H. (2008). Differential contributions of the anterior temporal and medial temporal lobe to the retrieval of memory for

person identity information. *Hum Brain Mapp*, **29**(**12**), 1343-1354.
Tulving, E.(1972). Episodic and semantic memory. In E. Tulving & W. Donaldson (Eds.), *Organization of Memory*. New York: Academic Press, pp. 381-403.
Winston, J. S., Strange, B. A., O'Doherty, J., & Dolan, R. J.(2002). Automatic and intentional brain responses during evaluation of trustworthiness of faces. *Nat Neurosci*, **5**(**3**), 277-283.
Wittmann, B. C., Schott, B. H., Guderian, S., Frey, J. U., Heinze, H. J., & Duzel, E.(2005). Reward-related fMRI activation of dopaminergic midbrain is associated with enhanced hippocampus-dependent long-term memory formation. *Neuron*, **45**(**3**), 459-467.
Zeineh, M. M., Engel, S. A., Thompson, P. M., & Bookheimer, S. Y.(2003). Dynamics of the hippocampus during encoding and retrieval of face-name pairs. *Science*, **299**(**5606**), 577-580.

*4*章　発達と脳

仲渡江美

　顔認知は，他者とのかかわりの中で生活する際に重要な認知機能である．しかしながら，顔認知の発達過程については明らかにされていない点が多い．特に乳児の顔認知に関する脳内基盤の研究は，成人のニューロイメージング研究と比べかなり少ないのが現状である．顔という社会的刺激に対する乳児の認知能力の発達的な変化を明らかにすることは，成人での神経メカニズムの基礎を探る上でも重要である．

　本章では，顔認知の脳機能の発達に関する研究を概観し，特に，近赤外分光法（Near-infrared spectroscopy：NIRS）による顔認知の発達研究について述べていく．

1　乳児における顔認知の発達

　生後すぐの新生児が，顔に似たパターンの刺激をその他のパターンを持つ刺激よりもよく見るという報告がある（Fantz, 1963; Simion *et al.*, 2002; Macchi Cassia *et al.*, 2004）が，このような顔に対する選好がないとする報告もある（Hershenson, 1964）．新生児は，乳児と比べて，視力やコントラスト感度が低く，また低空間周波数の情報（0.5 cycles/degree 以下）をもとに顔の識別を行っているため（de Heering *et al.*, 2008），顔の詳細な情報を含む高空間周波数成分を分解できない．さらに，生後1か月ではあごや髪の毛といった外部の特徴に留まり，生後2か月以降になると，両目と口を結ぶ三角形の部分に集中して目を動かすことが示されている（Maurer & Salapatek, 1976）．すなわち，生後1か月未満の新生児の顔認知の能力はやや不安定で，2か月以降と比べると全く安定していない．また，新生児の研究の多くが図式的な刺激を用いており，実物の顔に対する類似性が低い．したがって，これらの刺激が実物の顔の代用となり得るのか，疑問視されている．

I・顔認知のメカニズム

　Johnson & Morton は，新生児の顔認知のメカニズムと，生後2か月以降の乳児の顔認知のメカニズムが異なることを，モデルで説明している（Johnson & Morton, 1991; Morton & Johnson, 1991）．彼らのモデルにおいては，発達のより初期では脳内の上丘によってコントロールされる生得的な顔認知モデルである CONSPEC，生後2か月以降では皮質によってコントロールされる学習による顔認知メカニズムである CONLERN，という2つのメカニズムが提唱されている．前者は，皮質下の視覚運動メカニズムで，顔あるいは少なくとも顔のような物体に対して注意を促進し，経験とは独立の生得的な構造を持つものである．このメカニズムの影響は生後2か月経つと弱まり始め，そして後者が出現する．CONLERN は，顔を見る経験から発達する皮質システムで，個々の顔の違いを学習するメカニズムである．したがって，乳児の顔刺激に対する選好は発達とともに変化し，これらの変化は CONSPEC から CONLERN へとメカニズムが移行する結果として考えられている．

　さらに，生後3か月以降に，顔認知において劇的な発達的な変化が生じることが示されている．生後4か月では，乳児は倒立顔よりも正立顔に対する反応がよく（Fagan, 1972），乳児でも倒立効果が生じる（Turati et al., 2004）．すなわち，この時期に乳児は顔のプロトタイプを発達させ，刺激の中の特殊な種類として顔を見始める．その後，生後5か月には，男女の顔の区別が可能となり，女性顔への選好がみられる（Cohen & Strauss, 1979; 小林ら，2009）．生後6か月には，表情による顔のカテゴリー化が行われ（Ludemann & Nelson, 1988），さらに正面顔以外の顔の角度でも，顔の学習が成立する（Nakato et al., 2010）．生後7か月以降では，正立顔を顔の目，鼻，口の布置関係に基づいて全体処理し，一方で倒立顔を個々の特徴に基づいて部分処理する能力が発達する（Cohen & Cashon, 2001）．また，生後9か月では，他人種よりも自人種への選好（Kelly et al. 2007），サルの顔より人の顔への選好（Pascalis et al., 2002）がみられ，顔認知能力は，生後1年の間に視覚的な経験を通じて学習され特殊化され発達していくことが示唆される．

2　乳児の脳活動計測

　成人での顔認知では，紡錘状回（fusiform gyrus）や上側頭溝（superior

temporal sulcus)での活動が関与し(Kanwisher et al., 1997; McCarthy et al., 1997),それぞれ,紡錘状回は顔検出や顔の同定に関与し,上側頭溝は表情や視線認知といった顔認知の中でも社会的なシグナルの処理(Allison, et al., 2000)に関与することが明らかである.

これらの領域の発達について,近年では乳児でも,陽電子断層撮影法(positron emission tomography:PET),事象関連電位(event-related potentials: ERP),NIRS(近赤外線分光法)を用いて研究が行われている.健常の乳児を対象として機能的核磁気共鳴装置(functional magnetic resonance imaging:fMRI)やPETを使用するには倫理上の問題がある.そのため,現時点で唯一行われているPETによる研究は,新生児低酸素性虚血性脳症など新生児症候群に罹患した生後2か月児を対象としたものである(Tzourio-Mazoyer et al., 2002).未知の女性の顔刺激と,赤と緑のダイオードを点滅させた刺激を提示したところ,顔刺激に対して,紡錘状回や下後頭回(inferior occipital gyrus)の活動増加が示された.さらに,これらの領域は右半球で優位に活動した.この研究から,成人の顔認知処理に関与する紡錘状回が,生後2か月ですでに発達している可能性が示唆された.

健常な乳児の脳活動を測定する方法としては,これまでERPが主流であった.ERPは,刺激提示に関連して時間的に生じる脳の一過性の電位変動を測定するもので,時間的解像度が非常に高い装置である.このERPを用いた成人の顔認知研究では,刺激提示後170msで生じる負の方向への成分(N170)が,顔に対して大きく反応することが認められている(Bentin et al., 1996).一方で,成人のN170の先駆的な成分として,乳児の顔に特有に反応する脳波の成分としては,N290とP400が報告されている(Nelson et al., 2006)

N290は,頂点潜時が290-350msで生じる負の成分(Halit et al., 2003),P400は頂点潜時が390-450msで生じる大きな振幅のピークを持った陽性成分である(de Haan et al., 2003).いずれの成分とも生後3-12か月児においてみられることから,ERPの研究では,生後3か月頃から顔認知に関与する脳活動が発達することが示唆されている.

特に,N290の活動源は,成人のN170の活動源と同様な紡錘状回や上側頭溝といった外側後頭の領域を含んでいる(Johnson, 2005).さらに,N290は他

の物体よりも顔を提示した際に大きな脳波の活動が見られること，成人では，正立顔よりも倒立顔において N170 の振幅と潜時の増加が認められており，同様に乳児においても，N290 の振幅が正立顔よりも倒立顔で増加することが報告されている（Halit et al., 2003）．生後4か月では，この N290 の反応は，逸れた視線よりも，直視した視線の顔に対して大きく反応すること（Farroni et al., 2002）も示されている．また，P400 の活動は，物体よりも顔に対してより短い潜時で後頭部頭皮上に見られる（de Haan & Nelson, 1999）．しかしながら，乳児においては N290 の潜時が成人と異なり正立と倒立で差が認められないことや P400 がヒトの顔だけでなく，サルの顔でも反応すること（de Haan et al., 2002）から，乳児での N290 と P400 が，顔に対する成人での N170 と全く同じ処理を反映しているかどうかは，今後さらなる検討の余地がある．

3　NIRS について

ここからは，近年開発され，乳児や精神疾患患者を対象に幅広く活用されている NIRS について紹介していく．

NIRS の原理

NIRS（近赤外分光法）とは，近赤外光の光の性質を利用したものである．この近赤外光は，生体の中を通過する透過性が高く，真夏の晴れた日の太陽の光に約 1-4% ほど含まれ，安全性も確認されている．近赤外光が生体組織を通過する際に，血液中のヘモグロビンが近赤外光を吸収し，その酸素化状態により吸光度が変化することを利用して，酸素化ヘモグロビン（oxygen-hemoglobin：oxy-Hb），脱酸素化ヘモグロビン（deoxygen-hemoglobin：deoxy-Hb），総ヘモグロビン（total-hemoglobin：total-Hb）の濃度変化を測定することが可能である．成人の場合，光は，皮膚と骨を伝播し，脳組織まで到達した光のうち検出される光の大部分は脳表ないし頭皮上から約 20-30 mm 深部にある大脳皮質に到達する（福田，2009）．しかしながら，照射から検出までの光路長が計測できないため，得られるデータは，ヘモグロビン濃度の絶対値ではなく，相対的な濃度変化である．

一般的に，成人では，酸素化ヘモグロビンの増加および脱酸素化ヘモグロビ

ンの減少が知られており，これは脳血流増加による酸素化ヘモグロビンの増加が酸素消費を上回ることを反映している．また，酸素化ヘモグロビンは刺激に対する脳賦活を反映し（Hoshi et al., 2001）反応が出やすく，一方で脱酸素化ヘモグロビンは反応が出にくく，ばらつきも多いことから，酸素化ヘモグロビンの活動を指標とする研究が多い．

NIRS の長所と短所

NIRS の長所は，ERP よりも空間分解能に優れており，さらに fMRI と比べ，時間分解能に優れている点である．また，fMRI と異なり，酸素化ヘモグロビンと酸素化ヘモグロビンの両方を計測できる．さらに，実験中，実験参加者を固定する必要がないため，実験中の忍耐度は，fMRI と比べ，NIRS ではかなり低くなる．また，装置が小型で，移動可能である．

一方で，短所としては，fMRI と比べ空間分解能が低いため脳の活動部位の詳細な解剖学的位置づけが難しいこと，脳の深部の活動の計測が困難なこと，近赤外線の照射から検出までの光路長が不明でデータは相対的な変化でしかないことから，各チャンネルの直接比較が難しいことがあげられる．

計測の方法

実際の実験では，近赤外光を照射・検出するための光源―検出器の光ファイバーがペアになって埋め込まれたプローブを，実験参加者の頭部に設置する．そして，プローブの光源を通して，近赤外光を頭部に照らす．頭に照らされた光は生体の組織を透過し，戻ってきた光を分析することで，脳の皮質表面部分でのヘモグロビン量の相対的な変化を計算する．これによって，脳の血流量の変化を測ることが可能となる

乳児用のプローブは，柔らかいシリコン系のゴム製のものでできており，固定用の帽子を装着した状態で脳活動の計測を行う．

マジックテープによって，プローブと帽子を素早く接着でき，計測位置の調節は，スライド式になっているので，簡便に行える．そのため，乳児に気づかれることなく，一瞬にして装着することが可能である（図4-1）．

I・顔認知のメカニズム

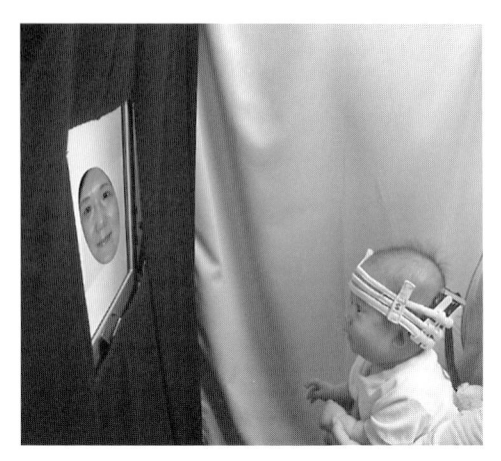

図 4-1　NIRS での顔認知実験中の乳児の様子

乳児計測における NIRS の問題点

　乳児での NIRS 計測の問題点の大きな一つとして，乳児では活動部位のマッピングに必要な標準脳が作成されていないことがあげられる．成人では，頭表上の任意の点を（国際式 10-20 法の基準点を媒介として），標準脳座標系に標準化するシステムが構築されているが（Okamoto, et al., 2004; Tsuzuki et al., 2007），乳児でのそのようなシステムの構築には時間がかかるといわれている．また，最も標準的で一般的に用いられる分析方法が，NIRS では未だ確立されていないことも問題である．したがって，研究者間で用いる分析のソフトウェアやデータのノイズ除去の方法が一致していない．

　さらに，成人では，酸素化ヘモグロビンが増加し脱酸素化ヘモグロビンが減少することが一般的に認められるが，乳児では，酸素化ヘモグロビンも脱酸素化ヘモグロビンも増加することがいくつかの研究で認められている（Csibra et al., 2004; Sakatani et al., 1999; Wilcox et al., 2005）．この原因は明確ではないが，成人と比べ，乳児の脳が未成熟であること，また，乳児の NIRS 研究で対象とする月齢，測定時の状態（覚醒/睡眠など）など，様々な要因に依存することが示されている（Karen et al., 2008）．

　最後に，ノイズの問題として，乳児は体が小さいために心臓と頭の距離が近いことから，心拍による脳血流の変動がノイズとして出現することがある．こ

の点については，データ処理の際にバンドパスフィルターで事前に除去処理することが可能である．

4　NIRSによる顔認知の研究

近年，NIRSが様々な領域に用いられているが，その中でも，覚醒している乳児を対象としたNIRS研究は増加している．乳児のNIRS研究が最初に発表されたのが1998年（Meek et al., 1998）で，その後現在では，言語（Minagawa-Kawai et al., 2007），聴覚（Taga & Asakawa, 2007），視覚（Taga et al., 2003），物体認知（Wilcox et al., 2005），自己と他者の動きの認知（Shimada & Hiraki, 2006）など様々な領域で，NIRSが乳児の研究に幅広く活用されている．顔認知の発達的観点から，NIRSを用いた研究について述べていく．

顔刺激と視覚的なノイズ刺激の比較

NIRSによる最初の顔認知の研究は，Csibra et al.（2004）によって行われた．彼らは，成人と生後4か月児を対象に，顔刺激とその顔写真と同じ空間周波数と色分布を持つノイズ刺激を提示して，それぞれを注視している間の脳内のヘモグロビン量の変化を計測した．その結果，成人と乳児では異なる結果のパターンを示した．成人では，顔を提示した際に後頭葉で酸素化ヘモグロビンが増加したのに対し，乳児では逆に酸素化ヘモグロビンの減少が見られた．すなわち，乳児でも顔に対して特殊な血流反応を示したが，成人とは逆のパターンであった．この矛盾する結果の解釈としてCsibraは，乳児の未成熟な脳と成人の脳の構造が異なることを一つの要因としてあげている．

正立顔と倒立顔の比較

Csibra et al.（2004）の研究では，顔提示の際に後頭葉での活動が認められたが，一方で成人の顔認知では側頭葉において大きな活動が見られる（Kanwisher et al., 1997; McCarthy et al., 1997）．また，大脳半球の左右差が認められることが多く，特に右側の側頭部位が顔認知に重要な役割を果たしている（McCarthy et al., 1999; Rossion et al., 2000）．そこで，Otsuka et al.（2007）は，顔を見ている際に，乳児においても成人と同様に，右側頭の活動が見られるか，

さらに，正立顔と倒立顔の処理が異なるのかについて検討した．顔（正立顔と倒立顔）と顔以外のモノ（野菜）をパソコンのモニター上に提示し，その時の乳児の脳の左右両側頭部（国際式 10-20 法での T3 と T4）の脳活動を比較した結果，正立顔を提示したときには，右側頭部位で酸素化ヘモグロビンが増加したのに対し，左側頭部位ではこのような活動の増加は観察されなかった．一方で倒立顔を提示したときには，左右側頭のどちらの部位でも活動の増加が示されなかった．成人でも顔を見ているときには，脳の右側頭部が活動することから，今回の NIRS による結果は，生後 5 か月を過ぎると乳児も成人と同じく，顔を顔以外の物体とは異なる特殊な視覚対象として認識することを明らかにした．

横顔の顔認知の発達

Otsuka et al.（2007）の研究では，生後 5-8 か月を対象として顔認知の発達を検討したが，より詳細な発達過程を検討するために，Nakato et al.（2009）では生後 5 か月児と生後 8 か月児のみを対象とした．実験の手続きは Otsuka et al.（2007）とほぼ同じであったが，顔刺激には，未知の女性の正面顔と横顔を用いた．計測位置については，Otsuka et al.（2007）よりも後部の領域である T5 と T6 を中心とした場所にプローブを設置した．これは，T5 と T6 領域が上側頭溝領域とされており（Homan et al., 1987），顔認知には側頭部の後部の領域が関与するため（Kanwisher et al., 1997; Kanwisher & Yovel, 2006）であった．その結果，正面顔を提示した時には，生後 5 か月児および生後 8 か月児ともに，右側頭部位で酸素化ヘモグロビンと総ヘモグロビンの増加が見られたが，一方で，横顔においては，右側頭部位で酸素化ヘモグロビンと総ヘモグロビンの活動が増加したのは，生後 8 か月児でのみであった．つまり，この結果は，5 か月児は横顔を顔として見ていない可能性が，8 か月児は，正面顔も横顔も顔として見ている可能性を示すものである．以上から，横顔を顔として判断するには，生後 5 か月から 8 か月にかけて発達的な変化が起こる可能性が考えられた．

表情認知

ERP を用いた研究では，笑顔，恐怖顔，怒り顔を提示したところ，生後 6 か月児では笑顔に対しては，positive slow wave（PSW）が反応し，一方で恐

怖顔では，negative component (Nc) の活動が見られた (Nelson & de Haan, 1996)．この Nc 成分は，恐怖顔と怒り顔では活動に差が認められなかった．また，Leppänen et al. (2007) も，生後7か月児で，笑顔と恐怖顔でのERPの成分に違いを認めた．すなわち，生後7か月までに，笑顔などのポジティブ表情と，恐怖顔や怒り顔のネガティブ表情とでは，各表情に対する脳の活動が異なっている可能性が考えられる．これらポジティブ表情とネガティブ表情への活動領域の違いを検討するために，生後6-7か月児を対象に笑顔と怒り顔の脳反応を計測した (Nakato et al., 2011b)．その結果，笑顔では，顔刺激の提示終了後でも酸素化ヘモグロビンと総ヘモグロビンの増加が継続していたのに対し，怒り顔では急速に酸素化ヘモグロビンの活動が低下した．また，笑顔に対しては酸素化ヘモグロビンと総ヘモグロビンの有意な増加が左側頭部において，怒り顔では総ヘモグロビンの増加が右側頭部で認められた．つまり，笑顔（ポジティブ表情）と怒り顔（ネガティブ表情）を，左右の別々の半球で処理していることが示された．笑顔は，他者に喜びの情報を伝えるため，脳の活動が継続して活動するが，一方で怒り顔は，警告や危険を示す情報を伝え次に行動を移す必要があるため，脳の活動が急速に低下していくと考えられる．つまり，生後間もない乳児が，ポジティブ表情とネガティブ表情から読み取れる生物学的な意味を解釈し，その情報に応じて別々に処理している可能性が判明した．

母親顔の認知

ERPによる研究から，Nc成分が，母親顔を提示中には未知顔と比べ大きくなることが示されている (de Haan & Nelson, 1997)．しかしながら，脳の活動領域については不明であるため，母親の顔と未知女性の顔を見ている際の乳児の左右両側頭部での脳血流量の変化について，生後7-8か月児を対象とし計測を行った (Nakato et al., 2011a)．実験の結果，未知女性の顔を見ている時には右側頭部で総ヘモグロビンが増加した．一方で，母親顔に対しては，右側頭部とともに左側頭部でも，酸素化ヘモグロビンと総ヘモグロビンの増加が認められた．既知の母親でも，未知の人でも，顔を見ると右側頭部での活動が増加したことから，これまでの乳児でのNIRS研究や，成人での研究と同じく，既知性にかかわらず，顔刺激全般に対する右側頭部の優位性が認められた (Puce et al., 1996; Otsuka et al., 2007; Nakato et al., 2009; Kanwisher et al., 1997; de Haan & Nelson, 1999). さらに, 母親顔を観察中は左右両側頭部位の活動が関与し, 母親顔に対する特殊な処理過程がこの時期に発達していることが示唆された. 左側頭部には言語を司る脳の領域があり, 母親の顔を見た時には乳児が言語コミュニケーションをとろうとしている可能性が示された.

顔の動きに対する認知

日常, われわれは静止した状態で顔を見ることはほとんどなく, 表情や顔の向きの変化など, 動きを伴って顔を見ている. これら顔の動きに対する脳活動について検討するため, Lloyd-Fox et al. (2009) は, 女性がいないいないばあをしている時と, 静止したヘリコプターの画像を提示した時の生後5か月児の脳活動を比較した. その結果, 女性の顔の動画に対してのみ, T5とT6周辺の左右両側頭部で酸素化ヘモグロビンが活動することを示した.

また, Ichikawa et al. (2010) は, 顔の動きを光点の動きで表した point-light display (PLD) で, 女性の驚き顔を表現した画像を作成し, その画像を正立と倒立で提示した際の乳児の脳活動を計測した. Lloyd-Fox et al. (2009) と同じく, T6付近の右側頭部で正立顔の動きを観察している時に酸素化ヘモグロビンの活動が増加し, 顔を倒立にするとこの活動は見られなくなった. 生後7-8か月児は, 顔の動きだけから顔を見ていることが示された. T5とT6はSTS領域であることから (Homan et al., 1987), 顔の動きに対して, 乳児でもSTS付近の活動が関与することが示唆された.

以上, ここで述べたNIRSによる脳活動からのアプローチによって, 乳児の顔認知能力の発達を探ることで, 行動実験だけでは明らかにできない顔を通した社会的コミュニケーション能力に関する脳機能の発達を追求することが可能である. これら乳児の脳機能の発達を基礎データとし, 今後, 幼児や児童の顔認知の発達過程, さらに顔認知に障害を示す自閉症児の脳機能障害の基底要因を解明できる可能性へと発展していくことを期待している.

引用文献

Allison, T., Puce, A., & McCarthy, G. (2000). Social perception from visual cues: role of the

STS region. *Trends Cogn Sci*, **4**, 267-278.
Bentin, S., Allison, T., Puce, A., Perez, E., & McCarthy, G. (1996). Electrophysiological studies of face perception in humans. *J Cogn Neurosci*, **8**, 551-565.
Cohen, L. B., & Cashon, C. H. (2001). Do 7-month-old infants process independent features or facial configurations? *Infant and Child Development*, **10**, 83-92.
Cohen, L. B., & Strauss, M. S. (1979). Concept acquisition in the human infant. *Child Development*, **50**, 419-424.
Csibra, G., Henty, J., Volein, A., Elwell, C., Tucker, L., Meek, J., & Johnson, M. H. (2004). Near infrared spectroscopy reveals neural activation during face perception in infants and adults. *Journal of Pediatric Neurology*, **2**, 85-89.
de Haan, M., Johnson, M. H., & Halit, H. (2003). Development of face-sensitive event-related potentials during infancy: A review. *International Journal of Psychophysiology*, **51**, 45-58.
de Haan, M., & Nelson, C. A. (1997). Recognition of the mother's face by six-month-old infants: A neurobehavioral study. *Child Development*, **68**, 187-210.
de Haan, M., & Nelson, C. A. (1999). Brain activity differentiates face and object processing in 6-month-old infants. *Developmental Psychology*, **35**, 1113-1121.
de Haan, M., Pascalis, O., & Johnson, M. H. (2002). Specialization of neural mechanisms underlying face recognition in human infants. *J Cogn Neurosci*, **14**, 199-209.
de Heering, A., Turati, C., Rossion, B., Bulf, H., Goffaux, V., & Simion, F. (2008). Newborns' face recognition is based on spatial frequencies below 0.5 cycles per degree. *Cognition*, **106**, 444-454.
Fagan, J. F. (1972). Infants' recognition memory for faces. *Journal of Experimental Child Psychology*, **14**, 453-476.
Fantz, R. L. (1963). Pattern Vision in Newborn Infants. *Science*, **140**, 296-297.
Farroni, T., Csibra, G., Simion, F., & Johnson, M. H. (2002). Eye contact detection in humans from birth. *PNAS*, **99**, 9602-9605.
福田正人（編）(2009). 精神疾患とNIRS——光トポグラフィー検査による脳機能イメージング　中山書店
Halit, H., de Haan, M., & Johnson, M. H. (2003). Cortical specialisation for face processing: Face-sensitive event-related potential components in 3- and 12-month-old infants. *NeuroImage*, **19**, 1180-1193.
Hershenson, M. V. (1964). Visual discrimination in the human newborn. *Journal of Comparative and Physiological Psychology*, **58**, 270-276.
Homan, R. W., Herman, J., Purdy, P. (1987). Cerebral location of international 10-20 system electrode placement. *Electroencephalogr Clin Neurophysiol*, **66**, 376-382.
Hoshi, Y., Kobayashi, N., & Tamura, M. (2001). Interpretation of near-infrared spectroscopy signals: A study with a newly developed perfused rat brain model. *Journal of Applied Physiology*, **90**, 1657-1662.
Ichikawa, H., Kanazawa, S., Yamaguchi, M. K., & Kakigi, R. (2010). Infant brain activity while viewing facial movement of point-light displays as measured by near-infrared spectroscopy (NIRS). *Neuroscience Letters*, **482**, 90-94.

Johnson, M. H. (2005). Subcortical face processing. *Nature Reviews Neuroscience*, **6**, 766-774.

Johnson, M. H., & Morton, J. (1991). *Biology and Cognitive Development: The Case of Face Recognition*. Blackwell: Oxford.

Kanwisher, N., McDermott, J., & Chun, M. M. (1997). The fusiform face area: A module in human extrastriate cortex specialized for face perception. *J Neurosci*, **17**, 4302-4311.

Kanwisher, N., & Yovel, G. (2006). The fusiform face area: A cortical region specialized for the perception of faces. *Philos Trans R Soc Lond, B*, **361**, 2109-2128.

Karen, T., Morren, G., Haensse, D., Bauschatz, A. S., Bucher, H. U., & Wolf, M. (2008). Hemodynamic response to visual stimulation in newborn infants using functional near-infrared spectroscopy. *Hum Brain Mapp*, **29**, 453-460.

Kelly, D. J., Quinn, P. C., Slater, A. M., Lee, K., Ge, L., & Pascalis, O. (2007). The other-race effect develops during infancy. Evidence of perceptual narrowing. *Psychological Sciences*, **18**, 1084-1089.

小林恵・須賀哲夫・金沢創・山口真美 (2009). 乳児における女性顔選好性の検討 基礎心理学研究, **28**, 79-87.

Leppänen, J. M., Moulson, M. C., Vogel-Farley, V. K., & Nelson, C. A. (2007). An ERP study of emotional face processing in the adult and infant brain. *Child Development*, **78**, 232-245.

Lloyd-Fox, S., Blasi, A., Volein, A., Everdell, N., Elwell, C. E., & Johnson, M. H. (2009). Social perception in infancy: A near infrared spectroscopy study. *Child Development*, **80**, 986-999.

Ludemann, P. M., & Nelson, C. A. (1988). Categorical representation of facial expressions by 7-month-old infants. *Developmental Psychology*, **24**, 492-501.

Macchi Cassia, V., Turati, C., & Simion, F. (2004). Can a nonspecific bias toward top-heavy patterns explain newborns' face preference? *Psychological Science*, **15**, 379-383.

Maurer, D., & Salapatek, P. (1976). Developmental changes in the scanning of faces by young infants. *Child Development*, **47**, 523-527.

McCarthy, G., Puce, A., Belger, A., & Allison, T. (1999). Electrophysiological studies of human face perception: II. Response properties of face specific potentials generated in occipitotemporal cortex. *Cerebral Cortex*, **9**, 431-444.

McCarthy, G., Puce, A., Gore, J. C., & Allison, T. (1997). Face-specific processing in the human fusiform gyrus. *J Cogn Neurosci*, **9**, 605-610.

Meek, J. H., Firbank, M., Elwell, C. E., Atkinson, J., Braddick, O., & Wyatt, J. S. (1998). Regional hemodynamic responses to visual stimulation in awake infants. *Pediatric Research*, **43**, 840-843.

Minagawa-Kawai, Y., Mori, K., Naoi, N., & Kojima, S. (2007). Neural attunement processes in infants during the acquisition of a language-specific phonemic contrast. *J Neurosci*, **27**, 315-321.

Morton, J., & Johnson, M. H. (1991). CONSPEC and CONLEARN: A two-process theory of infant face recognition. *Psychological Review*, **98**, 164-181.

Nakato, E., Kanazawa, S., & Yamaguchi, M. K. (2010). Learning unfamiliar faces in infants: The advantage of the regular sequence presentation and the three-quarter view superiority. *Japanese Psychological Research*, **52**, 257-267.

Nakato, E., Otsuka, Y., Kanazawa, S., Yamaguchi, M. K., Honda,Y., & Kakigi, R. (2011a). I know this face: Neural activity during the mother's face perception in 7- to 8-month-old infants as investigated by near-infrared Spectroscopy. *Early Human Development*, **87**, 1-7.

Nakato, E., Otsuka, Y., Kanazawa, S., Yamaguchi, M. K., & Kakigi, R. (2011b). Distinct differences in the pattern of hemodynamic response to happy and angry facial expressions in infants - A near-infrared spectroscopic study. *NeuroImage*, **54**, 1600-1606.

Nakato, E., Otsuka, Y., Kanazawa, S., Yamaguchi, M. K., Watanabe, S., & Kakigi, R. (2009). When do infants differentiate profile face from frontal face? A near-infrared spectroscopic study. *Hum Brain Mapp*, **30**, 462-472.

Nelson, C. A., & de Haan, M. (1996). Neural correlates of infants' visual responsiveness to facial expressions of emotion. *Developmental Psychobiology*, **29**, 577-595.

Nelson, C. A., Moulson, M. C., & Richmond, J. (2006). How does neuroscience inform the study of cognitive development? *Human Development*, **49**, 260-272.

Okamoto, M., Dan, H., Shimizu, K., Takeo, K., Amita, T., Oda, I., Konishi, I., Sakamoto, K., Isobe, S., Suzuki, T., Kohyama, K., & Dan, I. (2004). Multi-modal assessment of cortical activation during apple peeling by NIRS and fMRI. *NeuroImage*, **21**, 1275-1288.

Otsuka, Y., Nakato, E., Kanazawa, S., Yamaguchi, M. K., Watanabe, S., & Kakigi, R. (2007). Neural activation to upright and inverted faces in infants measured by near infrared spectroscopy. *NeuroImage*, **34**, 399-406.

Pascalis, O., de Haan, M., & Nelson, C. A. (2002). Is face processing species-specific during the first year of life? *Science*, **296**, 1321.

Puce, A., Allison, T., Asgari, M., Gore, J. C., & McCarthy, G. (1996). Differential sensitivity of human visual cortex to faces, letterstrings, and textures: A functional magnetic resonance imaging study. *J Neurosci*, **16**, 5205-5215.

Rossion, B., Gauthier, I., Tarr, M. J., Despland, P. A., Bruyer, R., Linotte, S., & Crommelinck, M. (2000). The N170 occipito-temporal component is enhanced and delayed to inverted faces but not to inverted objects: An electrophysiological account of face-specific processes in the human brain. *NeuroReport*, **11**, 69-74.

Sakatani, K., Chen, S., Lichty, W., Zuo, H., & Wang, Y. P. (1999). Cerebral blood oxygenation changes induced by auditory stimulation in newborn infants measured by near infrared spectroscopy. *Early Human Development*, **55**, 229-236.

Shimada, S., & Hiraki, K. (2006). Infant's brain responses to live and televised action. *NeuroImage*, **32**, 930-939.

Simion, F., Valenza, E., Macchi Cassia, V., Turati, C., & Umiltà, C. (2002). Newborns' preference for up-down asymmetrical configurations. *Dev Sci*, **5**, 427-434.

Taga, G., & Asakawa, K. (2007). Selectivity and localization of cortical response to auditory and visual stimulation in awake infants aged 2 to 4 months. *NeuroImage*, **36**, 1246-1252.

Taga, G., Asakawa, K., Maki, A., Konishi, Y., & Koizumi, H. (2003). Brain imaging in awake infants by near-infrared optical topography. *PNAS*, **100**, 10722-10727.

Tsuzuki, D., Jurcak, V., Singh, A. K., Okamoto, M., Watanabe, E., & Dan, I. (2007). Virtual spatial registration of stand-alone fNIRS data to MNI space. *NeuroImage*, **34**, 1506-1518.

Turati, C., Sangrigoli, S., Ruel, J., & de Schonen, S. (2004). Evidence of the face inversion effect in 4-month-old infants. *Infancy*, **6**, 275-297.

Tzourio-Mazoyer, N., de Schonen, S., Crivello, F., Reutter, B., Aujard, Y., & Mazoyer, B. (2002). Neural correlates of woman face processing by 2-month-old infants. *NeuroImage*, **15**, 454-461.

Wilcox, T., Bortfeld, H., Woods, R., Wruck, E., & Boas, D. A. (2005). Using near-infrared spectroscopy to assess neural activation during object processing in infants. *Journal of Biomedical Optics*, **10**, 011010.

II

顔認知の発達と障害

5章　自閉症スペクトラム障害の顔認知

稲垣真澄・軍司敦子

1　自閉症スペクトラム障害とは？

　自閉症スペクトラム障害（autism spectrum disorders: ASD）のある人に出会った時，私たちは漠然とした違和感を抱くことがある．例えば，授業中に教師が児童へ指示を出しても，彼らはその指示を遂行しないかもしれない．あるいは，話し合いの最中，相手の反応に全くお構いなしに話し続けたり，質問し続けたりすることもあるだろう．このように歯車がかみ合わない行動は，コミュニケーションの場においてしばしば別の意思表明として誤解されて，互いに予期せぬ方向に事態を発展させてしまい，トラブルを招くことにもつながる．しかし，当事者の知覚や運動の障害が明白な状況下ではその限りではない．情報伝達の阻害による行動の結果とみなされるからである．一方で，知覚した情報から状況の理解やコミュニケーション行動の発現に至る個々の認知プロセスに，局所的あるいは全体的な機能不全や逆に亢進があったとしても，一見してその状態を把握することは難しい．すなわち，知覚の障害が想定されない状況では互いの認知にズレが生じていることに気付きにくく，結果的に円滑なコミュニケーションを阻害するため，「互いに」違和感を抱くことにつながる．ASD児・者にみられるコミュニケーション障害とは，このような認知の特異性によってもたらされるといっても良いであろう．

　コミュニケーションは，視覚，聴覚，触覚といった様々な知覚を介した認知に支えられている．そして何より，本人と周りの人々との共通理解があってこそ成り立つ．円滑なコミュニケーションにおける言語以外の有効な手がかりとして，相手の表情や声の調子，身振りがあげられるが，ASDのある人の場合，例えば，知覚した視聴覚情報をもとにヒトの顔や声として符号化することやその経時的な変化の意味を照合することに特異性があるため，このような手がか

りに基づく状況理解やコミュニケーションにつまずくことがある．また，この「特異性」には様々なタイプがあり，たいていは困難さとして現れるものの，後述する倒立顔の処理特性のように，状況によっては強みとして現れる場合もある．なお，単一の認知にのみ脆弱性を示すケースもあれば，一方で，複数の認知に脆弱性を示すケースもある．

そこで，ASDの診断や支援では，コミュニケーションの手がかりとなる認知の状態に注目し，その推移を把握することによって支援の手段選択に役立てられることもある．例えば，操作的診断法としてしばしば利用されるDSM-IV-TR（米国精神医学会，2003）では，自閉性障害（autism disorders: AD）あるいはアスペルガー障害（Asperger disorder）について，コミュニケーションを支える認知の状態を評価する項目が多分に含まれており，アイコンタクトや表情，ジェスチャを含む姿勢や身振りといったおもに視覚情報に基づく非言語コミュニケーションの障害が注目されている．また，生後1歳半から2歳における早期診断に用いられるModified Checklist for Autism in Toddlers（M-CHAT）（Robins, et al., 2001）においても，非言語コミュニケーションの障害に着目した項目が取り入れられ，とりわけ，顔への注目やアイコンタクト，視線への応答，表情の模倣など，顔の認知にまつわる項目の占める割合が高い．

以上の知見を踏まえて本章では，おもにASDにおける「顔認知」の特異性とコミュニケーション行動との関連について概観する．なお，先行研究の中では，診断名である広汎性発達障害（pervasive developmental disorders: PDD）あるいは下位項目である自閉性障害（autism disorders: AD），アスペルガー障害やアスペルガー症候群（Asperger's syndrome: AS）の名称が使用されているが，各疾患を連続体としてとらえるという見解に基づいて，ここでは自閉症スペクトラム障害（autism spectrum disorders: ASD）と統一した用語を使用することとしたい．

2　ASDにおける顔への注目行動

コミュニケーションの手がかりとして他者の表情や動作を観察する時，周辺視による識別精度は中心窩に比べて著しく低下するため（Weymouth, 1958），より詳細に観察する場合には識別しやすい中心視野に相手の像をとらえようとす

る．また，相手に自分の行動をアピールする場合にも，相手の中心視野に自分の像を入れようとする．小児であれば像の識別に有効な視野はさらに狭いため（Shoji & Ozaki, 2007），このような注目行動はより促進されると考えられる．

一方，ASD では，コミュニケーション場面のような社会的刺激へ能動的に注意を向ける機会が少ないため（Dawson et al., 2004），ひいてコミュニケーションの重要な手がかりとなる顔への注目も激減するとされてきた．Klin ら（2002）は，人が登場する社会的場面のビデオを見ている時の注視領域解析から，ヒトの顔ではなく物画像への注視時間が定型発達児・者に比べて ASD 児・者では顕著に長いことを報告している．この知見は，工作やゲームなどの活動にペアを組んで参加している時の頭部方向解析の知見とも一致する（佐久間ら，2012）．しかし，ASD 児・者はモデリングやリハーサルなどの個別指導を通じてコミュニケーション行動の学習（注目行動の学習ではない）をした結果，応答や援助などペアの相手へはたらきかける行動の増加に伴って，相手を注目する行動も生じるようになることが明らかとなった．したがって，本来的には社会的刺激であるヒトへの注目行動は少ない場合でも，ソーシャルスキルトレーニング（social skills training: SST）などの治療的介入を通じた視覚探索における方略の改善は期待できるといえよう．

では，この時，ASD 児・者はヒトの顔のどこを見ているのだろうか．Klin ら（2002）は，定型発達児・者では登場人物の目の領域を注視する時間が長いのに対して，ASD 児・者では顕著に短いが，口の領域への注視時間は，定型発達児・者よりも疾患群の方が有意に延長していたことも報告している．ここで使われた素材には，ヒトが登場するビデオを使用しており，顔だけでなく様々な物や景色が多分に含まれている．なお，顔のみを提示し，顔以外への注意の分散を最小にした条件でも，ASD では目の領域への注視が少ないことが確認された（Pelphrey et al., 2002）．また，表情の識別の際にも定型発達児・者では目のあたりを注視するのに対して，ASD 児・者では口のあたりに注視する傾向にあることも報告されている（Spezio et al., 2007）．すなわち，通常，私たちはコミュニケーションにおける社会的手がかりとして目のパーツを重要視しているのに対し，ASD 児・者は動きの顕著な，あるいは，言語といったより具体的なコミュニケーション情報を得られそうな口へ注目する傾向があるの

かもしれない．ただし，必ずしも ASD 全員がそのような行動を示すとは限らない（北ら，2010; Sterling *et al.*, 2008）．これが個人差によるのか発達段階によるものなのかの解明が待たれる．

　Klin ら（2009）は，2 歳児が光点運動を見ている時の様子を観察している．定型発達児では人の動きのように見える光点運動に長く注目するのに対して，ASD 児ではそのような行動は見られなかったという．このヒトの動きを検出する知覚現象すなわち「バイオロジカルモーション（biological motion: BM）」を利用した行動観察法から（Troje, 2002; Allison *et al.*, 2000; Hirai *et al.*, 2009），ASD 児は定型発達児に比べて，光点運動から他者行為を検出することが苦手なのではないか，と考察された（Klin *et al.*, 2009; Blake *et al.*, 2003; Koldewyn *et al.*, 2010）．すなわち，ASD 児では，視覚情報を顔パタンやヒトの動きとして全体的にとらえるプロセスに何らかの異常が生じているとも考えられ，このことが，顔のみならずヒト自体へ自発的に注意を向ける行動が減少している要因とも考えられる．一方，BM 知覚につまずきはないという知見（Moore *et al.*, 1997; Murphy *et al.*, 2009）も少なからずある．このような見解の乖離は，画像や課題の違いによるものとも考えられるが，全ての ASD に BM 知覚の脆弱性があるわけではないことも一つの要因であろう．すなわち BM 知覚研究については，神経生理学的な知見が希少であることから，新たなエビデンスの積み重ねが緊急の課題であるといえる．

　なお，ASD 児・者では，聴覚や体性感覚，視覚などの感覚刺激への過敏あるいは鈍磨といった感覚入力の特異性も，臨床所見としてしばしばとらえられる．例えば，彼らは特定の音を嫌がって耳を塞いだり，カメラのフラッシュなどの光を苦手としてパニックを起こしたりすることがある．一方，呼びかけに気付かない，同じ画像や光を繰り返し見たがるなど，一見，鈍磨とも思われる行動を示すこともある．このような知覚の特異性は，聴覚（Maziade *et al.*, 2000）や体性感覚（Miyazaki *et al.*, 2007）の点でいくつか報告されたが，異常を認めないという報告もあり（Russo *et al.*, 2008），一次感覚野に至る反応特異性については，一貫した結論が得られていないというのが現状である．

　視覚の末梢器から一次視覚野（V1）に至る皮質下反応の障害あるいは脆弱性はまだ報告されていないが（Belmonte *et al.*, 2004），視覚連合野間のニューラル

ネットワーク障害が想定されることから（Bertone et al., 2005），テクスチャやコントラストなど視覚処理の脆弱性が顔パタンの検出力を鈍らせている可能性は指摘できる．その結果として，コミュニケーションの生起に重要な手続きである顔への注目行動やその学習が阻害され，社会的刺激への能動的な検出力の低下へとつながる可能性もある．

3 顔の構造認知

　視覚野（V1）へ伝えられた情報は，テクスチャやコントラスト，色などの解析を通じて，その構造が符号化され，顔として認知される．その後，顔認識ユニット内の表象と照合することによって，個人の同定に用いられたり顔の持つ意味情報として処理される（Bruce & Young, 1986）．顔認知における構造的符号化は，顔を見ておよそ170ミリ秒後に顕著となる（これをN170成分という）ことが，脳波（electroencephalography: EEG）や脳磁図（magnetoencephalography: MEG）の研究から知られており，その関連脳領域は，紡錘状回（fusiform gyrus）や上側頭溝（superior temporal sulcus: STS）を含む側頭-後頭領域であることが機能的磁気共鳴映像法（functional Magnetic Resonance Imaging: fMRI）の研究からも検証されるようになった．

　顔認知の神経学的エビデンスを，脳損傷や外科手術中における検討でなく，これらの非侵襲的脳機能測定法によって提示できるようになったことは，ASDにおける脳機能の状態把握をも可能とし，多くの観察研究（observation study）へとつながった．

　紡錘状回や上側頭溝を起源とするN170成分は，ASDにおいても出現することが確認された（Schultz et al., 2000; Pierce et al., 2004）．その振幅は植物や物を見る時よりも顔を見る時に増大することから，定型発達児・者と同様に顔パタンの処理が他の視覚情報に比べて優位に駆動されていることは確かのようである（Gunji et al., 2009）．なお，N170成分は，逆さまに提示された顔（倒立顔）を見るときには通常の顔（正立顔）を見るときよりも出現時間（潜時）が延長，あるいは，成分の大きさ（振幅）が増大すること（Bentin et al., 1996; Watanabe et al., 2005; McPartland et al., 2004）から，私たちが正立顔をパタンとして全体的に処理しており，そのプロセスがN170成分にも反映されていると考えられてい

る．しかし，定型発達児・者に比べて ASD では，顔の倒立効果が N170 に反映されにくいこと（McPartland *et al.*, 2004），そして，N170 に密接に関連する紡錘状回自体の機能が低下していること（Suzuki *et al.*, 2011）など，顔認知における構造的符号化の特異性が指摘されるようになった．

なお，定型発達者では，顔全体を見る時よりも目や口などのパーツのみを見る時には N170 の潜時が有意に遅れるといわれている（Bentin *et al.*, 1996; Watanabe *et al.*, 1999）．それに対し ASD 児・者は目以外の領域へ注視する傾向にあるものの（Klin *et al.*, 2002; Pelphrey *et al.*, 2002），定型発達児・者に比べて N170 の潜時に遅延はなく（Gunji *et al.*, 2009），顔パーツの空間配置が明らかに異なる正立顔と倒立顔に対する N170 の潜時には相違がないとされる（McPartland *et al.*, 2004）．倒立顔の識別に伴う困難さを，正立顔として全体的にとらえようとする熟達化された認知パタンから逸脱したことによるものととらえるなら，ASD における顔の倒立効果の欠落とは，彼らが顔を全体的にとらえる認知様式を選択しないことを示唆するかもしれない．

全体的な処理がもたらす視覚情報のパタン認知とは，知覚した情報の組み合わせから目的となる情報を抽出し，低解像度の情報のみでも認知できるように符号化したプロセスも含む．この時，視覚情報をより高解像度で符号化すると，低解像度で符号化した場合とは異なるパタンが浮かび上がる（Nakashima *et al.*, 2008）．したがって，顔全体よりももっと局所的に処理する認知様式を選択した場合，顔認知の倒立効果は減衰する．ASD に，視空間周波数の違いによる認知バイアスの発達特異性があるとは限らないが（Leonard *et al.*, 2011），注意や関心のバイアスがあるため知覚の経験頻度に局所的な偏りを生じ，時に知覚亢進も伴うため，一見，全体的な処理の脆弱性と同様の行動結果に至った可能性もあるだろう（Mottron *et al.*, 2007; Gauthier *et al.*, 2009）．

4　視線の認知

目のあたりへの注目とは，アイコンタクトによる理解や共感の経験にとどまらず，対象の視線認知や共同注意へとつながっていく．いずれも社会性認知として幼児期に発達するものであり（Butterworth & Jarrett, 1991），コミュニケーションにおいて重要な手がかりとなる（熊ら，2010）．ASD では，視線検出に

非典型的な行動や認知を示すことが多く (Senju & Johnson, 2009), 所見として比較的早期に指摘される「目が合わない」「アイコンタクトを避けがち」といった行動の要因とも解釈できる.

しかし, 共同注意の手がかりとなる視線方向の理解は ASD 児・者では難しいとされるものの, その多くが, 自らの視線方向を利用して他者の注意を自分あるいは他のターゲットへ向ける行動についての記述であり (Whalen & Schreibman, 2003), 他者の視線方向をたよりに探索する行動は ASD 児・者でもある程度保たれていると考えられている. ただし, 他のアイテム, 例えば矢印方向の検出などに比べると, 定型発達児・者では視線の参照が大きく影響するのに対し, ASD 児・者ではそのような効果が得られない (Senju et al., 2004, Vlamings et al., 2005). 自分の視線による他者へのはたらきかけが獲得しにくい点と併せて考慮すると, 適切なコミュニケーション行動の理解と実行の点ではズレが生じやすくなるのもうなずける. また, Senju ら (2005) は, 自分 (被験者) の方へ視線が向いている顔と別の方向を見ている顔を刺激画像として用いることによって, 視線方向の認知に関連する脳活動を報告している. すなわち, 定型発達児においては顔画像提示後およそ 300 ミリ秒までに出現する側頭部由来の事象関連電位 (event-related potential: ERP) 成分について, アイコンタクトが成立する条件では非成立条件に比べて有意に活動が増大したが, ASD 児では視線方向による相違は認められなかった. この知見は, 視線検出における非典型性を説明するものだが, 同時に, 相手の視線方向に影響されない認知特性を示唆しているとも解釈できる.

5 表情の認知

誰かの視線に気付いた時, あるいは, 注目対象が自分の視線に気付いた時, それがアイコンタクトの成立である. この時, 諺「目は口ほどにものを言う」にもあるように, 目のあたりだけを提示してもある程度, そのヒトの感情を当てることができる. しかし, ASD のある人では健常成人に比べてそれが難しいことが報告された (Baron-Cohen et al., 1997; Baron-Cohen et al., 2001).

ヒトの感情は状況や前後の文脈, 声色など様々な手がかりから理解されるものではあるが, とりわけ顔構造として符号化された視覚情報は, 目というパー

ツのみならず，顔全体の構造やその変形パタン，動きの認知と並行して，時に経時的に処理される．このプロセスが，ある特定の表情として知覚され，感情の理解に大きく貢献する（Ekman & Friesen, 1975）．そして，感情理解につまずきを示すことの多いASD児・者では，表情理解の難しさに伴う脳機能の脆弱性があることが指摘された（Serra et al., 2003）．これは，ASD児・者が顔パタンを全体的にとらえる認知様式を使わないことに起因するかもしれない．また，感情をあらわす表情の理解には，その経時的変化も重要な情報となる．例えば，ニュートラルな表情（無表情）からある表情へと変化する際，驚きや喜びを意味する表情の場合には，より速い表情変化である方が感情を理解しやすいのに対し，悲しみを意味する表情へと変化する場合はゆっくりと時間をかけて表情が変化した方がもっともその感情として理解しやすいという報告もある（Kamachi et al., 2001）．すなわち，ASD児・者には顔パタンの経時的な処理につまずきがある可能性も考えられるが，エビデンスは未だない．

　ここで，表情変化をヒトの動きとして認知するプロセスが感情理解に及ぼす影響を考えてみよう．ヒトの身体の動きは，運動視に関連する高次の視覚野MT/V5に加えて，バイオロジカルモーション（BM）知覚に密接に関連する有線外皮質身体領野（extrastriate body area: EBA）およびSTSを賦活する（Downing et al., 2001）．前者は，おもに身体イメージの処理に関連する脳領域であるが，後者のSTSは，歩行やダンスなどの全身運動の知覚のみならず視線や表情の知覚でも賦活される（Grossman & Blake, 2002; Watanabe et al., 2005; Hirai et al., 2008）．先に述べたとおり，ASD児・者のBM知覚の脆弱性が真実であれば，これらの脳領域における脆弱性あるいは機能不全は表情の理解を阻害する要因となり得るだろう（Blake et al., 2003; Koldewyn et al., 2010, 2011）．

　もっとも，STSは，ランダムな動きよりも心の理論（theory of mind: ToM）を伴った動きにも顕著に反応するし（Frith, 2001; Castelli et al., 2002; Pelphrey et al., 2004），STSに近接した脳領域では言語の音韻や形態，声など刻々と変化する知覚情報の統合や意味処理がなされているため（Boddaert et al., 2004; Gervais et al., 2004; Redcay, 2008），BM知覚だけでなく広く社会性認知に関連した処理も生じている．また，扁桃体は情動処理に重要に関連する領域であり，表情の知覚により賦活される（Williams et al., 2006; Takahashi et al., 2010）．そして，扁

桃体の容量や顔構造を検出する紡錘状回との関連が脆弱であることも ASD 児・者において報告されている (Grelotti et al., 2005; Schultz, 2005; Dziobek et al., 2010; Inoue et al., 2010). したがって，ASD 児・者にみられる表情からの感情理解のつまずきとは，視覚情報の知覚および統合における脆弱性と，社会性認知や情動反応における脆弱性の両プロセスの関与を考慮すべきであろう．臨床場面において適切な療育・支援法を探索する場合には，それぞれの状態把握が必須となる．

6 個体識別と既知度

顔の持つ意味情報には，表情のほかに個人の同定や，それに伴う愛着や人見知りといった互いの関係性までもが反映される．それは，視覚情報を顔認識ユニット内の表象と照合することによって処理されるが (Bruce & Young, 1986)，既知性という点では，すでに繰り返し学習された顔パタンの構造認知が反映されることから，紡錘状回の脳活動変化としても検出できる．顔の既知性に伴って増大する紡錘状回の活動は，ASD 児・者においても認められるという知見がある (Pierce et al., 2004) 一方，既知顔と未知顔のいずれも相違なく処理されるとする知見 (Gunji et al., 2009) もある．一見，解釈は分かれるが，これは既知顔の定義など研究手続きの違いがもたらしたものであり，定型発達児・者における傾向と相違はない．

一方，fMRI 研究は，顔の既知性認知に関連する脳領域として，紡錘状回のほかに，楔前部や前頭内側部を指摘しており，その領域における活動の減衰が ASD 児・者で確認されている (Pierce et al., 2004)．紡錘状回にて符号化された顔構造と顔認識ユニット内の表象との照合から導き出された個体情報 (person identity) の判断は，顔が提示されてからおよそ 300-400 ミリ秒後に出現する前頭部あるいは頭頂部由来の ERP 成分として検出されるが，ASD 児・者においては顔の既知性に関連して出現するその ERP 成分に特異性があることも報告された (諸富・三好，2001; Dawson et al., 2002; Gunji et al., 2009)．

また，既知性の高い個体識別の中でも自己にかかわるプロセスは記憶とのアクセスにも別の特異性を示す．Keenan ら (2001) は，自他識別に際して顕著に賦活される脳領域として右半球の下前頭葉 (inferior frontal lobe) の後部を指

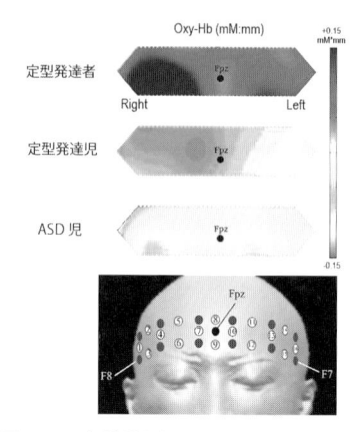

図5-1 自他識別における脳血流動態の変化（Kita et al., 2011）

摘し他の研究者も同様の意見を述べている（Pierce et al., 2004; Platek et al., 2004.; Uddin et al., 2005; Sugiura et al., 2008）．コミュニケーションスキルの獲得には，様々な要素がかかわっているが，最終的には，他者と自己を知るということが，ヒトのコミュニケーション能力の形成を支えているといってもよい．

通常，視覚や聴覚，触覚などによって知覚した他者とそこから分離される自己像は，2歳頃までに識別できるものであり，母子間や他者とのラポート，情動などの社会的な刺激を通じて自他識別が確立される．しかし，他者の考えや意図の理解につまずきのあるASD児は鏡像認知による自他識別は通過しうるのに，自己像への照れ行動などがみられないことから自己覚知（self-awareness）の発達不全が指摘されている（Dawson & McKissick, 1984）．一方，指運動などの認知や模倣に関連して生じるミラーニューロンの活動が乏しいことも報告されており（Dapretto et al., 2006; Hadjikhani et al., 2007），ミラーニューロンシステムが動作の模倣や学習を目的とした他者行動に対するリハーサルを反映することから（Rizzolatti & Craighero, 2004），ASD児・者における他者と自己間の意図理解における脆弱性をも説明する現象として注目されている．

筆者らは，自己顔と既知顔，未知顔を見ているときのERPを用いて，顔が提示されてからおよそ300-400ミリ秒で顔の自他識別に伴って増大する頭頂部の脳活動がASD児では消失することを見出し（Gunji et al., 2009），顔の固有情報アクセスに費やす脳活動に自他間で相違がないことを報告した（諸富・三好，2001）．なお，この研究では，加算平均法を用いて脳波解析をしたためか，右下前頭葉下部における自他識別プロセスへの関与は証明できなかったが（Sakihara et al., 2012），近赤外線分光法（near-infrared spectroscopy: NIRS）を用いて顔の自他識別時の皮質血中の酸素化ヘモグロビン（Oxy-Hb）濃度を解析したところ，右半球の下前頭葉下部における特異性を検出し，ASD小児における

同領域の機能不全についても指摘している（Kita *et al.*, 2010; Kita *et al.*, 2011）（図5-1）．

7　顔認知機能評価の展望

前述のとおり，ASD 児・者におけるコミュニケーションのつまずきは，皮質間の統合における脆弱性（weak central coherence: WCC）が背景病態にかかわるものとして広く理解されている傾向にある（Frith, 1989）．しかしながら，どのモダリティに脆弱性を示すかは個人差があり，個々の知覚情報に基づく大脳皮質の応答性に依存するところも大きい．したがって，支援を考える際には何が適切なコミュニケーション手法となるのか，当事者の認知の状態を把握した上で，適切なアプローチを見出すことが望ましい．

また，顔認知における脳科学からのエビデンスは，現状の把握だけでなく，今後は治療的介入の方略を開発する上でも期待されている．Bölte ら（2006）は，ASD 成人を対象に顔を弁別するトレーニングを行い脳活動（fMRI）を計測したところ，右半球における内側後頭回の活動がトレーニング後に有意に増大することを報告した．このように，ASD 児・者は顔認知における脆弱性が指摘される一方，顔知覚における能力向上を目的としたトレーニングにおいてその効果があるという脳機能のエビデンスとしても報告されつつある．

本章で紹介した客観的な定量評価法は，介入効果の般化についての予測を可能としている．また，非侵襲的な測定法を用いることによって検査の繰り返しも可能であることから，臨床レベルでの介入における対象の定期的な状態把握への応用も期待できるだろう．今のところ，コミュニケーション状態についてそのような介入効果を裏付ける適切な評価法は確立していないため，データの蓄積から評価項目や最適値の検討を行うことが今後も必要である．

引用文献

Allison, T., Puce, A., & McCarthy, G. (2000). Social perception from visual cues: Role of the STS region. *Trends Cogn Sci*, **4**, 267-278.

Baron-Cohen, S., Jolliffe, T., Mortimore, C., & Robertson, M. (1997). Another advanced test of theory of mind: Evidence from very high functioning adults with autism or Asperger syndrome. *J Child Psychol Psychiatry*, **38**, 813-822.

Baron-Cohen, S., Wheelwright, S., Hill, J., Raste. Y., & Plumb, I. (2001). The "Reading the Mind in the Eyes" Test revised version: A study with normal adults, and adults with Asperger syndrome or high-functioning autism. *J Child Psychol Psychiatry*, **42**, 241-251.

米国精神医学会（American Psychiatric Association: APA）（高橋三郎・大野裕・染矢俊幸（訳））（2003）. DSM-IV-TR 精神疾患の分類と診断の手引　医学書院

Belmonte, M. K., Allen, G., Beckel-Mitchener, A., Boulanger, L. M., Carper, R. A., & Webb, S. J. (2004). Autism and abnormal development of brain connectivity. *J Neurosci*, **24**, 9228-9231.

Bentin, S., Allison, T., Puce, A., Perez, E., & McCarthy, G. (1996). Electrophysiological studies of face perception in humans. *J Cogn Neurosci*, **8**, 551-565.

Bertone, A., Mottron, L., Jelenic, P., & Faubert, J. (2005). Enhanced and diminished visuo-spatial information processing in autism depends on stimulus complexity. *Brain*, **128**, 2430-2441.

Blake, R., Turner, L. M., Smoski, M. J., Pozdol, S. L., & Stone, W. L. (2003). Visual recognition of biological motion is impaired in children with autism. *Psychol Sci*, **14**, 151-157.

Boddaert, N., Chabane, N., Belin, P., Bourgeois, M., Royer, V., Barthelemy, C., Mouren-Simeoni, M. C., Philippe, A., Brunelle, F., Samson, Y., & Zilbovicius, M. (2004). Perception of complex sounds in autism: Abnormal auditory cortical processing in children. *Am J Psychiatry*, **161**, 2117-2120.

Bölte, S., Hubl, D., Feineis-Matthews, S., Prvulovic, D., Dierks, T., Poustka, F. (2006). Facial affect recognition training in autism: Can we animate the fusiform gyrus? *Behav Neurosci*, **120**, 211-216.

Bruce, V., & Young, A. (1986). Understanding face recognition. *Br J Psychol*, **77**, 305-327.

Butterworth, G., & Jarrett, N. (1991). What minds have in common in space: Spatial mechanisms serving joint visual attention in infancy. *Brit J Dev Psychol*, **9**, 55-72.

Castelli, F., Frith, C., Happé, F., & Frith, U. (2002). Autism, Asperger syndrome and brain mechanisms for the attribution of mental states to animated shapes. *Brain*, **125**, 1839-1849.

Dapretto, M., Davies, M. S., Pfeifer, J. H., Scott, A. A., Sigman, M., Bookheimer, S. Y., & Iacoboni, M. (2006). Understanding emotions in others: Mirror neuron dysfunction in children with autism spectrum disorders. *Nat Neurosci*, **9**, 28-30.

Dawson, G., Carver, L., Meltzoff, A. N., Panagiotides, H., McPartland, J., & Webb, S. J. (2002). Neural correlates of face and object recognition in young children with autism spectrum disorder, developmental delay, and typical development. *Child Dev*, **73**, 700-717.

Dawson, G., & McKissick, F. C. (1984). Self-recognition in autistic children., *J Autism Dev Disord*, **14**, 383-394.

Dawson, G., Toth, K., Abbott, R., Osterling, J., Munson, J., Estes, A., & Liaw, J. (2004). Early social impairments in autism: Social orienting, joint attention, and attention to distress. *Dev Psycho*, **40**, 271-283.

Downing, P. E., Jiang, Y., Shuman, M., & Kanwisher, N. (2001). A cortical area selective for visual processing of the human body., *Science*, **293**, 2470-2473.

Dziobek, I., Bahnemann, M., Convit, A., & Heekeren, H. R. (2010). The role of the fusiform-amygdala system in the pathophysiology of autism. *Arch Gen Psychiatry*, **67**, 397-405.

Ekman, P., & Friesen, W. V. (1975). *Unmasking the face*. Englewood Cliffs, NJ: Prentice-Hall.

Frith, U. (1989). *Autism: Explaining the Enigma*. Oxford: Blackwell.

Frith, U. (2001). Mind blindness and the brain in autism. *Neuron*, **32**, 969-979.

Gauthier, I., Klaiman, C., & Schultz, R. T. (2009). Face composite effects reveal abnormal face processing in Autism spectrum disorders. *Vision Res*, **49**, 470-478.

Gervais, H., Belin, P., Boddaert, N., Leboyer, M., Coez, A., Sfaello, I., Barthélémy, C., Brunelle, F., Samson, Y., & Zilbovicius, M. (2004). Abnormal cortical voice processing in autism. *Nat Neurosci*, **7**, 801-802.

Grelotti, D. J., Klin, A. J., Gauthier, I., Skudlarski, P., Cohen, D. J., Gore, J. C., Volkmar, F. R., & Schultz, R. T. (2005). fMRI activation of the fusiform gyrus and amygdala to cartoon characters but not to faces in a boy with autism. *Neuropsychologia*, **43**, 373-385.

Grossman, E. D., & Blake, R. (2002). Brain areas active during visual perception of biological motion. *Neuron*, **12**, 1167-1175.

Gunji, A., Inagaki, M., Inoue, Y., Takeshima, Y., & Kaga, M. (2009). Event-related potentials of self-face recognition in children with pervasive developmental disorders. *Brain Dev*, **31**, 139-147.

Hadjikhani, N., Joseph, R. M., Snyder, J., & Tager-Flusberg, H. (2007). Abnormal activation of the social brain during face perception in autism. *Hum Brain Mapp*, **28**, 441-449.

Hirai, M., Kaneoke, Y., Nakata, H., & Kakigi, R. (2008). Neural responses related to point-light walker perception: A magnetoencephalographic study. *Clin Neurophysiol*, **119**, 2775-2784.

Hirai, M., Watanabe, S., Honda, Y., & Kakigi, R. (2009). Developmental changes in point-light walker processing during childhood and adolescence: An event-related potential study. *Neuroscience*, **161**, 311-325.

Inoue, H., Yamasue, H., Tochigi, M., Abe, O., Liu, X., Kawamura, Y., Takei, K., Suga, M., Yamada, H., Rogers, M. A., Aoki, S., Sasaki, T., & Kasai, K. (2010). Association between the oxytocin receptor gene and amygdalar volume in healthy adults. *Biol Psychiatry*, **68**, 1066-1072.

Jolliffe, T., & Baron-Cohen, S. (1997). Are people with autism and Asperger syndrome faster than normal on the Embedded Figures Test? *J Child Psychol Psychiatry*, **38**(5), 527-534.

Kamachi, M., Bruce V, Mukaida, S., Gyoba, J., Yoshikawa, S., & Akamatsu, S. (2001). Dynamic properties influence the perception of facial expressions. *Perception*, **30**, 875-887.

Keenan, J., Nelson, A., O'Connor, M., & Pascual-Leone, A. (2001). Self recognition and the right hemisphere, *Nature*, **409**, 305.

Kita, Y., Gunji, A., Inoue, Y., Goto., T., Sakihara, K., Kaga, M., Inagaki, M., & Hosokawa, T. (2011). Self-face recognition in children with autism spectrum disorders: A near-infrared spectroscopy study. *Brain Dev*, **33**, 494-503.

Kita, Y., Gunji, A., Sakihara, K., Inagaki, M., Kaga, M., Nakagawa, E., & Hosokawa, T. (2010). Scanning strategies do not modulate face identification: Eye-tracking and near-infrared spectroscopy study. *PLoS One*, **5**, e11050.

北洋輔・軍司敦子・佐久間隆介・後藤隆章・稲垣真澄・加我牧子・小池敏英・細川徹（2010）．自閉症スペクトラム障害のある児に対するSocial Skill Trainingの客観的評価：顔認知時の眼球運動解析法の適用可能性　精神保健研究，**56**，81-87.

Klin, A., Jones, W., Schultz, R., Volkmar, F., & Cohen, D.（2002）. Visual fixation patterns during viewing of naturalistic social situations as predictors of social competence in individuals with autism. *Arch Gen Psychiatry*, **59**, 809-816.

Klin, A., Lin, D. J., Gorrindo, P., Ramsay, G., & Jones, W.（2009）. Two-year-olds with autism orient to non-social contingencies rather than biological motion. *Nature*, **459**, 257-261.

Koldewyn, K., Whitney, D., & Rivera, S. M.（2010）. The psychophysics of visual motion and global form processing in autism. *Brain*, **133**, 599-610.

Koldewyn, K., Whitney, D., & Rivera, S. M.（2011）. Neural correlates of coherent and biological motion perception in autism. *Dev Sci*, **14**, 1075-1088.

熊仁美・直井望・山本淳一（2010）．自閉症児の共同注意とコミュニケーション：発達初期コミュニケーション尺度を用いた分析　慶應義塾大学大学院社会学研究科紀要，**69**，131-144.

Leonard, H. C., Annaz, D., Karmiloff-Smith, A., & Johnson, M. H.（2011）. Developing spatial frequency biases for face recognition in autism and Williams syndrome. *J Autism Dev Disord*, **41**, 968-973.

Maziade, M., Mérette, C., Cayer, M., Roy, M. A., Szatmari, P., Côté, R., & Thivierge, J.（2000）. Prolongation of brainstem auditory-evoked responses in autistic probands and their unaffected relatives. *Arch Gen Psychiatry*, **57**, 1077-1083.

McPartland, J., Dawson, G., Webb, S. J., Panagiotides, H., Carver, L. J.（2004）. Event-related brain potentials reveal anomalies in temporal processing of faces in autism spectrum disorder. *J Child Psychol Psychiatry*, **45**, 1235-1245.

Miyazaki, M., Fujii, E., Saijo, T., Mori, K., Hashimoto, T., Kagami, S., & Kuroda, Y.（2007）. Short-latency somatosensory evoked potentials in infantile autism: Evidence of hyperactivity in the right primary somatosensory area. *Dev Med Child Neurol*, **49**, 13-17.

Moore, D. G., Hobson, R. P., & Lee, A.（1997）. Components of person perception: An investigation with autistic, non-autistic retarded and typically developing children and adolescents. *Brit J Dev Psychol*, **15**, 401-423.

諸富隆・三好道子（2001）．顔知覚と視覚誘発電位（2）　臨床脳波，**43**，391-399.

Mottron, L., Mineau, S., Martel, G., Bernier, C. S., Berthiaume, C., Dawson, M., Lemay, M., Palardy, S., Charman, T., & Faubert, J.（2007）. Lateral glances toward moving stimuli among young children with autism: Early regulation of locally oriented perception? *Dev Psychopathol*, **19**, 23-36.

Murphy, P., Brady, N., Fitzgerald, M., & Troje, N. F.（2009）. No evidence for impaired perception of biological motion in adults with autistic spectrum disorders. *Neuropsychologia*, **47**, 3225-3235.

Nakashima, T., Kaneko, K., Goto, Y., Abe, T., Mitsudo, T., Ogata, K., Makinouchi, A., & Tobimatsu, S.（2008）. Early ERP components differentially extract facial features: Evidence for spatial frequency-and-contrast detectors. *Neurosci Res*, **62**, 225-235.

Pelphrey, K. A., Morris, J. P., & McCarthy, G. (2004). Grasping the intentions of others: The perceived intentionality of an action influences activity in the superior temporal sulcus during social perception. *J Cogn Neurosci*, **16**, 1706-1716.

Pelphrey, K. A., Sasson, N. J., Reznick, J. S., Paul, G., Goldman, B. D., & Piven, J. (2002). Visual scanning of faces in autism. *J Autism Dev Disord*, **32**, 249-261.

Pierce, K., Haist, F., Sedaghat, F., & Courchesne, E. (2004). The brain response to personally familiar faces in autism: Findings of fusiform activity and beyond. *Brain*, **127**, 2703-2716.

Platek, S. M., Keenan, J. P., Gallup Jr., G. G., & Mohamed, F. B. (2004). Where am I? The neurological correlates of self and other. *Brain Res Cogn Brain Res*, **19**, 114-122.

Redcay, E. (2008). The superior temporal sulcus performs a common function for social and speech perception: Implications for the emergence of autism. *Neuroscience and Biobehavioral Reviews*, **32**, 123-142.

Rizzolatti, G. & Craighero, L. (2004). The mirror-neuron system. *Annu Rev Neurosci*, **27**, 169-192.

Robins, D. L., Fein, D., Barton, M. L., & Green, J. A. (2001). The modified checklist for autism in toddlers: An initial study investigating the early detection of autism and pervasive developmental disorders. *Journal of Autism and Developmental Disorders*, **31**, 131-144.

Russo, N. M., Skoe, E., Trommer, B., Nicol, T., Zecker, S., Bradlow, A., & Kraus, N. (2008). Deficient brainstem encoding of pitch in children with Autism Spectrum Disorders. *Clin Neurophysiol*, **119**, 1720-1731.

Sakihara, K., Gunji, A., Furushima, W., & Inagaki, M. (2012). Event-related oscillations in structural and semantic encoding of faces. *Clin Neurophysiol*, **123**, 270-277.

佐久間隆介・軍司敦子・後藤隆章・北洋輔・小池敏英・加我牧子・稲垣真澄 (2012). 二次元尺度化による行動解析を用いた発達障害児におけるソーシャルスキルトレーニングの有効性評価 脳と発達. **44**：320-326.

Schultz, R. T. (2005). Developmental deficits in social perception in autism: The role of the amygdala and fusiform face area. *Int J Dev Neurosci*, **23**, 125-141.

Schultz, R. T., Gauthier, I., Klin, A., Fulbright, R. K., Anderson, A. W., Volkmar, F., Skudlarski, P., Lacadie, C., Cohen, D. J., & Gore, J. C. (2000). Abnormal ventral temporal cortical activity during face discrimination among individuals with autism and Asperger syndrome. *Arch Gen Psychiatry*, **57**, 331-340.

Senju, A., & Johnson, M. H. (2009). Atypical eye contact in autism: Models, mechanisms and development. *Neurosci Biobehav Rev*, **33**, 1204-1214.

Senju, A., Tojo, Y., Dairoku, H., & Hasegawa, T. (2004). Reflexive orienting in response to eye gaze and an arrow in children with and without autism. *J Child Psychol Psychiatry*, **45**, 445-458.

Senju, A., Tojo, Y., Yaguchi, K., & Hasegawa, T. (2005). Deviant gaze processing in children wih autism: An ERP study. *Neuropsychologia*, **43**, 1297-1306.

Serra, M., Althaus, M., de Sonneville, L. M. J., Stant, A. D., Jackson, A. E., & Minderaa, R. B. (2003). Face recognition in children with a pervasive developmental disorder not otherwise specified. *J Autism Dev Disord*, **33**, 303-317.

Shoji, H., & Ozaki, H. (2007). Neurophysiological correlates of pattern recognition in the peripheral visual field. In M. S. Corrigan (Ed.), *Pattern Recognition in Biology*. New York: Nova Science Publishers, pp. 205-220.

Spezio, M. L., Adolphs, R., Hurley, R. S., & Piven, J. (2007). Abnormal use of facial information in high-functioning autism. *J Autism Dev Disord*, **37**, 929-939.

Sterling, L., Dawson, G., Webb, S., Murias, M., Munson, J., Panagiotides, H., & Aylward, E. (2008). The role of face familiarity in eye tracking of faces by individuals with autism spectrum disorders. *J Autism Dev Disord*, **38**, 1666-1675.

Sugiura, M., Sassa, Y., Jeong, H., Horie, K., Sato, S., & Kawashima, R. (2008). Face-specific and domain-general characteristics of cortical responses during self-recognition. *NeuroImage*, **42**, 414-422.

Suzuki, K., Sugihara, G., Ouchi, Y., Nakamura, K., Tsujii, M., Futatsubashi, M., Iwata, Y., Tsuchiya, K. J., Matsumoto, K., Takebayashi, K., Wakuda, T., Yoshihara, Y., Suda, S., Kikuchi, M., Takei, N., Sugiyama, T., Irie, T., & Mori, N. (2011). Reduced acetylcholinesterase activity in the fusiform gyrus in adults with autism spectrum disorders. *Arch Gen Psychiatry*, **68**, 306-313.

Takahashi, H., Takano, H., Kodaka, F., Arakawa, R., Yamada, M., Otsuka, T., Hirano, Y., Kikyo, H., Okubo, Y., Kato, M., Obata, T., Ito, H., & Suhara, T. (2010). Contribution of dopamine D1 and D2 receptors to amygdala activity in human. *J Neurosci*, **30**, 3043-3047.

Troje, N. F. (2002). Decomposing biological motion: A framework for analysis and synthesis of human gait patterns. *J Vis*, **2**, 371-387.

Uddin, L. Q., Kaplan, J. T., Molnar-Szakacs, T., Zaidel, E., & Iacoboni, M. (2005). Self-face recognition activates a frontoparietal "mirror" network in the right hemisphere: an event-related fMRI study. *Neuroimage*, **25**, 926-935.

Vlamings, P. H., Stauder, J. E., van Son, I. A., & Mottron, L. (2005). Atypical visual orienting to gaze- and arrow-cues in adults with high functioning autism. *J Autism Dev Disord*, **35**, 267-277.

Watanabe, S., Kakigi, R., Koyama, S., & Kirino, E. (1999). It takes longer to recognize the eyes than the whole face in humans. *Neuroreport*, **13**, 2193-2198.

Watanabe, S., Miki, K., & Kakigi, R. (2005). Mechanisms of face perception in humans: A magneto- and electro-encephalographic study. *Neuropathology*, **25**, 8-20.

Weymouth, F. W. (1958). Visual sensory units and the minimal angle of resolution. *Am J Ophthalmol*, **46**, 102-113.

Whalen, C., & Schreibman, L. (2003). Joint attention training for children with autism using behavior modification procedures. *J Child Psychol Psychiatry*, **44**, 456-468.

Williams, L. M., Liddell, B. J., Kemp, A. H., Bryant, R. A., Meares, R. A., Peduto, A. S., & Gordon, E. (2006). Amygdala-prefrontal dissociation of subliminal and supraliminal fear. *Hum Brain Mapp*, **27**, 652-661.

*6*章　ウィリアムズ症候群における顔認知

中村みほ

1　ウィリアムズ症候群とは

　ウィリアムズ症候群はエラスチン遺伝子を含む7q11.23部分に欠失を持つ隣接遺伝子症候群（Ewart et al., 1993）で，心血管系の異常，特徴的な顔貌，精神発達遅滞が古典的症状とされている．近年，その認知能力の分野ごとのギャップが大きいことなどの認知機能の特性（Wang & Bellugi, 1993; Meyer-Lindenberg et al., 2006）から，ヒトの脳機能の解明にあたり様々な情報を提供し得ると考えられ，注目を集めている．その発症頻度は7500分の1から2万分の1といわれており（Schubert, 2009），それほど多く見られる疾患ではないが，特徴的な認知所見に注目が集まるにつれ，その責任病巣，病態も徐々に明らかになりつつある（Meyer-Lindenberg et al., 2004; Eckert et al., 2005; Meyer-Lindenberg et al., 2006）．

　この症候群の病態を明らかにすることは本症患者らにとって有益な情報が得られるだけでなく，特徴的な認知特性の責任病巣とその病態の関連が明らかになることにより，ヒトの脳機能を解明する上で有用な情報をもたらし得る．さらには遺伝子型と表現型の関連を明らかにしたりするという副次的効果も伴う．本稿のテーマである顔認知についてもウィリアムズ症候群の特性との関連で様々な検討がなされており，ウィリアムズ症候群患者における顔認知の知見とその病態解明はヒトの顔認知メカニズムの解明に寄与し得ると考える．

ウィリアムズ症候群の診断とその身体症状

　本症候群は前述の大動脈弁上狭窄を中心とする心血管系の異常，精神発達遅滞（以下に述べる認知能力のばらつきの大きさが特徴的である），妖精様と表現される特徴的顔貌に加えて，結合織病変に基づく症状（嗄声，ヘルニアなど）や行動

上の特徴（人懐こい，不安が強い，多動であるなど）などから臨床的な診断がなされ，欠失範囲に存在するエラスチン遺伝子の検査プローブを用いた FISH（fluorescence in situ hybridization）法で確定診断がなされる（大橋，2005）．ウィリアムズ症候群の場合，ほぼ全例で FISH による診断が可能であるとされている（黒澤，2009）．

心血管系の異常を伴う場合はそれをきっかけに比較的早期に医療機関を受診し，診断につながることが多いが，心血管系の異常は必発ではないため，発達の遅れや他児と違った育てにくさ（発達の遅れ，睡眠の異常等々）を感じつつも，確定診断のチャンスを失する例もある．いずれにしても，様々な症状から本症候群の可能性を疑うことが診断確定の大きなきっかけとなる．

2　ウィリアムズ症候群の認知特性

大まかな特徴として，認知機能の分野ごとのギャップが大きいこと（Wang & Bellugi, 1993; Bellugi et al., 2000; Meyer-Lindenberg et al., 2006），また，過度のなれなれしさとも表現される社会性（対人面）の認知や行動面での特徴があること（Gosch & Pankau, 1997; Jones et al., 2000; Doyle et al., 2004）などが挙げられており，顔の認知についてもこれらの文脈の中で検討されることが多い．

認知分野ごとのばらつき

比較的表出言語が流暢であり音楽が得意であるなど，聴覚にかかわる認知に優れ，その反面，視覚認知の一部の機能につまずきを示すことが多いとされている．Bellugi と St. George（2000）は，象の絵を描くとその形態を的確に描けないが，言語による描写は非常にビビッドに語る患者を紹介している．ただし，言語能力については初期の報告においては優れている点が強調されたが（Wang & Bellugi, 1993），その後，表出は流暢であるものの，必ずしも言語の理解能力に関しては優れているわけではない（Karmiloff-Smith et al., 1997）との理解に落ち着いている．また初期の言語発達は遅れることが多い．さらに，言語表出の前提とされている共同注意（joint attention）の発現も遅れるとされている（Klein-Tasman et al., 2007）．音楽については，優れた能力を示し演奏活動に従事する人もいる（Lenhoff et al., 1997）．必ずしもこのような人ばかりではない

が，押しなべて音楽を好み，得意である人が多いという臨床的印象を持っている．

視覚認知領域内のばらつき

視覚認知の領域内においても能力のギャップが顕著であり，視空間認知が特に苦手であることが特徴とされている．その病態として，色，物の形，顔などの視覚認知における腹側経路の機能に比して，運動視，位置，3次元知覚にかかわる背側経路の機能がより障害されていることが明らかになってきた (Atkinson et al., 1997; Nakamura et al., 2001; Meyer-Lindenberg et al., 2006)．

例えばAtkinsonらは動きの方向を検出する能力と形の変化を検出する能力を心理物理実験によりコントロール群と比較し，ウィリアムズ症候群患者においては形の検出については定型発達者と大きな違いを認めなかったものの，動きの検出は大きく劣るものが多いことを明らかにし，腹側経路に比し背側経路の障害が強いことを示した (Atkinson et al., 1997; Atkinson et al., 2006)．背側経路は第一次視覚野から主として頭頂葉（parietal lobe）に，腹側経路は主として側頭葉（temporal lobe）に向かう経路であるが，近年，ウィリアムズ症候群患者においては背側経路の中でも上頭頂小葉（superior parietal lobule, SPL）(Eckert et al., 2005) や頭頂間溝（intraparietal sulcus, IPS）(Meyer-Lindenberg et al., 2004) の灰白質の容量が減少していることが確認された．また，機能的にもその部位の活動の低下がfMRIを用いた検討により脳機能画像で確認されている (Meyer-Lindenberg et al., 2004)．さらに，典型的な視空間認知障害の症状を示しながら，運動視知覚が神経生理学的にも心理物理的にも健常成人と変わらないことが証明された例も報告されている (Nakamura et al., 2002)．これは，背側経路のうち，運動視にかかわる部位の障害はウィリアムズ症候群特有の視空間認知障害の発現には必ずしも必須でないことを示し，それ以外の，位置や3次元などの（SPLやIPSにより関連が深い）視空間認知にかかわる部分のより強い関与を本症候群の病態として推測させるものである．

背側経路障害症状

背側経路の障害の症状の中でも特徴的に表れる症状として，特に構成機能を

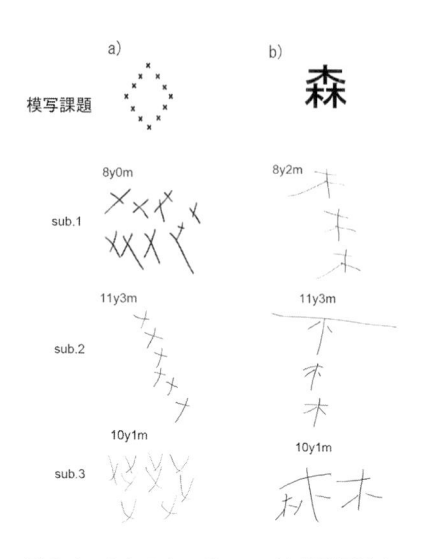

図 6-1　3名のウィリアムズ症候群男性患者における図形と漢字の模写結果

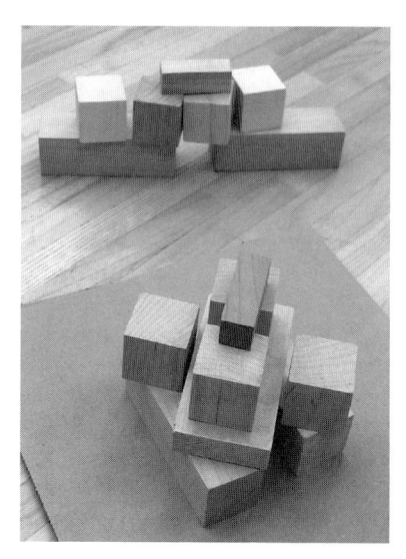

図 6-2　24歳ウィリアムズ症候群男性患者のブロック構成課題結果

含めた視空間認知の障害が挙げられる．構成とは「ある物体をパーツのセットとしてイメージし，それらのパーツからその物体の複製をつくること」（Frangiskakis et al., 1996）とされており，図形の模写もその代表的な例である．

ウィリアムズ症候群患者では，バツ印でできたひし形の模写をした場合，細かい構成要素（バツ印）は模写できても，それらを適正に配置して大きな形を形作れないという所見を経過中に認めることがある（Atkinson et al., 1997; Nakamura et al., 1999；中村，2008；中村，2009; Nakamura et al., 2009）（図6-1a）．また，この時期に一致して写字に図（図6-1b））のようなつまずきを示す場合がある．

さらに，ブロックを模倣して積むことも苦手である場合が多く（中村，2008；中村，2009；Nakamura et al., 2009）（図6-2），描画においてもドアと窓のある家を描く際，個々の構成要素であるドアや窓が家の建物の外に描かれたり，自転車の絵を描く際，サドルやハンドル，ペダルなどの要素が，組み合わされずばらばらに描かれたりする（Meyer-Lindenberg et al., 2006）．

これらは K-ABC 検査などにおいて検出される「空間配置」の能力の低さ（Atkinson et al., 1997; Nakamura et al., 2001）と一致する所見である．

細かい構成要素を大きな形に配置できない所見は，局所的（local）な知覚処理に比して全体的（global）な知覚処理により障害を持つためであるとの説明がなされることがある（Bellugi et al., 1999; Deruelle et al., 1999）．しかしながら，必ずしもその解釈はあたらないとする報告もあり（Pani, 1999; Dykens et al., 2001），見解の一致を見ていない．これら所見の不一致は検討に用いられるタスクの違い（Farran & Jarrold, 2003）や局所的（local）な要素に対する注意の影響によるとの主張もある（Porter & Coltheart, 2006; Key & Dykens, 2011）．

ウィリアムズ症候群における腹側経路機能

一方，腹側経路については比較的保たれているとされており，苦手な背側経路の機能（視空間認知）を比較的保たれている腹側経路の機能（色の認知）により補う介入方法なども提唱されている（Nakamura et al., 2001；中村, 2008；中村ら, 2010）．腹側経路の特徴的機能の一つである顔の認知についても，比較的得意（Udwin & Yule, 1991; Wang & Bellugi, 1993）な領域であるとされ，正立の顔を同定する課題においては，同年齢の定型発達者と同等かそれに近い良好な成績を示すことが報告されている（Bellugi, et al., 1994; Rose et al., 2007）．

しかしながら，必ずしも腹側経路機能が保たれているとはいえないとする報告が出されるようになり，ウィリアムズ症候群患者の認知のメカニズムとの関連のもと，より詳細な検討が進行中である（詳しくは後述する）．

対人認知の特殊性

また，ウィリアムズ症候群のもう一つの特徴的症状として行動上の特性，対人認知の特殊さが挙げられる．過度のなれなれしさとも表現されるような人懐こさ，多動傾向があることなどである．

人懐こさに関しては，同精神年齢定型発達者と比較してより社交的であり（Klein-Tasman & Mervis, 2003），他者にあまり躊躇せず近づいていく傾向にあり（Gosch & Pankau, 1997; Jones et al., 2000; Doyle et al., 2004）．他者の表情についても，より近づきやすい相手と判定する傾向にある（Frigerio et al., 2006）ことが

報告されている.

　これらの対人認知の特徴の原因としては，恐怖顔を見る際の扁桃体の反応低下 (Meyer-Lindenberg et al., 2005) など, 情動にかかわる扁桃体の機能の異常との関連が検討されている.

　また, 行動上の特徴として多動傾向を認めるなど,「注意 (attention)」の問題も指摘されている (Brown et al., 2003; Cornish et al., 2007).

　Rhodes ら (2010) はウィリアムズ症候群患者の多くに ADHD（注意欠陥多動性障害）のスケールで注意の異常があると報告しており, Elison ら (2010) は成年になるまで注意の問題が続くことを指摘している.

3　ウィリアムズ症候群の顔認知

　顔認知に関しては，上述のように，視覚認知の背側経路の障害が強いことに比べ，顔の認知を含めた腹側経路機能は比較的保たれているとされ (Udwin & Yule, 1991; Wang & Bellugi, 1993), 正立顔の同定に関しては同年齢定型発達者と同等かやや劣る程度のレベルを示すとされている (Bellugi, 1994; Rose et al., 2007).

　しかしながら，顔認知のメカニズムは様々な検討の結果を見ると，必ずしも保たれているわけではなく (Karmiloff-Smith et al., 1997; Deruelle et al., 1999), 異なる認知メカニズムにより顔の処理を行っている可能性があるとする報告がなされている (Mills et al., 2000; Grice et al., 2001; Mobbs et al., 2004).

　また，表情の認知が不得意な場合がある (Gagliardi et al., 2003; Plesa-Skwerer et al., 2006) ことも認められている.

　これら顔認知の特性にかかわるメカニズムについては，視覚認知の背側経路と腹側経路のギャップをはじめとする視覚認知処理の観点，並びに, hypersociability（過度のなれなれしさ）という言葉で代表される社会性（対人面）の認知の観点から検討する研究が中心となっているが，その正確な病態については本稿執筆時点では検討の途上にある.

　いくつかの論点を以下に挙げたい.

顔の全体的処理と要素的処理——特に倒立顔についての検討

　定型発達の成人においては，倒立顔において，正立顔に比べ同定がより不正確であること，反応速度が遅れることなどが知られており，これは「顔の倒立効果（face inversion effect: FIE）」と呼ばれている．正立顔の処理は holistic processing もしくは configural processing により「全体的に」行われるためより速やかに行われるのに対し，倒立顔の処理においてはそれらが機能せず，「個々の構成要素に目を向ける」要素や部分の処理（featural processing）が主体となるためであると考えられている（Diamond & Carey, 1986; Rakover, 2002; Rossion, 2008; Rossion, 2009; Kuefner et al., 2010; Marzi & Viggiano, 2011）．

　ウィリアムズ症候群患者においては正立顔の同定は定型発達とほぼ同等に可能である（Udwin & Yule, 1991; Wang & Bellugi, 1993; Bellugi, 1994; Rose et al., 2007）のに対し，倒立顔の同定が正立のそれに比して苦手であることなど，必ずしも顔認知が「保たれている」わけではないことが Karmiloff-Smith, Deruelle らによりまず指摘された（Karmiloff-Smith et al., 1997; Deruelle et al., 1999）．

　さらに，神経生理学的検討においてウィリアムズ症候群患者の倒立顔処理時の脳波活動が定型発達者と異なること（Mills et al., 2000; Grice et al., 2001; Mobbs et al., 2004），倒立顔の反応潜時が延長しない（倒立効果が見られない）こと（Nakamura et al., 2006）などが報告されている．

　倒立効果が見られない理由としては，通常，全体的な処理ができない場合に要素や部分の処理が優位になるが，ウィリアムズ症候群患者ではもともと要素的な処理が中心であるため定型発達者が示すような問題（正立に対して倒立の処理における不利）が生じないからであろう……という議論により説明されることが多い（Deruelle et al., 1999）．

　これらの知見並びにその他の研究成果より，ウィリアムズ症候群患者においては異なる認知メカニズムにより顔の処理を行っている可能性（Karmiloff-Smith et al., 1997; Deruelle et al., 1999; Mills et al., 2000; Grice et al., 2001; Mobbs et al., 2004; Annaz et al., 2009）を推測するものが多い．

　しかしながら，他方で，倒立効果の有無に関しては，上記と異なる結果を示すものもあり（Tager-Flusberg et al., 2003; Rose et al., 2007），そこではウィリアムズ症候群においては顔の全体的な処理（Karmiloff-Smith が主張するところのより初

期的な holistic processing) は保たれていると結論づけられている (第 1 章の注参照).

このようにウィリアムズ症候群においては顔の全体的な処理が保たれているとするものと,顔の認知処理は定型発達のそれから偏移して異常であるとするものがあり,一致した見解に至っていない.これらの不統一を踏まえて,Karmiloff-Smith ら (2004) は,ウィリアムズ症候群における認知機能の判断をする上で発達の要因を加味する必要があることを強調するとともに,これらの一致しない検討結果の説明として,実験の課題が Karmiloff-Smith が主張するところのより高次な configural processing を要するものである場合にウィリアムズ症候群では定型発達と異なる様相を呈するのではないかと主張している.筆者らも脳磁図並びに脳波による検討において,倒立効果を示す例と示さない例があること,その違いは単純に全般的な知的発達レベルや年齢によっては説明できず,視空間認知にかかわる能力の一部の発達レベルと関連することを推測している (Nakamura *et al.*, in press).

過度のなれなれしさとも表現される社会性の認知の特徴からの検討

上述のごとく,ウィリアムズ症候群では顔の同定に関しては定型発達と大きく異ならないのに対し (Bellugi, *et al.*, 1994; Rose *et al.*, 2007),表情の認知は苦手であることが報告されている (Gagliardi *et al.*, 2003; Plesa-Skwerer *et al.*, 2006).

ウィリアムズ症候群患者の「人懐こさ」については,恐怖顔への扁桃体の反応が恐怖シーンに対する反応に比べて少ないことが報告されており (Meyer-Lindenberg *et al.*, 2005),怖い顔を怖いと認識するレベルが定型発達者よりも低いと推定され,彼らはそれが hypersociability な傾向をもたらす一因になるとしている.同様の所見はその後 Haas ら (2009; 2010), Paul ら (2009) によっても報告され上記見解を支持する所見と考えられている.

Haas らはネガティブな表情の顔において扁桃体の活動が低下し,ポジティブな表情に対しては上昇することを示す (Haas *et al.*, 2009) とともに,ネガティブな表情への扁桃体の活動の低下と見知らぬ人への近づきやすさが相関していることを示した (Haas *et al.*, 2010).また,Santos ら (2010) は定型発達において認められる,怒り顔はより見つけられやすいという所見が,ウィリアムズ

症候群においては必ずしも認められないことを報告している．さらに，FFA (fusiform face area) と扁桃体のつながりが異常に低下しており，それゆえに，FFA での顔の処理は保たれていても怒り顔に対する扁桃体の反応は低下する結果となると考えられるとしている．

このように，顔の表情認知の障害の原因として情動にかかわる扁桃体もしくは扁桃体を含む経路の機能異常が推定されている．

しかしながら，最近になって Capitao ら（2011）はネガティブ表情の顔を認識することは障害されているが，これは知的能力のレベルとの関連が強いとしており，顔の表情認知の障害については疾患特性との関連で結論が出ているとはいえない．他の認知領域と同様，発達を加味した縦断的視点での検討が今後さらに必要であろうと考える．

顔認知における注意（attention）

ウィリアムズ症候群においては顔を見つめる時間が長いという報告がなされている（Mervis et al., 2003）．また，Rose ら（2007）は，ウィリアムズ症候群患児の人懐こさ並びに他者の顔へ注意を向ける時間の多さから，「顔を見る」経験が増し，弁別が得意になる可能性があるのではないかと述べている．

しかしながら一方，必ずしも顔が選択的に興味を惹きやすいというわけではないとする報告もある（Riby & Hancock, 2008）．Riby ら（2011）は顔そのものが注意を惹きやすいというよりも顔からほかの物へ注意を移すのにより時間がかかる（顔への注意を外しにくい）ことを報告している．

ゆえに，顔に注意が引っ張られやすいというよりも，顔からの注意を外しにくい（disengage ができない）と解釈するのが妥当かもしれない．

ちなみにウィリアムズ症候群患者の注意は顔に限らず他領域においても非典型的であるとされている（Brown et al., 2003; Cornish et al., 2007; Rhodes et al., 2010）．また，顔にかかわらず全体的に Attention shift が苦手であるとされており（Lincoln et al., 2002; Cornish et al., 2007），前頭葉の機能障害との関連が指摘されている（Porter et al., 2007; Rhodes et al., 2010）．

4 ウィリアムズ症候群における顔認知のまとめ

以上のように，ウィリアムズ症候群における顔認知についてはその認知の特性との関連のもと様々に検討されているが，その病態について結論が必ずしも得られているわけではない．本稿のまとめとして以下を挙げる．

正立顔の認知に関しては，そのメカニズムは別として，パフォーマンスの結果としては定型発達とほぼ同様のレベルを示すことがわかっている．

これは当初，背側経路に比して，腹側経路の機能の障害が少ないことから，顔の認知は保たれているためと考えられていたが，様々な報告により，必ずしもそうではないことが明らかにされ，倒立顔をはじめとする，課題提示の仕方や検討方法によっては定型発達と異なる検査結果を示すことが次々に報告された．

顔の処理のメカニズムが「（遅れはあるものの）定型発達と同質かどうか」については議論の一致を見ていない．顔の認知処理に障害があるとしても，それは知的障害による単純な遅れにすぎないとする考え方もある一方，ウィリアムズ症候群においては定型発達と比して異なった方略を用いていると考える研究者も多い．特に，顔の処理において個々の構成要素の相互の位置関係にかかわる Karmiloff-Smith が主張するところのより高次な configural processing が関与する検査課題については疾患の認知特性との関連から障害を示すのであろうという解釈がなされている．それぞれの認知領域の発達レベルを踏まえた検討が今後必要であろう．

また，ウィリアムズ症候群において，正立顔の同定が比較的保たれている理由の一つとして，ウィリアムズ症候群においては顔に注意を向けている時間が長いことにより，「顔を見る経験」が増すからであるという説明が挙げられる．顔への注意については，顔へ注意を向けやすいという報告と，必ずしも顔に注意を向けやすいわけではないが，「顔からの注意を外して他に注意を向ける」ということがしにくいという考え方とがある．

他方で，顔の表情の認知も定型発達者と異なる場合が多いことが報告されている．ウィリアムズ症候群患者は人懐こいことが特徴とされているが，それは

恐怖顔などネガティブな表情の顔に対する扁桃体反応の低さにより説明されることが多い．また，ネガティブな表情に対する扁桃体の反応減弱とともに，ポジティブな表情に対する扁桃体の反応の増強も報告されている．さらに，顔の認知にかかわるとされる腹側経路内の FFA と扁桃体の相互の関連の弱さも報告されている．このように，顔の表情認知の障害の原因として情動にかかわる扁桃体もしくは扁桃体を含む経路の機能異常が推定されている．

しかしながら，顔の表情認知についても，知的レベルの遅れを反映するという結果を示す報告もあり，必ずしも見解の一致を見ているわけではない．発達の経緯を踏まえた縦断的な検討がこの点においても必要と考えられる．

ウィリアムズ症候群は認知特性に特徴を持つ疾患であり，本疾患の認知メカニズムを探ることはヒトの認知メカニズムを知る上で有用な知見をもたらすと考えられる．顔の認知に関しては未だ統一見解に至らぬ点が多々あるが，今後の検討が望まれるところである．

引用文献

Annaz, D., Karmiloff-Smith, A., Johnson, M. H., & Thomas, M. S. (2009). A cross-syndrome study of the development of holistic face recognition in children with autism, Down syndrome, and Williams syndrome. *J Exp Child Psychol*, **102**, 456-486.

Atkinson, J., Braddick, O., Rose, F. E., Searcy, Y. M., Wattam-Bell, J., & Bellugi, U. (2006). Dorsal-stream motion processing deficits persist into adulthood in Williams syndrome. *Neuropsychologia*, **44**, 828-833.

Atkinson, J., King, J., Braddick, O., Nokes, L., Anker, S., & Braddick, F. (1997). A specific deficit of dorsal stream function in Williams' syndrome. *Neuroreport*, **8**, 1919-1922.

Bellugi, U., Lichtenberger, L., Jones, W., Lai, Z., & St. George, M. (2000). I. The neurocognitive profile of Williams Syndrome: A complex pattern of strengths and weaknesses. *J Cogn Neurosci*, **12**, Suppl 1, 7-29.

Bellugi, U., Lichtenberger, L., Mills, D., Galaburda, A., & Korenberg, J. R. (1999). Bridging cognition, the brain and molecular genetics: Evidence from Williams syndrome. *Trends Neurosci*, **22**, 197-207.

Bellugi, U., & St. George, M. (2000). Preface. *J Cogn Neurosci*, **12**, Suppl 1, 1-6.

Bellugi, U., Wang, P. P., & Jernigan, T. L. (1994). *Williams Syndrome: An Unusual Neuropsychological Profile*. Hillsdale, NJ: Erlbaum.

Brown, J. H., Johnson, M. H., Paterson, S. J., Gilmore, R., Longhi, E., & Karmiloff-Smith, A. (2003). Spatial representation and attention in toddlers with Williams syndrome and

Down syndrome. *Neuropsychologia*, **41**, 1037-1046.
Capitao, L., Sampaio, A., Fernandez, M., Sousa, N., Pinheiro, A., & Goncalves, O. F. (2011). Williams syndrome hypersociability: A neuropsychological study of the amygdala and prefrontal cortex hypotheses. *Res Dev Disabil*, **32**, 1169-1179.
Cornish, K., Scerif, G., & Karmiloff-Smith, A. (2007). Tracing syndrome-specific trajectories of attention across the lifespan. *Cortex*, **43**, 672-685.
Deruelle, C., Mancini, J., Livet, M. O., Casse-Perrot, C., & de Schonen, S. (1999). Configural and local processing of faces in children with Williams syndrome. *Brain Cogn*, **41**, 276-298.
Diamond, R., & Carey, S. (1986). Why faces are and are not special: An effect of expertise. *J Exp Psychol Gen*, **115**, 107-117.
Doyle, T. F., Bellugi, U., Korenberg, J. R., & Graham, J. (2004). "Everybody in the world is my friend" hypersociability in young children with Williams syndrome. *Am J Med Genet A*, **124A**, 263-273.
Dykens, E. M., Rosner, B. A., & Ly, T. M. (2001). Drawings by individuals with Williams syndrome: Are people different from shapes? *Am J Ment Retard*, **106**, 94-107.
Eckert, M. A., Hu, D., Eliez, S., Bellugi, U., Galaburda, A., Korenberg, J., Mills, D., & Reiss, A. L. (2005). Evidence for superior parietal impairment in Williams syndrome. *Neurology*, **64**, 152-153.
Elison, S., Stinton, C., & Howlin, P. (2010). Health and social outcomes in adults with Williams syndrome: Findings from cross-sectional and longitudinal cohorts. *Res Dev Disabil*, **31**, 587-599.
Ewart, A. K., Morris, C. A., Atkinson, D., Jin, W., Sternes, K., Spallone, P., Stock, A. D., Leppert, M., & Keating, M. T. (1993). Hemizygosity at the elastin locus in a developmental disorder, Williams syndrome. *Nat Genet*, **5**, 11-16.
Farran, E. K., & Jarrold, C. (2003). Visuospatial cognition in Williams syndrome: Reviewing and accounting for the strengths and weaknesses in performance. *Dev Neuropsychol*, **23**, 173-200.
Frangiskakis, J. M., Ewart, A. K., Morris, C. A., Mervis, C. B., Bertrand, J., Robinson, B. F., Klein, B. P., Ensing, G. J., Everett, L. A., Green, E. D., Proschel, C., Gutowski, N. J., Noble, M., Atkinson, D. L., Odelberg, S. J., & Keating, M. T. (1996). LIM-kinase 1 hemizygosity implicated in impaired visuospatial constructive cognition. *Cell*, **86**, 59-69.
Frigerio, E., Burt, D. M., Gagliardi, C., Cioffi, G., Martelli, S., Perrett, D. I., & Borgatti, R. (2006). Is everybody always my friend? Perception of approachability in Williams syndrome. *Neuropsychologia*, **44**, 254-259.
Gagliardi, C., Frigerio, E., Burt, D. M., Cazzaniga, I., Perrett, D. I., & Borgatti, R. (2003). Facial expression recognition in Williams syndrome. *Neuropsychologia*, **41**, 733-738.
Gosch, A., & Pankau, R. (1997). Personality characteristics and behaviour problems in individuals of different ages with Williams syndrome. *Dev Med Child Neurol*, **39**, 527-533.
Grice, S. J., Spratling, M. W., Karmiloff-Smith, A., Halit, H., Csibra, G., de Haan, M., & Johnson, M. H. (2001). Disordered visual processing and oscillatory brain activity in autism and

Williams syndrome. *Neuroreport*, **12**, 2697-2700.
Haas, B. W., Hoeft, F., Searcy, Y. M., Mills, D., Bellugi, U., & Reiss, A. (2010). Individual differences in social behavior predict amygdala response to fearful facial expressions in Williams syndrome. *Neuropsychologia*, **48**, 1283-1288.
Haas, B. W., Mills, D., Yam, A., Hoeft, F., Bellugi, U., & Reiss, A. (2009). Genetic influences on sociability: Heightened amygdala reactivity and event-related responses to positive social stimuli in Williams syndrome. *J Neurosci*, **29**, 1132-1139.
Jones, W., Bellugi, U., Lai, Z., Chiles, M., Reilly, J., Lincoln, A., & Adolphs, R. (2000). II. Hypersociability in Williams Syndrome. *J Cogn Neurosci*, **12**, Suppl 1, 30-46.
Karmiloff-Smith, A., Grant, J., Berthoud, I., Davies, M., Howlin, P., & Udwin, O. (1997). Language and Williams syndrome: How intact is "intact"? *Child Dev*, **68**, 246-262.
Karmiloff-Smith, A., Thomas, M., Annaz, D., Humphreys, K., Ewing, S., Brace, N., Duuren, M., Pike, G., Grice, S., & Campbell, R. (2004). Exploring the Williams syndrome face-processing debate: The importance of building developmental trajectories. *J Child Psychol Psychiatry*, **45**, 1258-1274.
Key, A. P., & Dykens, E. M. (2011). Electrophysiological study of local/global processing in Williams syndrome. *J Neurodev Disord*, **3**, 28-38.
Klein-Tasman, B. P., & Mervis, C. B. (2003). Distinctive personality characteristics of 8-, 9-, and 10-year-olds with Williams syndrome. *Dev Neuropsychol*, **23**, 269-290.
Klein-Tasman, B. P., Mervis, C. B., Lord, C., & Phillips, K. D. (2007). Socio-communicative deficits in young children with Williams syndrome: Performance on the Autism Diagnostic Observation Schedule. *Child Neuropsychol*, **13**, 444-467.
Kuefner, D., Jacques, C., Prieto, E. A., & Rossion, B. (2010). Electrophysiological correlates of the composite face illusion: Disentangling perceptual and decisional components of holistic face processing in the human brain. *Brain Cogn*, **74**, 225-238.
黒澤健司 (2009). FISH検査でどこまでわかるか 小児内科, **41**, 842-845.
Lenhoff, H. M., Wang, P. P., Greenberg, F., & Bellugi, U. (1997). Williams syndrome and the brain. *Sci Am*, **277**, 68-73.
Lincoln, A., Lai, Z., & Jones, W. (2002). Shifting attention and joint attention dissociation in Williams syndrome: Implications for the cerebellum and social deficits in autism. *Neurocase*, **8**, 226-232.
Marzi, T., & Viggiano, M. P. (2011). Temporal dynamics of face inversion at encoding and retrieval. *Clin Neurophysiol*, **122**, 1360-1370.
Mervis, C. B., Morris, C. A., Klein-Tasman, B. P., Bertrand, J., Kwitny, S., Appelbaum, L. G., & Rice, C. E. (2003). Attentional characteristics of infants and toddlers with Williams syndrome during triadic interactions. *Dev Neuropsychol*, **23**, 243-268.
Meyer-Lindenberg, A., Hariri, A. R., Munoz, K. E., Mervis, C. B., Mattay, V. S., Morris, C. A., & Berman, K. F. (2005). Neural correlates of genetically abnormal social cognition in Williams syndrome. *Nat Neurosci*, **8**, 991-993.
Meyer-Lindenberg, A., Kohn, P., Mervis, C. B., Kippenhan, J. S., Olsen, R. K., Morris, C. A., & Berman, K. F. (2004). Neural basis of genetically determined visuospatial construction

deficit in Williams syndrome. *Neuron*, **43**, 623-631.
Meyer-Lindenberg, A., Mervis, C. B, & Berman, K. F. (2006). Neural mechanisms in Williams syndrome: A unique window to genetic influences on cognition and behaviour. *Nat Rev Neurosci*, **7**, 380-393.
Mills, D. L., Alvarez, T. D, St. George, M., Appelbaum, L. G, Bellugi, U., & Neville, H. (2000). III. Electrophysiological studies of face processing in Williams syndrome. *J Cogn Neurosci*, **12**, Suppl 1, 47-64.
Mobbs, D., Garrett, A. S., Menon, V., Rose, F. E., Bellugi, U., & Reiss, A. L. (2004). Anomalous brain activation during face and gaze processing in Williams syndrome. *Neurology*, **62**, 2070-2076.
中村みほ (2008). Williams 症候群の知見からの学習障害児指導法のヒント 小児科臨床, **61**, 2563-2568.
中村みほ (2009). ウィリアムズ症候群の視覚認知機能 認知神経科学, **11**, 6.
Nakamura, M., Hara, K., Watamaki, T., Nishimura, B., Kumagai, T., Matsumoto, A., Miura, K., Yamanaka, T., Hayakawa, C., & Miyazaki, S. (1999). Difficulty in writing Japanese semantic characters in a 9-year-old boy with Williams syndrome. *J Intellect Disabil Res*, **43** (Pt 6), 562-567.
Nakamura, M., Kaneoke, Y., Watanabe, K., & Kakigi, R. (2002). Visual information process in Williams syndrome: Intact motion detection accompanied by typical visuospatial dysfunctions. *Eur J Neurosci*, **16**, 1810-1818.
Nakamura, M., Mizuno, S., Douyuu, S., Matsumoto, A., Kumagai, T., Watanabe, S., & Kakigi, R. (2009). Development of visuospatial ability and kanji copying in Williams syndrome. *Pediatr Neurol*, **41**, 95-100.
中村みほ・水野誠司・熊谷俊幸 (2010). Williams 症候群における視空間認知障害に対応した書字介入法の検討 脳と発達, **42**, 6.
Nakamura, M., Watanabe, S., Gunji, A., & Kakigi, R. (2006). The magnetoencephalographic response to upright and inverted face stimuli in a patient with Williams syndrome. *Pediatr Neurol*, **34**, 412-441.
Nakamura M., Watanabe S., Inagaki M., Hirai M., Miki K., Honda Y., Kakigi R. (in press). Electrophysiological study of face inversion effects in Williams syndrome. *Brain and Development*.
Nakamura, M., Watanabe, K., Matsumoto, A., Yamanaka, T., Kumagai, T., Miyazaki, S., Matsushima, M., & Mita, K. (2001). Williams syndrome and deficiency in visuospatial recognition. *Dev Med Child Neurol*, **43**, 617-621.
大橋博文 (2005). ＜主要な先天異常症候群のメディカル・マネジメント＞ Williams 症候群 小児内科, **37**, 1385-1388.
Pani, J. R., Mervis, C. B., & Robinson, B. F. (1999). Global spatial organization by individuals with Williams syndrome. *Psychological Science*, **10**, 6.
Paul, B. M., Snyder, A. Z., Haist, F., Raichle, M. E., Bellugi, U., & Stiles, J. (2009). Amygdala response to faces parallels social behavior in Williams syndrome. *Soc Cogn Affect Neurosci*, **4**, 278-285.

Plesa-Skwerer, D., Faja, S., Schofield, C., Verbalis, A., & Tager-Flusberg, H. (2006). Perceiving facial and vocal expressions of emotion in individuals with Williams syndrome. *Am J Ment Retard*, **111**, 15-26.

Porter, M. A., & Coltheart, M. (2006). Global and local processing in Williams syndrome, autism, and Down syndrome: Perception, attention, and construction. *Dev Neuropsychol*, **30**, 771-789.

Porter, M. A., Coltheart, M., & Langdon, R. (2007). The neuropsychological basis of hypersociability in Williams and Down syndrome. *Neuropsychologia*, **45**, 2839-2849.

Rakover, S. S. (2002). Featural vs. configurational information in faces: A conceptual and empirical analysis. *Br J Psychol*, **93**, 1-30.

Rhodes, S. M., Riby, D. M., Park, J., Fraser, E., & Campbell, L. E. (2010). Executive neuropsychological functioning in individuals with Williams syndrome. *Neuropsychologia*, **48**, 1216-1226.

Riby, D. M., & Hancock, P. J. (2008). Viewing it differently: Social scene perception in Williams syndrome and autism. *Neuropsychologia*, **46**, 2855-2860.

Riby, D. M., Jones, N., Brown, P. H., Robinson, L. J., Langton, S. R., Bruce, V., & Riby, L. M. (2011). Attention to faces in Williams syndrome. *J Autism DevDisord*, **41**, 1228-1239.

Rose, F. E., Lincoln, A. J., Lai, Z., Ene, M., Searcy, Y. M., & Bellugi, U. (2007). Orientation and affective expression effects on face recognition in Williams syndrome and autism. *J Autism Dev Disord*, **37**, 513-522.

Rossion, B. (2008). Picture-plane inversion leads to qualitative changes of face perception. *Acta Psychol (Amst)*, **128**, 274-289.

Rossion, B. (2009). Distinguishing the cause and consequence of face inversion: The perceptual field hypothesis. *Acta Psychol (Amst)*, **132**, 300-312.

Santos, A., Silva, C., Rosset, D., & Deruelle, C. (2010). Just another face in the crowd: Evidence for decreased detection of angry faces in children with Williams syndrome. *Neuropsychologia*, **48**, 1071-1078.

Schubert, C. (2009). The genomic basis of the Williams-Beuren syndrome. *Cell Mol Life Sci*, **66**, 1178-1197.

Tager-Flusberg, H., Plesa-Skwerer, D., Faja, S., & Joseph, R. M. (2003). People with Williams syndrome process faces holistically. *Cognition*, **89**, 11-24.

Udwin, O., & Yule, W. (1991). A cognitive and behavioural phenotype in Williams syndrome. *J Clin Exp Neuropsychol*, **13**, 232-244.

Wang, P. P., & Bellugi, U. (1993). Williams syndrome, Down syndrome, and cognitive neuroscience. *Am J Dis Child*, **147**, 1246-1251.

7章　神経内科疾患の顔認知

森　悦朗

1　顔認知の異常

ヒトの顔認知にまつわる異常として，顔を同定することができなくなった相貌失認が知られていて，多くの局所脳損傷例に基づいた神経心理学的研究がなされている．また近年では，表情の認知に関する研究も盛んとなり，精神疾患や脳損傷例での検討が行われている．それに加えて，相貌失認や表情認知の障害，すなわち欠損とは異なる，陽性症状としての顔認知の異常，すなわち顔の幻視や錯視，さらに顔あるいは人物の誤認も注目されるようになっている．

本章ではこれら顔認知にまつわる異常について，1) 顔がわからない，2) 表情がわからない，3)（顔のないところに）顔が見える，4) 顔を見誤るに分類し，それぞれについて局所性脳損傷および神経変性疾患における神経心理学的研究や病巣研究に基づいて，臨床特徴，神経心理学的背景，神経基盤や発現メカニズムについてまとめる．近年特に増加している賦活研究および精神疾患や発達障害における知見は，他の章で詳しく述べられているので，ここでは補完的に扱うだけにする．

2　顔がわからない──相貌失認と人物の意味記憶障害

相貌失認の概念

相貌（個体識別的な顔）が知覚され，貯蔵されている相貌の知識と照合されなければ顔の同定には至らない．この過程に異常を来して顔がわからない状態が相貌失認（prosopagnosia）である．この病態は相貌というカテゴリーに選択的な視覚性失認である．相貌の部分部分の知覚は保たれるのに顔を視覚的に同定できない（Hécaen & Albert, 1978）．Bodamer (1947) は，相貌の部分部分の知覚は保たれているのに，自分の顔やまわりの人の顔を視覚的に同定できず，すべ

ての相貌が同じように見え,表情も理解できなかった例を記載し,視覚性物体失認が軽度であるのにもかかわらず,とりわけ顔つきと表情の認知に関する失認であるとして相貌失認と名付けて報告した.それ以来相貌失認が人物の同定の障害の研究の中心であったが,それは人物を同定し,既知または未知の人物に関する年齢,人種,性別,感情などの情報を得るために最も有効なのは顔の分析であることから当然である.しかし,人物の同定や情報の取得は相貌だけによるものではないことにも注意しておく必要がある.姿形,服装,立ち振る舞いなどの視覚的特徴,声や話し方,場合によっては匂いなど非視覚的特徴からも情報が得られる.すなわち相貌の同定は人物の同定に含まれるが全く同じではない.このことは相貌失認の評価の際にも注意しておく必要がある.

相貌失認は,視野・視力および顔以外の視覚認知能力が一定程度保たれ(障害がないか,相貌認知障害を説明できない程度に軽く),他の感覚様式や言語的には人物が同定できるのに,視覚的には顔を同定できない状態をいう.これらは相貌の知覚あるいは,知覚されたものが相貌の知識と照合される過程の異常であり,したがって相貌失認は相貌に選択的な視覚性失認であると換言することができる.多少の視野・視力障害があったり,また色覚障害,同時失認,失読,地誌的認知障害を伴うこともあるが,それらで相貌認知障害を説明することはできない.実際,相貌失認の報告例ではほとんど常に視野障害を伴い,その約半数が両側,半数が左同名性であり,ほとんどの例で左上1/4視野が冒されている(Meadows, 1974).

前述のように相貌の認知と人物の同定は同じではない.多感覚様式に生じる人物の同定障害,すなわち後述する人物あるいは相貌に対する意味記憶障害は,視覚失認の一部として定義された相貌失認とは異なるものである.これを相貌失認と連続的なものとして区別せずに扱っているものもあるが,混乱を増すので筆者は賛同できない.物品の意味記憶と視覚性物体失認を区別するのと同様に区別しておくべきであろう.ここでは人物の意味記憶障害(多感覚様式性人物同定障害)としてそれらは相貌失認とは区別する.

相貌失認の臨床特徴

熟知の人物の顔,実物あるいは写真を見てもその人物が誰なのか同定できな

い．軽い場合は，実際の個人の相貌認知はできても写真ではできないとか，家族はわかるが，疎遠な個人の相貌はわかりにくいこともよくある．同定できないということは，顔の人物の名前が言えない（呼称できない）というだけではなく，その個人が誰であるかを言語，非言語的にも説明できないということを意味する．もし名前は答えられないが，その人物が誰かはわかるというのであれば，そのような状態が実在するかどうかはわかっていないが，相貌に関する視覚失語ということになる．相貌失認では，声など他の感覚様式や言語記述による呈示では人物の同定ができる．衣服や髪型その他の副次的な視覚的特徴から個人の同定ができることがあり得る．これらのことは相貌失認を検査する時に注意しておかなければならない．

　相貌の異同判断については，未知相貌の異同判断が障害されることも保たれる場合もある．Meadows（1974）は文献を検討し，相貌の区別が困難なもの，同一相貌の区別は可能だが，角度や陰影が変わると区別できないもの，相貌を知覚する能力は保たれるが認知に必要な相貌の記憶能力が失われているものの3段階に区別した．De Renziら（1991）は，未知相貌の照合などの知覚性検査と，有名人の顔の再認課題など記憶も必要となる検査を行って，視覚性物体失認のアナロジーとして，両者が障害される統覚型（apperceptive）と，後者のみが障害される連合型（associative）とに区別している．統覚型相貌失認では視知覚の極めて微細な欠損のため認知が成立しないのに対し，連合型相貌失認では正常に成立した視知覚が記憶に貯蔵されているデータや他の知覚様式から派生したデータと関連付けられない．ある角度からの未知相貌と別の方向から見た未知相貌の照合検査は，少なくとも視覚性物体失認に用いられるような微細な違いを判定させる検査とは精緻さが異なっている．このように相貌失認に2つの亜型が存在するかどうかについて，またその2つを区別する方法に関しては未だ結論をみていない．

　後天性の相貌失認では表情の認知・分類も困難になることが多いが（Humphreys et al., 2007），稀に保たれている例の報告がある（Duchaine et al., 2003; de Gelder et al., 2003）．一方，相貌失認がなくても表情の認知ができない例が右半球損傷の例で報告されている（Philippi et al., 2009; Fox et al., 2011）．また扁桃体や島皮質の損傷は，相貌認知を正常に保ったまま，表情認知に障害を

もたらすといわれている．したがって相貌認知と表情認知の障害は二重乖離する可能性がある．しかし表情認知の異常が視覚特異的ではない可能性，すなわち表情に特異的ではなく，言語の情動的側面や情動的身ぶりなども含めて多様式的に情動の認知が障害されている可能性も否定できず，相貌と表情の認知の関係についてはさらに検討が必要である．

相貌失認における相貌特異性

相貌失認には軽度の視覚性物体失認を伴っていることもあり，逆に視覚性物体失認では，相貌認知が保たれていた例（Moscowitch *et al.,* 1997）の報告もあるが，相貌の認知障害も伴うことがほとんどである．しかし相貌失認は相貌以外の対象の視覚失認を伴わず，相貌とそれ以外の対象の間に大きな乖離を示すのが原則である．相貌認識には，言語化不可能な，たいへん複雑な視覚的なパターンの弁別が必要であるが，われわれは細かな点で微妙に違っているいくつもの顔を認識することができる．他の視覚刺激で相貌に相当するほどに小さな差を区別し記憶しなければならないようなものはない．このことが他の視覚対象に対する認知の水準と相貌認知の水準の差である．例えば犬と猫の視覚的区別とは比べものにならない高度な処理が必要であろう．したがって相貌失認は，視覚的に均質なカテゴリーに属するものの間の識別や認知に関する一般的な障害の一部であるとの考えもあり得る．すなわち相貌認知は，視覚的に同質のもの同士の弁別や同定，例えばＡの靴とＢの靴，Ａの柴犬とＢの柴犬のような均質なものの間での区別や同定などに匹敵し，相貌失認についてはそのようなより高レベルの視覚認知の障害として一般化できるという考えである（Damasio *et al.,* 1982; Dixon *et al.,* 1998; Gauthier *et al.,* 1999）．実際に小鳥がわからなくなったバードウォッチャーや牛の個体識別ができなくなった酪農家の相貌失認の例が報告されているが（Meadows, 1974），このような例の存在は上記のような説を支持している．この議論は，顔の認知について，進化論的に決定された生得的能力，すなわち相貌認知に特化した装置を想定するのか，複雑な視覚刺激の異なった型を弁別する高度に習熟した後天的に獲得された一般的な能力なのかという根源的問題であり，未だ議論の多いところである．

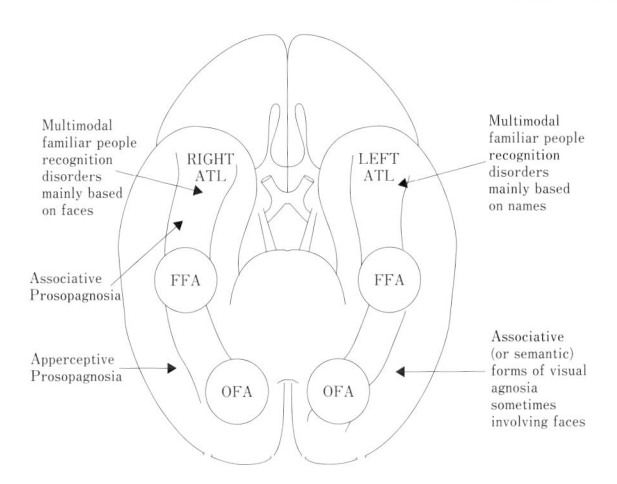

図 7-1 種々の相貌失認と多感覚様式性人物同定障害において重要な左右の側頭葉と後頭葉の領域 (Gainotti & Marra, 2011, p.8 より引用)
FFA=fusiform face area, OFA=occipital faca area, ATL=anterior temporal lobe

相貌失認の機序，責任病巣，疾患

相貌失認の機序については相貌認知に特化した脳部位の機能障害によって相貌失認が生じるという説が有力であり，病巣研究からも PET や fMRI を用いた賦活研究からも右後頭側頭葉接合部，特に紡錘状回が責任病巣として指摘されている (Meadows, 1974; Evans et al., 1995; Barton et al., 2004)．そこには後頭葉顔領域 (occipital face area: OFA) (Gauthier et al., 2000) のある側頭葉下面から側頭葉前部皮質に至る領域，さらにそれらの中間にある紡錘状回顔領域 (fusiform face area: FFA) (Kanwisher et al., 1997) が含まれる (図7-1)．側頭葉下面は相貌知覚の一次処理 (first order) で働き，側頭葉前部が既知の人物の相貌，声，人名などを統合していると考えられている．前述の統覚型相貌失認を OFA，連合型相貌失認を FFA に結びつける考えもあるが (Gainotti & Marra, 2011)，実際の症例はこれらを超えたより広範な側頭後頭葉下面の損傷を有するのが一般的で (図7-2)，広範な顔認知に関わるネットワークの損傷が必要である (Steeves et al., 2006)．さらに側頭葉前部は次に述べる人物の同定障害に関与している．

Ⅱ・顔認知の発達と障害

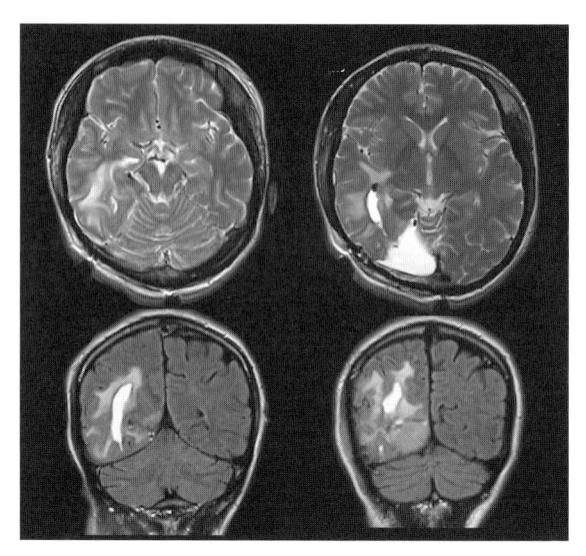

図 7-2 右後頭側頭葉損傷による相貌失認例の MRI
　右後頭頭頂葉で脳内出血を発症し，開頭血腫除去術および動静脈奇形除去術の術後より人の顔を見ても誰かわからなくなった．左同名性半盲，軽度の対象の大きさの知覚障害，半盲視野内の幻視はあるが，視力，色覚に障害なく，実物品，物品の写真，文字の同定は正常．標準高次視知覚検査でも相貌の認知以外の項目に異常は認めない．病初期には顔を見ただけでは家族もわからなかったが，その後若干改善は見られるものの，親戚，有名人など相貌認知障害は持続し，既知の人物の同定は声，服装，しぐさ，目を中心とした顔の造作の特徴をもとに行っている．既知，未知を問わず，男女はわかるが美醜はわからない．表情は口の形と眉間のしわから，老若はしわから推測している．同定や弁別は正面顔なら可能である．個々の造作はわかり，どこにあるかもわかるが，全体として人相がわからない．大局的相貌認知の障害は明らかで，統覚型相貌失認に相当する．MRI では右後頭葉に組織欠損，右側頭後頭葉深部に血腫痕を認め，組織欠損には舌状回全体，紡錘状回後部が含まれ，血腫は視放線，下縦束を冒している．

　半球優位性に関して，右側が重要であるが，両側性損傷の例も少なくない．いずれもほとんどが後大脳動脈領域の血管障害であり，両側性損傷は一酸化炭素中毒や外傷性脳損傷で生じる．右一側性病変による相貌失認は長く持続せず (Lang et al., 2006)，持続した相貌失認を生じるには両側病変が必要ではないかとの指摘もある (Meadows, 1974)．

GainottiとMarra（2011）は，右側頭後頭葉の病巣による相貌失認の患者では全体的，顔の造作の配置の分析が障害されていて，左側頭後頭葉の病巣で相貌認知にも異常を来している患者では部分的あるいは顔の造作毎の分析が障害されているというように質的な差があると主張している．右側頭後頭葉病巣の場合は，視覚認知障害が特異的形態の視覚処理が障害されて相貌選択的に生じるのに対し，左側頭後頭葉病巣の場合は，視覚様式から概念的意味記憶および人物特異的意味記憶の両方へのアクセスが障害されて，相貌認知障害は全般的視覚認知障害すなわち視覚性物体失認の一部として生じるとしている．また相貌失認では相貌に対する既知感も失われていることが重要な特徴の一つとして考えられているが，左側頭後頭葉病巣を持つ患者における相貌認知障害では相貌に対する既知感は保たれている．両側性病巣の場合は両者ともが障害されて，入り混じった形になるとしている．

人物の意味記憶障害（多感覚様式性人物同定障害）

　意味性認知症は，主としてTDP-43蛋白異常症あるいはタウ蛋白異常症による，側頭葉前部に比較的限局した変性を来す疾患で前頭側頭葉萎縮症の一表現型である．左側の萎縮が強ければ語あるいは物の知識が失われるが，右側の萎縮が強い時には人物の知識がより強く失われる．右優位の側頭葉前部萎縮の例では，既知の人物がわからなくなったということが初発症状であることも少なくない．顔から人物が同定できなくなるが，これが前述のように「相貌失認」と表現されることもある．人物がわからないという症状が先行し，緩徐に進行することがあり進行性相貌失認として報告されている例もある（Evans et al., 1995 ; Joubert et al., 2004）．

　しかし，概念的には，ここで見られるのは視覚失認すなわち視覚様式の異常の範疇には収まらず，他の様式でも障害が示されて相貌あるいは人物の意味記憶の喪失あるいは多感覚様式性人物同定障害と位置づけられるものである（Snowden et al., 2004）．このような例で声からの人物同定が障害されているか，あるいは人名から人物の知識を引き出せないのかどうか，すなわち多感覚様式で人物の同定が冒されているかどうかについて実際に調べられている例は少ない（図7-3）．

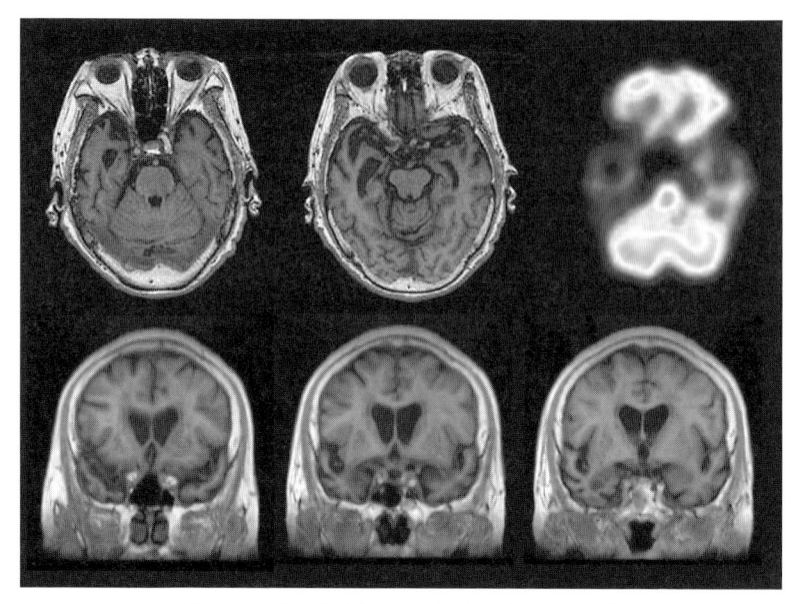

図 7-3　人物同定障害を示す意味性認知症例の画像

既知の人物の顔がわからないという主訴で受診した 78 歳の女性で，軽い脱抑制および常同行動，考え不精も認められる．既知人物の相貌の呼称，指示が不良なほか，氏名，話声，歌声のいずれからも同定が困難で，既知感もない．未知相貌の異同弁別，表情認知，性別判断，老若の判断は良好．標準高次視知覚検査でも相貌の認知以外の項目に異常は認めない．多感覚様式で人物同定障害があり人物の意味記憶障害と考えられる．諺の補完，意味は障害されていたが，語彙判断は比較的良好であった．MRI では右に強い両側側頭葉前部に限局した萎縮が認められ，脳血流 SPECT では右側頭葉前部に強い血流低下が認められる．

　逆に相貌失認例でこれらが保たれていると確認されている例も多くはない．この点については今後より系統的に検討される必要がある．相貌に対する既知感は多くの例で障害されていて，この点では相貌失認と同様である．人物同定障害の病因としては，単純ヘルペス脳炎や外傷性脳損傷で側頭葉前部が冒された場合もあるが，ほとんどは意味性認知症である．病因の点から，相貌失認では右あるいは両側の後大脳動脈領域の血管障害が多いのとは大きな相違点である．人物の同定障害の責任病巣は右側頭葉前部であるのは間違いないが，変性疾患なので詳細な部位までは同定することはできない．

3 表情がわからない――表情認知異常

相貌の認知と表情の認知の乖離

前述のように,相貌の認知と表情の認知の障害が二重乖離する可能性がある.他の章にあるように,表情の認知異常に関しては自閉症スペクトラム障害や統合失調症のような精神疾患で注目されている.しかし神経疾患で,実験的に表情認知能力を調べて表情の認知障害が認められることが示されてはいるものの,表情認知の困難性が臨床的問題となることはまずない.すなわち患者にとって生活上できないこと(disability)が少なくとも直接的に生じることはないし,診療上でも診断に役立つとか,治療介入の対象になることはない.Huntington 病や Parkinson 病,および Alzheimer 病や前頭側頭葉変性症などの神経変性疾患を対象にして表情認知が検討されているが,臨床的というより主として神経科学的な関心から研究されている.

表情認知異常の責任病巣

扁桃体に限局した損傷,例えば両側扁桃体摘除(Young *et al.*, 1995)や扁桃体の変性(Adolphs *et al.*, 1994)によって恐怖に特異的な表情認知異常が生じることが報告されている.扁桃体は,ほとんどすべての感覚野からの入力を受け,新皮質だけでなく前脳基底部,海馬,基底核,視床下部など多様な脳領域に出力している.扁桃体の機能は,刺激の情動的重要性に応じて認知や情動反応を調整することである.また島皮質に限局した損傷によって嫌悪に特異的な表情認知障害が生じることが報告されている(Calder *et al.*, 2000).さらに腹側線条体の損傷後には怒りの表情の認知が低下することが報告されている(Calder *et al.*, 2004).一方,Philippi ら(2009)は,右の下前頭後頭束と下縦束の損傷を有する例において表情認知に特異的に欠陥が認められた例を記載し,画像解析の結果から下前頭後頭束の損傷と表情認知の異常との関係を指摘している.また Fox ら(2011)は,相貌認知に関する訴えはないのに表情の認知に欠陥が認められた右側頭葉損傷の症例を記載している.後者においては損傷は上側頭溝後部を含むが扁桃体を含んでいなかった.この例では相貌の同定は表情を固定した時には異常がないが,表情を変化させた時に低下したことから,上側頭溝後

部は相貌と表情の統合的分析に関わっていると解釈されている.

Urbach-Wiethe 病における表情認知機能低下

　Urbach-Wiethe 病は，稀な常染色体劣性の代謝異常で皮膚や粘膜病変を来す疾患であるが，神経系では両側扁桃体に選択的に石灰化が起きる．Adolphs ら (1994) は Urbach-Wiethe 病の女性患者で恐怖表情を選択的に認知できないことを見出し，この患者の社会的危険に対して無防備で，過度に社交的で，無遠慮で騙され易かったという性格傾向と関連付けた．その後の多数例での検討では，相貌の認知には問題ないが，全ての表情を読み取ることが困難となることが示されている (Siebert et al., 2003). このことから，扁桃体は，以前強調されていたように恐怖および陰性情動に限定した処理に関わっているのではなく，陰性と陽性両方の情動処理に関わっていることが示唆される．さらに Urbach-Wiethe 病では情動性記憶にも障害があることが知られているので (Adolphs et al., 1994; Siebert et al., 2003)，この表情の認知障害は恐らく表情に選択的な障害というわけではない.

Huntington 病における表情認知能力低下

　Huntington 病患者および発症前の遺伝子異常キャリアでは表情の認知能力が低下していることが多くの研究で示されている (Sprengelmeyer et al., 1996; Hennenlotter et al., 2004). 機能画像研究や病巣研究などで示された嫌悪表情処理と島皮質と大脳基底核の関係から，Huntington 病では特に嫌悪表情の認知の異常が強調され，これら脳部位との関係が指摘されていたが (Sprengelmeyer et al., 1996)，多数例の検討では嫌悪以外にも怒り，恐れ，悲しみの陰性表情全体で認知能力が低下していることが明らかにされている (Johnson et al., 2007). この欠損が表情に選択的であるかどうか，すなわち表情の素材，声など他の感覚様式あるいは言語では保たれているのかどうかについては十分検討されていない．Huntington 病の遺伝子変異のキャリアにおいて，fMRI を用いた研究では，健常者で見られる嫌悪表情に対する島の賦活が見られないこと (Hennenlotter et al., 2004)，voxel-based morphometry を用いた研究では嫌悪は前腹側島，喜びは扁桃体の灰白質量と相関したことが報告されている (Kipps *et al.,* 2007)．

Parkinson 病における表情認知異常

　Parkinson 病における表情の認知についても検討され，嫌悪表情認知の低下が報告されているが（Dujardin *et al.,* 2004；Suzuki *et al.,* 2006），その程度や範囲，社会的機能に対する影響などについては研究間で一致していない（Assogna *et al.,* 2008）．島，扁桃体，腹側線条体，下眼窩前頭皮質，前部帯状回，前頭前野などいくつかの脳領域との関連が考えられているが，この点に関しても結論を見ていない．

　Parkinson 病では視覚認知（Waterfall & Crowe, 1995）を含めて様々な程度に認知および行動面の障害を伴い，それらが表情認知検査の成績に影響している可能性があるが，これまでの研究ではその点について充分に検討されていない．さらに Narme ら（2011）は Parkinson 病では顔の全体的認知が障害されていて，それと表情認知の障害の相関を示している．また Clark ら（2010）は表情認知障害が表情の視覚的スキャンの障害に起因している可能性を指摘している．すなわち Parkinson 病に見られる表情認知能力の低下が二次的な現象である可能性を否定できていない．この点は，神経学的に異常がない Huntington 病遺伝子変異キャリアでも欠損が見られるということと大きく異なっている．さらに声（プロソディ）の情動性の認知は怒り，嫌悪，恐れに関して健常者より低下していることが報告されているが（Dara *et al.,* 2008），表情の認知との関係は検討されていない．

認知症性疾患における表情認知能力低下

　Alzheimer 病では，側頭頭頂連合野，辺縁系が中心に冒され，顔認知関連領域も変化を免れない．Alzheimer 病においても表情認知は少なからず検討され，その多くは表情の認知能力低下を報告している（Hargrave *et al.,* 2002; Henry, 2008; Spoletini *et al.,* 2008; Weiss *et al.,* 2008）．表情の認知能力の障害はほぼ他の認知機能障害の重症度と並行していて，進行に伴って陰性および陽性表情の全体にわたる．Alzheimer 病では視覚認知機能や遂行機能を含めて広範な認知機能の障害があるため，表情認知能力の低下を独立した特異的なものとは考えにく

い.表情の強度を増していけば認知できるようになるため,視空間機能障害の結果ではないかとしている研究者もいる(Burnham & Hogervorst, 2004).

　前頭側頭葉萎縮症は前頭葉と側頭葉前部に限局した葉性萎縮を起こす変性疾患である(Neary et al., 1998).前頭葉が中心に冒され行動異常を中心とした症状を示す前頭側頭型認知症,側頭葉前部が中心に冒され言語,物品,人物の意味記憶障害を来す意味性認知症,シルビウス裂周囲すなわち優位側の前頭側頭頭頂弁蓋と島が中心に冒され非流暢性失語を来す進行性非流暢性失語症の3臨床型が分離されている.いずれのタイプの前頭側頭葉萎縮症でも眼窩前頭皮質,前部帯状回,島,扁桃体など情動に関連した領域に強い変性が見られることもあり,表情認知に関する異常も注目されてきた.表情認知能力はどのタイプでも表情全体で低下していて,特に陰性表情の認知に強い(Lavenu et al., 1999; Keane et al., 2002; Rosen et al., 2002; Rosen et al., 2004; Fernandez-Duque & Black, 2005; Snowden et al., 2008).意味性認知症では表情認知の障害は右扁桃体と右眼窩前頭皮質の萎縮と関連し(Rosen et al., 2002),欠損は陰性表情に限局し(Rosen et al., 2004),本来の表情処理過程の障害によると考えられる(Kumfor et al., 2011).一方前頭側頭型認知症では陽性表情の認知も冒されているが(Rosen et al., 2004),声の情動判断においても障害が認められることにより表情というより多感覚様式的に情動信号の処理の障害(Keane et al., 2002),あるいは障害は表情の強度に依存しているので注意障害という一般障害に帰せられるもの(Kumfor et al., 2011)と考えられる.

表情認知の欠陥に関する疑問

　以上のように局所脳損傷や神経変性疾患で表情認知の欠陥が報告されているが,いずれの場合でも,相貌失認のように独立した機能として確立しているとはいい難い.相貌失認が相貌という材料に特異的で,視覚に限局した障害であるのとは異なって,表情認知の欠陥が,表情という材料に特異的で,視覚に限局した問題なのか,あるいは情動自体の認知障害の一側面なのかについては充分に明らかにされていない.また相貌失認は相貌以外の視知覚および他領域の認知が保たれていても生じることが明らかにされているが,表情認知の欠陥が視知覚障害あるいはその他の認知行動障害と独立していることを示す証拠は乏

しい．さらに表情認知能力の低下によって引き起こされる臨床的な問題，例えば生活機能上の問題や行動異常や精神症状と何らかの関連があるのかどうかに関しても明らかにされていない．表情認知の障害が独立して存在するとしても，その責任病巣に関して一定した見解はなく，左右差についても充分明らかになっていない．

4　顔が見えてしまう・顔に見えてしまう——顔の幻視と錯視

顔の幻視と錯視

顔がないところに人の顔が見える現象は健常者にも体験されることがある．一つは実際には外界からの入力がない知覚を体験してしまう幻視であり，もう一つは刺激を他のものとして知覚してしまう錯視である．幻視には単純で要素的な幻視から複雑で具体的な幻視までが含まれる．また錯視の中に，例えば雲の形が顔に見えたり，しみの形が動物に見えたりと，不定形の対象物が違ったものに見えるパレイドリア（pareidolia）という現象がある（Uchiyama et al., 2012）．対象物が雲やしみであることは理解しており，顔や動物ではないという批判力も保っているが，一度そう感じるとなかなかその知覚から逃れられない．健常者にも見られるいわゆる「心霊写真」の現象の多くはパレイドリアで説明できる．いずれにおいても知覚されるものは目鼻を伴った顔，人物，動物が多い．特に顔や人物は他のものと比べて高頻度であり，脳が積極的に顔を見出そうとする傾向を持っていること，また健常ではそれを抑制する機構があることの表れと考えられ，その抑制機構の不具合のために，幻視やパレイドリアは中毒や神経変性疾患でよく見られるようになる．このような陽性症状は，相貌や表情の認知の欠損，すなわち陰性症状とともに，重要な研究テーマであるが，健常者では出現頻度が低いため系統的な検討は困難である．

Lewy小体病の幻視

Lewy小体型認知症とParkinson病は，中枢神経内の神経細胞にLewy小体と呼ばれる細胞質封入体が出現する神経変性疾患である．Lewy小体型認知症は大脳皮質を中心にLewy小体が出現し，認知症を中心とした症状，Parkinson病は黒質を含む脳幹を中心にLewy小体が出現し，運動障害を中心とした

症状と異なった症状を呈するが，両者は同じ疾患の異なった表現型だと考えられ，Lewy 小体病とまとめられる（Lippa *et al.*, 2007）．どちらも前頭葉，扁桃体，側頭後頭葉下面など顔の認知の諸側面との関連が示唆されている領域に病理変化が好発する．Lewy 小体病では高頻度に顔の幻視や錯視が生じる．

　Lewy 小体型認知症は，脳幹と大脳皮質への Lewy 小体の出現を特徴とした，アルツハイマー病に次いで多い変性性認知症である．臨床的には，早期には重篤な記憶障害を欠く進行性認知症があり，具体的な反復する幻視，認知障害の大きな変動，パーキンソニズムを伴うことを特徴とする（McKeith *et al.*, 2005）．Lewy 小体型認知症では強い視覚構成障害や視覚認知障害が見られる（Mori *et al.*, 2000）．幻覚は 70％ 近くの例に認められ，幻覚の中では幻視が最も多い．幻視の内容は人物，小動物，虫が多く，人物では知人や親族の場合も，泥棒など知らない他人の場合もあり，子ども，赤ん坊も多い．遠くの場所，例えば屋根の上，山の上，木の枝に見えるということもしばしばある．仏壇に死亡した親族が見えるなど，周囲に霊的な印象を与える場合もある．「カーテンが人のように見える」などの錯視も頻繁に見られる．Lewy 小体型認知症では記憶が比較的保たれていることもあって，幻視体験を記憶していることが多い．通常は幻視の中の人物や動物は声や音を伴わない．

　Parkinson 病は，従来は運動障害を来す疾患で認知障害は生じないとされてきたが，経過を追うと高頻度に認知障害が生じてくる．Parkinson 病でも形態認知検査の一つである錯綜図認知において高頻度に錯視が生じる（Ishioka *et al.*, 2011）．PD の経過中に多くの例で幻視が生じ，従来はパーキンソン病治療薬に伴う副作用だと考えられていたが，最近では幻視は Parkinson 病そのものの症状であると考えられるようになってきた（Williams & Lees, 2005）．Parkinson 病における認知障害でも幻視は Lewy 小体型認知症におけるものと同質である．

Lewy 小体病のパレイドリア

　Lewy 小体病患者の幻視は日常生活において多く認められるものの，検査によって直接的に検出することの難しい症状である．カーテンが人に見えるというような錯視も Lewy 小体病患者によく見られる症状であり，両者の出現には

7章 神経内科疾患の顔認知

図7-4 パレイドリア課題の例とパレイドリアの内容 左：パレイドリア課題の例．矢頭で示す部位によくパレイドリアが生じる．右：パレイドリアの内容の分類．パレイドリアはアルツハイマー病に比べてレビー小体型認知症に圧倒的に多く出現するが，内容はどちらの疾患でも人物・動物の顔，および人物・動物の（顔を伴う）からだ全体が多い（Uchiyama et al., 2012より引用）．

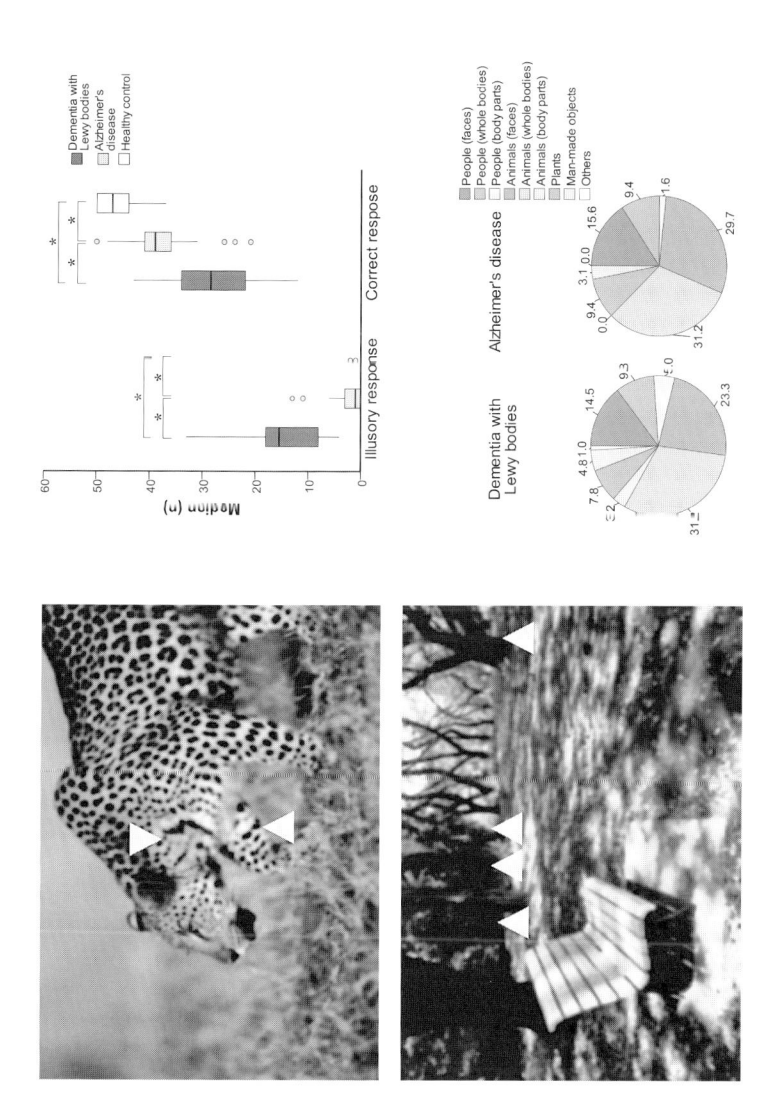

相関がある．錯視ならば検査で評価可能である．パレイドリア課題（図 7-4）に対する反応を Lewy 小体型認知症，アルツハイマー患者，健常者で比較したわれわれの研究では，パレイドリアはいずれの群でも出現するが，頻度は Lewy 小体型認知症で圧倒的に高く，パレイドリアの内容はいずれの群においても人物，動物がほとんどで，約半数が「人物の顔」，「動物の顔」，残りが顔を伴う人物あるいは動物であることが明らかにされている（Uchiyama et al., 2012）．

Lewy 小体病における顔の幻視やパレイドリアの発現機序

Lewy 小体病において人物や動物の顔あるいは顔を伴う人物や動物が高頻度に生じるという現象は，相貌知覚の一次処理（first order）を担う側頭葉下面の機能が比較的保たれていて，そこを制御する機能，あるいはそれ以降の処理の異常として説明することが可能である．健常者で顔のパレイドリアが生じた時脳磁図で FFA に活動が見られることが報告されている（Hadjikhani et al., 2009）．その活動は顔そのものによって誘発される電位と類似し，早期の全体的顔認知過程で生じていると解釈されている．Lewy 小体病では後頭葉から側頭葉後部，頭頂葉を含む大脳皮質後半のブドウ糖代謝や脳血流低下があり（Ishii et al., 1998; Ishii et al., 1999; Hosokai et al., 2009），Parkinson 病の錯視は両側側頭後頭移行部の機能低下と関連していることが示されている（Ishioka et al., 2011）．しかし顔の幻視あるいはパレイドリアに特異的に関連した脳部位に関しては未だ明らかにはなっていない．

Lewy 小体型認知症や Parkinson 病における幻視はドパミン作動薬や抗コリン薬を含むパーキンソン病治療薬で悪化する．一方 Lewy 小体型認知症における幻視にはコリンエステラーゼ阻害薬が有効であり，パレイドリアはコリンエステラーゼ阻害薬で減少する（Mori et al., 2012）．したがって Lewy 小体病における顔の幻視やパレイドリアには神経伝達物質が関与しているのは間違いなく，特にアセチルコリン系ニューロンの関与が大きいと考えられる．これら神経システムが顔認知関連領域にどのように関連しているのかについて明らかにすることも必要である．

5 顔を見誤る——顔の誤認

顔,人物の誤認

　顔あるいは人物の見誤りや　取り違えは健常者にもよく起こるが,ある種の神経病や精神疾患で妄想的に別の人物と誤る異常が知られている.Capgras と Reboul-Lachaux（1923）が,人物のすり替えと誤認を主題とする妄想症例を「ソジー（瓜二つ）の錯覚（illusion des sosies）」の名で報告したところから,ある人物の顔を見た時その人物と全く同じ顔をしていることを認めながらも瓜二つの偽者であると信じてしまう妄想を Capgras 症候群と呼ぶ.その他にも,違った顔をした多くの人を同一人物の変装と信じる Fregoli の錯覚,自分以外の全ての人間は何者かが次々と入れ替わっていると信じる相互変身症候群（intermetamorphosis）や,自分自身とは離れて独立に行動できる分身（ドッペルゲンガー）が存在すると信じる自己分身症候群（subjective doubles）が知られていて,Christodoulou（1991）はこれらを人物や場所などの同定を妄想的に誤る病態である妄想性同定錯誤症候群（delusional misidentification syndrome）と一括した.なかでも Capgras 症候群は最も高頻度に見られ,最もよく検討されている症候であるので,ここでは Capgras 症候群に注目する.

　Capgras 症候群は当初は統合失調症,妄想性障害などによる稀な病態とされたが,近年では脳損傷や神経疾患に生じたものの報告が多い.最近の研究では原因疾患として Lewy 小体型認知症あるいは認知症を伴う Parkinson 病が最も多く,次いでアルツハイマー病,その他脳血管障害,脳炎などであったという（Josephs, 2007）.Lewy 小体型認知症では,視覚認知と関連した妄想性同定錯誤症候群が高頻度に認められ,Capgras 症候群も少なくない（Mori et al., 2000）.

Capgras 症候群と相貌失認の関係

　Ellis と Young（1990）は Capgras 症候群を相貌失認の鏡像として捉え,顕在的な相貌認知に関わる視覚皮質から下縦束を通り側頭葉へ至る腹側経路と,潜在的な認知に関わる視覚皮質から下頭頂小葉を経由して大脳辺縁系へと至る背側経路という,相貌の情報処理に関わる2つの並行な処理経路のモデルを想定し,相貌失認は腹側経路すなわち顕在的な相貌認知経路の障害,Capgras 症候

群は背側経路すなわち潜在的な相貌認知経路の障害であるという仮説を提唱している．Bauer (1984) は，相貌失認患者が顕在的には認知できない既知相貌に対して潜在的認知の生理学的指標である皮膚電気抵抗反応を測定しチャンスレベル以上の反応が見られたことから相貌失認で背側経路は障害されていないことを示している．一方 Hirstein と Ramachandran (1997) は，頭部外傷後に Capgras 症候群を示した患者において，人物誤認が視覚様式に限定的に出現し，聴覚提示では生じなかったことから相貌の視覚的処理に関わる症候であることを示した上で，既知の顔の写真に対して正常に見られるべき皮膚電気抵抗反応が見られなかったことを報告した．Capgras 症候群を示した精神疾患の患者群では，既知相貌の写真を呈示されたとき皮膚電気抵抗反応が生じなかったという報告もある (Ellis *et al.*, 1997)．したがって，腹側経路は正常で相貌の顕在的な認知は成立しているのに，背側経路の損傷のため既知の相貌によって通常なら喚起される親しみの感情が喚起されず，「そっくりの偽者」という解釈が採用された結果が Capgras 症候群だと考えることができる (Ellis & Lewis, 2001)．この現象は，顔の知覚や知識との照合が正常でも，なお充分ではなく，心理的納得の過程がさらに必要なことを示している．

6　神経疾患における顔認知障害——損傷研究の意義

　心理過程の神経基盤を探求する方法として脳機能イメージングが隆盛を極め，その方法も洗練され，多くの知見が得られている．顔認知においても後頭葉顔領域（OFA），紡錘状回顔領域（FFA）が示され，その他新たな顔認知関連領域が「発見」されている．しかしそこには大きな危険が潜んでいることも覚悟しておかなければならない．健常者を用いた脳機能イメージングでは特定の脳領域が特定の認知的作業のために必要だという直接的証拠を提供することはできないのである．すなわち，脳機能イメージング研究で示された賦活は目的の機能に必須ではない脳活動を反映しているかもしれないのである．それに対して損傷研究，すなわち機能喪失の研究は，あまり洗練された方法を適用することはなかなか困難であるが，脳と機能との関係においては直接的な証拠を提供してくれる．

　また，いくつかの精神疾患や発達障害で顔認知の異常が注目されている．顔

認知の異常がある種の精神症状の基盤的欠陥であると考えられたり，ある種の症状の代用表現だと考えられている．顔認知の異常を介して精神疾患と脳機能異常の関連が探求されている．精神疾患では捉え難い脳機能の異常や病理変化を神経疾患では粗大な異常として確認でき，精神疾患では微妙な機能異常を神経疾患では明瞭な異常として認めることができる．病理学的変化が明らかな神経疾患は，それを認め難い精神疾患に対して絶好のモデルを提供する．

引用文献

Adolphs, R., Tranel, D., Damasio, H., & Damasio, A. (1994). Impaired recognition of emotion in facial expressions following bilateral damage to the human amygdala. *Nature*, 372, 669-672.

Assogna, F., Pontieri, F. E., Caltagirone, C., & Spalletta, G. (2008). The recognition of facial emotion expressions in Parkinson's disease. *Eur Neuropsychopharmacol*, 18, 835-848.

Barton, J. J. S., Cherkasova, M. V., & Hefter, R. (2004). The covert priming effect of faces in prosopagnosia. *Neurology*, 63, 2062-2068.

Bauer, R. M. (1984). Autonomic recognition of names and faces in prosopagnosia: A neuropsychological application of the guilty knowledge test. *Neuropsychologia*, 22, 457-469.

Bodamer, J. (1947). Die Prosop-Agnosie. *Arch f Psychiat u Zeitschr Neurol*, 179, 6-53.

Burnham, H., & Hogervorst, E. (2004). Recognition of facial expressions of emotion by patients with dementia of the Alzheimer type. *Dement Geriatr Cogn Disord*, 18, 75-79.

Calder, A. J., Keane, J., Lawrence, A. D., & Manes, F. (2004). Impaired recognition of anger following damage to the ventral striatum. *Brain*, 127, 1958-1969.

Calder, A. J., Keane, J., Manes, F., Antoun, N., & Young, A. W. (2000). Impaired recognition and experience of disgust following brain injury. *Nat Neurosci*, 3, 1077-1078.

Capgras, J., & Reboul-Lachaux, J. (1923). Illusions des sosies dans un delire systematisé chronique. *Bull Soc Clin Méd Ment*, 11, 6-16.

Christodoulou, G. N. (1991). The delusional misidentification syndromes. *Br J Psychiatry*, Suppl, 65-69.

Clark, U. S., Neargarder, S., & Cronin-Golomb, A. (2010). Visual exploration of emotional facial expressions in Parkinson's disease. *Neuropsychologia*, 18, 1901-1913.

Damasio, A. R., Damasio, H., & Van Hoesen, G. W. (1982). Prosopagnosia: Anatomic basis and behavioral mechanisims. *Neurology*, 32, 331-341.

Dara, C., Monetta, L., & Pell, M. D. (2008). Vocal emotion processing in Parkinson's disease: Reduced sensitivity to negative emotions. *Brain Res*, 1188, 100-111.

de Gelder, B., Frissen, I., Barton, J., & Hadjikhani, N. (2003). A modulatory role for facial expressions in prosopagnosia. *Proc Natl Acad Sci USA*, 100, 13105-13110.

De Renzi, E., Faglioni, P., Grossi, D., & Nichelli, P. (1991). Apperceptive and associative forms of prosopagnosia. *Cortex*, 27, 213-220.

Dixon, M. J., Bub, D. N., & Arguin, M. (1998). Semantic and visual determinants of face recognition in a prosopagnosic patient. *J Cogn Neurosci*, **10**, 362-376.

Duchaine, B. C., Parker, H., & Nakayama, K. (2003). Normal recognition of emotion in a prosopagnosic. *Perception*, **32**, 827-838.

Dujardin, K., Blairy, S., Defebvre, L., Duhem, S., Noël, Y., Hess, U., & Destée, A. (2004). Deficits in decoding emotional facial expressions in Parkinson's disease. *Neuropsychologia*, **42**, 239-250.

Ellis, H. D., & Lewis, M. B. (2001). Capgras delusion: A window on face recognition. *Trends Cogn Sci*, **5**, 149-156.

Ellis, H. D., & Young, A. W. (1990). Accounting for delusional misidentification. *Br J Psychiatr*, **157**, 239-248.

Ellis, H. D., Young, A. W., Quayle, A. H., & de Pauw, K. W. (1997). Reduced autonomic responses to faces in Capgras delusion. *Proc Roy Soc Lond B Biol Sci*, **264**, 1085-1092.

Evans, J. J., Heggs, A. J., Antoun, N., & Hodges, J. R. (1995). Progressive prosopagnosia with associated selective right temporal lobe atrophy: A new syndrome? *Brain*, **118**, 1-13.

Fernandez-Duque, D., & Black, S. E. (2005). Impaired recognition of negative facial emotions in patients with frontotemporal dementia. *Neuropsychologia*, **43**, 1673-1687.

Fox, C. J., Hanif, H. M., Iaria, G., Duchaine, B. C., & Barton, J. J. (2011). Perceptual and anatomic patterns of selective deficits in facial identity and expression processing. *Neuropsychologia*, **49**, 3188-3200.

Gainotti, G., & Marra, C. (2011). Differential contribution of right and left temporo-occipital and anterior temporal lesions to face recognition disorders. *Front Hum Neurosci*, **5**, 5-55.

Gauthier, I., Tarr, M. J., Anderson, A. W., Skudlarski, P., & Gore, J. C. (1999). Activation of the middle fusiform 'face area' increases with expertise in recognizing novel objects. *Nat Neurosci*, **2**, 568-573.

Gauthier, I., Tarr, M. J., Moylan, J., Skudlarski, P., Gore, J. C., & Anderson, A. W. (2000). The fusiform "face area" is part of a network that processes faces at the individual level. *J Cogn Neurosci*, **12**, 495-504.

Hadjikhani, N., Kveraga, K., Naik, P., & Ahlfors, S. P. (2009). Early (M170) activation of face-specific cortex by face-like objects. *Neuroreport*, **20**, 403-407.

Hargrave, R., Maddock, R. J., & Stone, V. (2002). Impaired recognition of facial expressions of emotion in Alzheimer's disease. *J Neuropsychiatry Clin Neurosci*, **14**, 64-71.

Hécaen, H., & Albert, M. L. (1978). *Human neuropsychology*. New York: John Wiley & Sons, pp. 201-207.

Hennenlotter, A., Schroeder, U., Erhard, P., Haslinger, B., Stahl, R., Weindl, A., von Einsiedel, H. G., Lange, K. W., & Ceballos-Baumann, A. O. (2004). Neural correlates associated with impaired disgust processing in pre-symptomatic Huntington's disease. *Brain*, **127**, 1446-1453.

Henry, J. D., Ruffman, T., McDonald, S., O'Leary, M. A., Phillips, L. H., Brodaty, H., & Rendell, P. G. (2008). Recognition of disgust is selectively preserved in Alzheimer's disease. *Neuropsychologia*, **46**, 1363-1370.

Hirstein, W., & Ramachandran, V. S. (1997). Capgras syndrome: A novel probe for understanding the neural representation of the identity and familiarity of persons. *Proc Roy Soc Lond B Biol Sci*, **264**, 437-444.

Hosokai, Y., Nishio, Y., Hirayama, K., Takeda, A., Ishioka, T., Sawada, Y., Suzuki, K., Itoyama, Y., Takahashi, S., Fukuda, H., & Mori, E. (2009). Distinct patterns of regional cerebral glucose metabolism in Parkinson's disease with and without mild cognitive impairment. *Mov Disord*, **24**, 854-862.

Humphreys, K., Avidan, G., & Behrmann, M. (2007). A detailed investigation of facial expression processing in congenital prosopagnosia as compared to acquired prosopagnosia. *Exp Brain Res*, **176**, 356-373.

Ishii, K., Imamura, T., Sasaki, M., Yamaji, S., Sakamoto, S., Kitagaki, H., Hashimoto, M., Hirono, N., Shimomura, T., & Mori, E. (1998). Regional cerebral glucose metabolism in dementia with Lewy bodies and Alzheimer's disease. *Neurology*, **51**, 125-130.

Ishii, K., Yamaji, S., Kitagaki, H., Imamura, T., Hirono, N., & Mori, E. (1999). Regional cerebral blood flow difference between dementia with Lewy bodies and AD. *Neurology*, **53**, 413-416.

Ishioka, T., Hirayama, K., Hosokai, Y., Takeda, A., Suzuki, K., Nishio, Y., Sawada, Y., Takahashi, S., Fukuda, H., Itoyama, Y., & Mori, E. (2011). Illusory misidentifications and cortical hypometabolism in Parkinson's disease. *Mov Disord*, **26**, 837-843.

Johnson, S. A., Stout, J. C., Solomon, A. C., Langbehn, D. R., Aylward, E. H., Cruce, C. B., Ross, C. A., Nance, M., Kayson, E., Julian-Baros, E., Hayden, M. R., Kieburtz, K., Guttman, M., Oakes, D., Shoulson, I., Beglinger, L., Duff, K., Penziner, E., Paulsen, J. S., & Predict-HD Investigators of the Huntington Study Group (2007). Beyond disgust: Impaired recognition of negative emotions prior to diagnosis in Huntington's disease. *Brain*, **130**, 1732-1744.

Josephs, K. A. (2007). Capgras syndrome and its relationship to neurodegenerative disease. *Arch Neurol*, **64**, 1762-1766.

Joubert, S., Felician, O., Barbeau, E., Sontheimer, A., Guedj, E., Ceccaldi, M., & Poncet, M. (2004). Progressive prosopagnosia: Clinical and neuroimaging results. *Neurology*, **63**, 1962-1965.

Kanwisher, N., McDermott, J., & Chun, M. M. (1997). The fusiform face area: A module in human extrastriate cortex specialized for face perception. *J Neurosci*, **17**, 4302-4431.

Keane, J., Calder, A. J., Hodges, J. R., Young, A. W. (2002). Face and emotion processing in frontal variant frontotemporal dementia. *Neuropsychologia*, **40**, 655-665.

Kipps, C. M., Duggins, A. J., McCusker, E. A., & Calder, A. J. (2007). Disgust and happiness recognition correlate with anteroventral insula and amygdala volume respectively in preclinical Huntington's disease. *J Cogn Neurosci*, **19**, 1206-1217.

Kumfor, F., Miller, L., Lah, S., Hsieh, S., Savage, S., Hodges, J. R., Piguet, O. (2011). Are you really angry? The effect of intensity on facial emotion recognition in frontotemporal dementia. *Soc Neurosci*, **6**, 502-514.

Lang, N., Baudewig, J., Kallenberg, K., Antal, A., Happe, S., Dechent, P., & Paulus, W. (2006).

Transient prosopagnosia after ischemic stroke. *Neurology*, **66**, 916.
Lavenu, I., Pasquier, F., Lebert, F., Petit, H., & Van der Linden, M. (1999). Perception of emotion in frontotemporal dementia and Alzheimer disease. *Alzheimer Dis Assoc Disord*, **13**, 96-101.
Lippa, C. F., Duda, J. E., Grossman, M., Hurtig, H. I., Aarsland, D., Boeve, B. F., Brooks, D. J., Dickson, D. W., Dubois, B., Emre, M., Fahn, S., Farmer, J. M., Galasko, D., Galvin, J. E., Goetz, C. G., Growdon, J. H., Gwinn-Hardy, K. A., Hardy, J., Heutink, P., Iwatsubo, T., Kosaka, K., Lee, V. M., Leverenz, J. B., Masliah, E., McKeith, I. G., Nussbaum, R. L., Olanow, C. W., Ravina, B. M., Singleton, A. B., Tanner, C. M., Trojanowski, J. Q., Wszolek, Z. K., & DLB/PDD Working Group (2007). DLB and PDD boundary issues: Diagnosis, treatment, molecular pathology, and biomarkers. *Neurology*, **68**, 812-819.
McKeith, I. G., Dickson, D. W., Lowe, J., Emre, M., O'Brien, J. T., Feldman, H., Cummings, J., Duda, J. E., Lippa, C., Perry, E. K., Aarsland, D., Arai, H., Ballard, C. G., Boeve, B., Burn, D. J., Costa, D., Del Ser, T., Dubois, B., Galasko, D., Gauthier, S., Goetz, C. G., Gomez-Tortosa, E., Halliday, G., Hansen, L. A., Hardy, J., Iwatsubo, T., Kalaria, R. N., Kaufer, D., Kenny, R. A., Korczyn, A., Kosaka, K., Lee, V. M., Lees, A., Litvan, I., Londos, E., Lopez, O. L., Minoshima, S., Mizuno, Y., Molina, J. A., Mukaetova-Ladinska, E. B., Pasquier, F., Perry, R. H., Schulz, J. B., Trojanowski, J. Q., Yamada, M., & Consortium on DLB (2005). Diagnosis and management of dementia with Lewy bodies: third report of the DLB Consortium. *Neurology*, **65**, 1863-1872.
Meadows, J. C. (1974). The anatomical basis of prosopagnosia. *J Neurol Neurosurg Psychiatry*, **37**, 489-501.
Mori, E., Ikeda, M., & Kosaka, K. (2012). Donepezil for dementia with Lewy bodies: A randomized, placebo-controlled trial. *Ann Neurol*, 72, 41-52.
Mori, E., Shimomura, T., Fujimori, M., Hirono, N., Imamura, T., Hashimoto, M., Tanimukai, S., Kazui, H., & Hanihara, T. (2000). Visuoperceptual impairment in dementia with Lewy bodies. *Arch Neurol*, **57**, 489-493.
Moscowitch, M., Winocur, G., & Behrmann, M. (1997). What is special in face recognition? Nineteen experiments on a person with visual object agnosia and dyslexia but normal face recognition. *J Cogn Neurosci*, **9**, 555-604.
Narme, P., Bonnet, A. M., Dubois, B., & Chaby, L. (2011). Understanding facial emotion perception in Parkinson's disease: The role of configural processing. *Neuropsychologia*, **49**, 3295-3302.
Neary, D., Snowden, J. S., Gustafson, L., Passant, U., Stuss, D., Black, S., Freedman, M., Kertesz, A., Robert, P. H., Albert, M., Boone, K., Miller, B. L., Cummings, J., & Benson, D. F. (1998). Frontotemporal lobar degeneration: A consensus on clinical diagnostic criteria. *Neurology*, **51**, 1546-1554.
Philippi, C. L., Mehta, S., Grabowski, T., Adolphs, R., & Rudrauf, D. (2009). Damage to association fiber tracts impairs recognition of the facial expression of emotion. *J Neurosci*, **29**, 15089-15099.
Rosen, H. J., Pace-Savitsky, K., Perry, R. J., Kramer, J. H., Miller, B. L., & Levenson, R. W.

(2004). Recognition of emotion in the frontal and temporal variants of frontotemporal dementia. *Dement Geriatr Cogn Disord*, **17**, 277-281.

Rosen, H. J., Perry, R. J., Murphy, J., Kramer, J. H., Mychack, P., Schuff, N., Weiner, M., Levenson, R. W., & Miller, B. L. (2002). Emotion comprehension in the temporal variant of frontotemporal dementia. *Brain*, **125**, 2286-2295.

Siebert, M., Markowitsch, H. J., & Bartel, P. (2003). Amygdala, affect and cognition: Evidence from 10 patients with Urbach-Wiethe disease. *Brain*, **126**, 2627-2637.

Snowden, J. S., Austin, N. A., Sembi, S., Thompson, J. C., Craufurd, D., & Neary, D. (2008). Emotion recognition in Huntington's disease and frontotemporal dementia. *Neuropsychologia*, **46**, 2638-2649.

Snowden, J. S., Thompson, J. C., & Neary, D. (2004). Knowledge of famous faces and names in semantic dementia. *Brain*, **127**, 860-872.

Spoletini, I., Marra, C., Di Iulio, F., Gianni, W., Sancesario, G., Giubilei, F., Trequattrini, A., Bria, P., Caltagirone, C., & Spalletta, G. (2008). Facial emotion recognition deficit in amnestic mild cognitive impairment and Alzheimer disease. *Am J Geriatr Psychiatry*, **16**, 389-398.

Sprengelmeyer, R., Young, A. W., Calder, A. J., Karnat, A., Lange, H., Hömberg, V., Perrett, D. I., & Rowland, D. (1996). Loss of disgust. Perception of faces and emotions in Huntington's disease. *Brain*, **119**, 1647-1665.

Steeves, J. K., Culham, J. C., Duchaine, B. C., Pratesi, C. C., Valyear, K. F., Schindler, I., Humphrey, G. K., Milner, A. D., & Goodale, M. A. (2006). The fusiform face area is not sufficient for face recognition: Evidence from a patient with dense prosopagnosia and no occipital face area. *Neuropsychologia*, **44**, 594-609.

Suzuki, A., Hoshino, T., Shigemasu, K., & Kawamura, M. (2006). Disgust-specific impairment of facial expression recognition in Parkinson's disease. *Brain*, **129**, 707-717.

Uchiyama, M., Nishio, Y., Yokoi, K., Hirayama, K., Imamura, T., Shimomura, T., Mori, E. (2012). Pareidolias: Complex visual illusions in dementia with Lewy bodies. *Brain*, 135, 2458-2469.

Waterfall, M. L., & Crowe, S. F. (1995). Meta-analytic comparison of the components of visual cognition in Parkinson's disease. *J Clin Exp Neuropsychol*, **17**, 759-772.

Weiss, E. M., Kohler, C. G., Vonbank, J., Stadelmann, E., Kemmler, G., Hinterhuber, H., & Marksteiner, J. (2008). Impairment in emotion recognition abilities in patients with mild cognitive impairment, early and moderate Alzheimer disease compared with healthy comparison subjects. *Am J Geriatr Psychiatry*, **16**, 974-980.

Williams, D. R., & Lees, A. J. (2005). Visual hallucinations in the diagnosis of idiopathic Parkinson's disease: A retrospective autopsy study. *Lancet Neurol*, **4**, 605-610.

Young, A. W., Aggleton, J. P., Hellawell, D. J., Johnson, M., Broks, P., & Hanley, J. R. (1995). Face processing impairments after amygdalotomy. *Brain*, **118**, 15-24.

Ⅲ
顔認知の脳内基盤

8章 顔ニューロンが紡ぐもの
——サルを用いた脳科学研究

永福智志

1 サル脳の「顔」ニューロンの発見

今からさかのぼること約30年前，1980年代初頭のことである．欧米の二つの研究室で全く独立に，たいへん興味深い性質を持ったニューロン（神経細胞）がサル大脳の側頭葉で発見された（Bruce *et al.*, 1981; Perrett *et al.*, 1982; Deslmone *et al.*, 1984; Perrett *et al.*, 1985）．後で詳しく述べるが，脳の中でニューロンは電気的な興奮を伝えていくことで情報処理を行っている．この電気的興奮は活動電位またはスパイク放電と呼ばれる．発見されたそれらのニューロンは，サルが動物やヒトの顔そのものあるいは顔写真を見たときに強く興奮したことから，顔ニューロンと名付けられた．図8-1はそれら最初期の報告に示された顔ニューロンの例である（Bruce *et al.*, 1981）．

AからFの各図の上段に実験者が実際にサルに見せた視覚刺激，下段にはその時のニューロンから記録された電気的興奮の時間経過が示されている（縦線の一つ一つが活動電位またはスパイク放電と考えていただいてよい）．このニューロンは，サルが他のサルの顔の絵（A）やヒトの顔写真（B）やサルの顔写真（C）を見た時に強く電気的な興奮を起こし，多数のスパイク放電を生じている．その一方で，サルが顔以外の様々な物体やその写真を見ている時には電気的な興奮を起こさず，わずかな数のスパイク放電しか起こさない．例えば，Cのサルの顔写真をスクランブルした写真（D）や無意味な図形（F）には興奮を生じない．また，意味を有していても顔ではない手の写真（E）には興奮を生じない．このニューロンは顔にだけ選択的に興奮を生じていることがわかる．

顔ニューロンの発見は衝撃的だった．当時すでに眼球網膜で受容された外界の視覚情報として，光点や線分あるいはそれらの動きに対して興奮を起こすような視覚応答ニューロンが脳内のいくつかの領域に存在することはよく知られ

Ⅲ・顔認知の脳内基盤

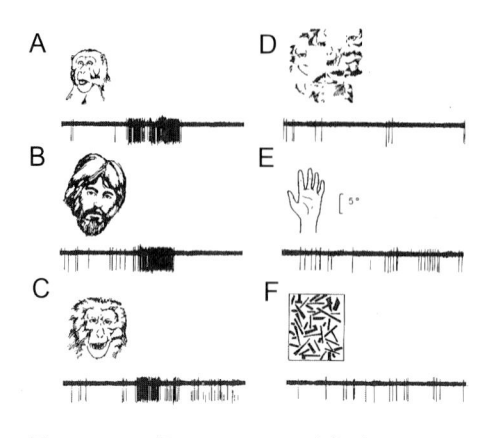

図8-1 サル顔ニューロンの応答（Bruce et al., 1981 の改変） A：サルの顔の絵．B：ヒトの顔写真．C：サルの顔写真．D：Cのサルの顔写真をスクランブルした写真．E：手の写真．F：無意味な図形に対するスパイク放電．

ていたし，脳における視覚情報処理の研究はすでに精密科学の色彩を帯びていた．しかしながら顔ニューロンの発見が示したのは，脳は外界の視覚情報を光点や線分の配列として記載しているだけではなく，顔という明確に生物学的な意味を持ち，生活世界に溢れているものを表現しているという単純な事実である．脳における視覚情報処理が，視覚機械としては簡単に説明できない，まさしく生き物としてのそれであることが示された瞬間だった．

この発見から現在まで30年あまり，顔ニューロンをめぐって多くの知見が蓄積されたが，その研究は今なお現在進行形で深化し続けている．顔ニューロンの研究が今なお多くの研究者を魅せるのは，それがまさしく生き物の情報処理のしくみを知る強力な手掛かりになると確信するからに他ならないだろう．本章では，サルを用いた脳科学研究の基本的なことがらを踏まえた後，顔ニューロンの研究のこれまでのあゆみについて簡単にまとめ，顔ニューロンをめぐる最近の話題についても，筆者らの研究も交えて触れることにしたい．

2　サルにおけるニューロン活動記録

ニューロン・シナプス・脳

脳では多数のニューロンがシナプスと呼ばれる構造で結びつき，ネットワークを形成している．ヒト脳のニューロンの数は千数百億個といわれており，それぞれのニューロンが平均数万個のシナプスを持っている．図8-2はそのようなニューロンの一例である（Carlson, 2009）．

ニューロンは細胞体，軸索，樹状突起から成り立っている．このようなニュ

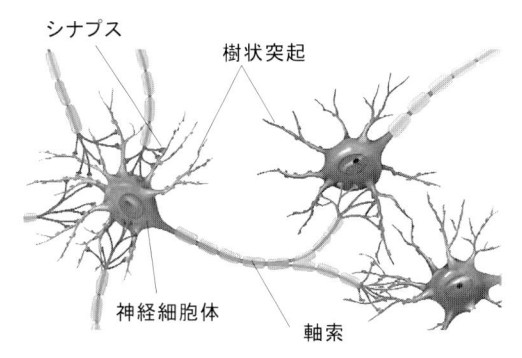

図 8-2　一般的なニューロンの形態（Carlson, 2009 から転載）

ーロンのネットワークを活動電位（スパイク放電）と呼ばれる電気信号が伝わることにより，脳における様々な情報処理が行われる．視覚や聴覚などの感覚や手足を動かす運動だけでなく，様々な事物や事象に対する認識や学習・記憶，様々な行動あるいはそれに伴った感情なども脳における情報処理の産物であると考えられている．本書のテーマである顔に対する視覚情報処理，顔に対する認識や学習・記憶についても同様である．

微小電極法による慢性的ニューロン活動記録

脳科学はこれまでどのようにして脳を研究してきたのだろうか？　脳における情報処理を取り扱うシステム神経科学と呼ばれる研究領域がある．システム神経科学では，脳の様々な領域で，例えば外界情報（または生体の内部情報）の何がどのように表現され，また処理されるかが問題となる．現在，システム神経科学は脳における情報処理様式を知るいくつかの手立てを持っている．まず，ヒトを被験者とする機能的核磁気共鳴法（fMRI）や近赤外光スペクトログラム（NIRS）などを使用した脳機能イメージング研究がある．また同様に，ヒトを被験者とする脳磁図（MEG）や誘発脳電位（ERP）などの電気生理学的研究がある．さらに特定の脳部位の病変がもたらす行動学的変化を検証する神経心理学的研究がある．ヒト脳における顔情報処理の脳機能イメージング研究は本書の 9 章（飯高），電気生理学的研究は 10 章（飛松）や 11 章（三木・柿木），神経

III・顔認知の脳内基盤

心理学的研究は7章（森）などで取り上げられている．

　本章では，これらの研究方法とは異なる，認知行動下の動物におけるニューロン活動記録という研究方法に焦点をあてたい．この研究方法では，ネコやラットのほかに，ヒトと同じ霊長類に属するサルを実験動物として用いることが多い．まず，サルに様々な認知課題を訓練し，容易に解決できるようにする．例えば顔の情報処理についての研究であれば，コンピュータディスプレイ上に様々な顔を呈示し，それらの区別やそれらに基づいた種々の判断などを行わせる．そしてサルが認知課題を行っている最中に，脳内の標的とする領域に微小電極を刺入し，脳内のニューロンのスパイク放電を細胞外から直接記録する．微小電極は先端径が10μ程度で，ガラスや有機樹脂でコーティングしたタングステン線や白金イリジウム線を使用することが多い．一方，ニューロンの細胞体の直径は一般に5-100μ程度である．記録する活動電位（スパイク）自体の大きさは50-100 mV程度だが，ニューロンからある程度離れた外部から記録することになるため，捉えられる電位変化は距離に応じてたいへん小さなものとなり，増幅器を使用して計測を行う必要がある．認知課題中に呈示された視覚刺激が適切なものであれば，ニューロンは強い電気的興奮を生じ，スパイク放電頻度が増加する．ある視覚刺激によってあるニューロンのスパイク放電頻度が増加した時，そのニューロンはその視覚刺激に応答を示したという．様々な脳領域でこのようにして計測されるニューロン応答の特徴を調べることで，脳におけるニューロンレベルでの情報表現の様子とその変換過程を追うことが可能になる．

　この実験手法は，ニューロンのネットワークの中で実際に情報を担っている電気信号である活動電位を計測している点で他の実験手法の追随を許さない大きな利点がある．個々のニューロンが実際に行っている計算を直に見ることになるわけであり，fMRIを用いた局所脳血流変化の計測や，MEGや誘発脳電位による脳内の磁場や電場の総体的な変化の計測とは明確に一線を画す．ただし，この実験手法は，脳に対しての侵襲性があり，限られた場合を除きヒトを対象とすることは倫理的に許されない．このためヒトと同じ霊長類に属するサルを実験動物として用いることが多いことはすでに述べた．なお最近はサルでも容易に実験前に核磁気共鳴画像（MRI）が撮像可能になったため，かなり正

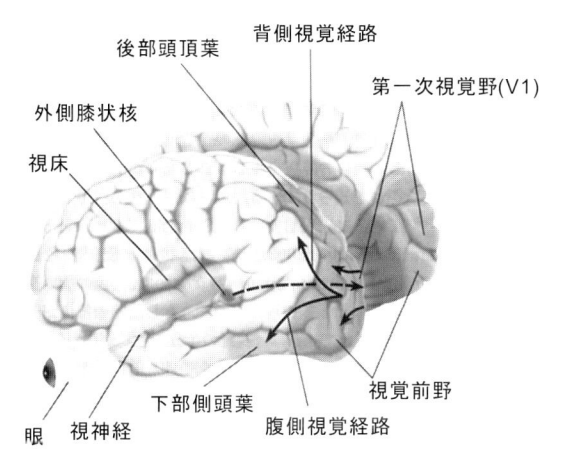

図 8-3 脳における視覚情報処理経路（Carlson, 2009 から転載）ヒトの大脳を外側から見た図.

確にニューロン活動記録を行う脳領域を定位することが可能である.

脳における視覚情報処理

ニューロン活動記録をはじめとする様々な実験手法により，脳における視覚情報処理について多くのことが明らかになっている．本項ではまずそのアウトラインを簡単に説明させていただきたい．

図8-3に示すように，眼の網膜で受容された外界の光線情報の大半は，間脳の視床と呼ばれる脳構造の後部に存在する外側膝状核という部位で中継された後，大脳皮質のうち後頭葉に存在する第一次視覚野（V1野）に入力する（なお，これら視覚情報の一部は外側膝状核を経ずに上丘などの皮質下構造に入力する）．大脳皮質は解剖学的に多数の領野に分けられており，サルでも，80以上の大脳皮質領野がある．図8-4Aはサルの大脳皮質の2次元展開図であり，灰色または黒の部分は，視覚に関連する皮質領野である（Felleman & Van Essen, 1991）．サルの場合，大脳皮質の面積にして実に40%もの領域が視覚に関連する．図8-4Bは視覚関連領野の結合関係を示したものであり，多数の視覚関連領野が階層的に結合して視覚情報処理が行われていることがわかる（図8-4Bの上に行けば行くほど情報処理の階層が高くなる）．

Ⅲ・顔認知の脳内基盤

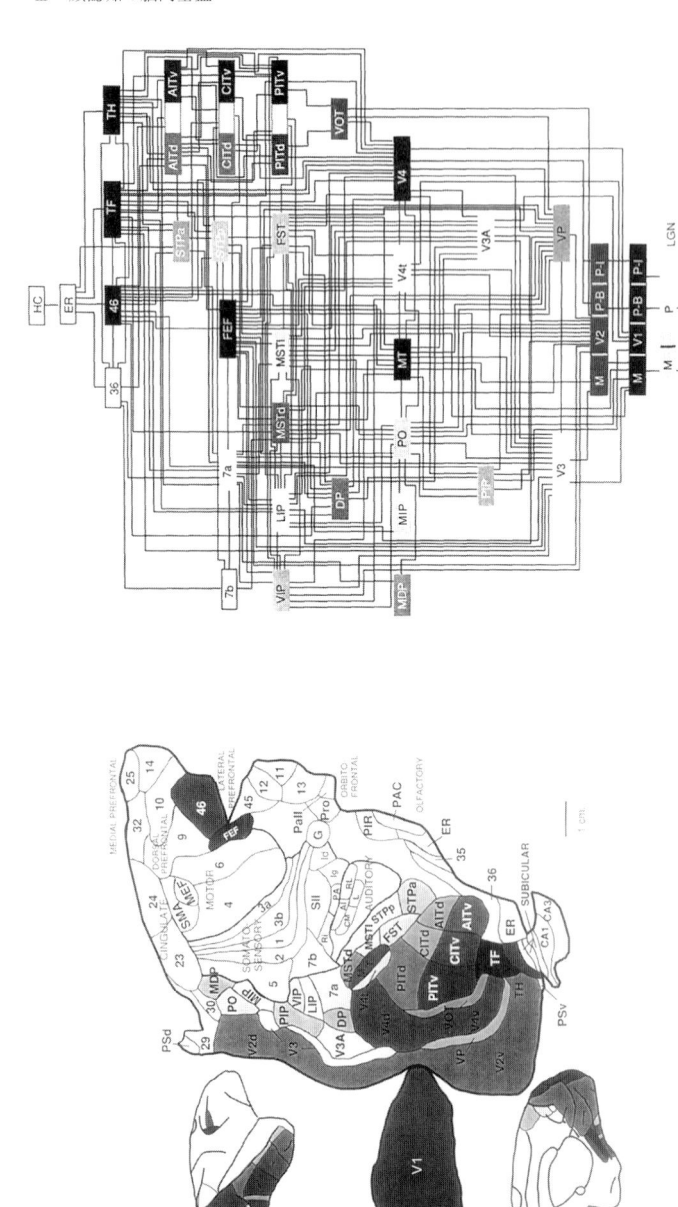

図8-4 サル大脳皮質における視覚関連領野（Felleman & Van Essen, 1991 の改変）. A（左）：サルの大脳皮質の2次元展開図. B（右）：サル視覚関連領野の結合関係.

8章　顔ニューロンが紡ぐもの

　各視覚関連領野のニューロンは視覚刺激の持つある特性に対して選択的に応答する．例えば，V1野のニューロンは特定の傾きの線分に，また，視覚前野のMT野と呼ばれる領域のニューロンは特定の方向への運動パターンに対して応答を示す．これをニューロンの刺激選択性と呼ぶ．刺激選択性はニューロン活動記録実験から知ることが可能である．一般に情報処理の上位階層に属する視覚領野は下位階層に属する視覚領野にくらべてより高次な視覚特徴に対する刺激選択性を持つことが知られている．また，視覚関連領野のニューロンはそれぞれが視野内のある特定の領域（特定の位置の特定の大きさを持った領域）に呈示された場合にのみ応答を示す．この領域を視覚受容野といい，視覚受容野は個々のニューロン毎に決まっている．視覚受容野の大きさは，視覚受容野の視野内での位置に依存して決まっており，視覚領野毎に異なっている．例えば，MT野の視覚受容野は視野中心から10度の位置では直径10度程度である．また，V1野の視覚受容野は直径1度にも満たないことが多い．一般に上位階層の視覚領野は下位階層の視覚領野にくらべてより広い視覚受容野を持つことが知られている．

　霊長類の大脳皮質における視覚情報処理は視覚領野の刺激選択性や視覚受容野の大きさなどから大きく二つの流れに分かれて階層的に処理されることが示唆されており，この考えは行動学的にも証明されている（Mishkin, et al., 1983）．サルの場合を例にとると，一つはMT野などの視覚前野からMSTd野やLIP野など後部頭頂葉に向かう経路である（図8-3および図8-4B参照）．この経路は背側視覚経路と呼ばれ，空間的な視覚情報処理や視運動処理に関係する．もう一つはV4野などの視覚前野から下部側頭葉に向かう経路である．この経路は腹側視覚経路と呼ばれ，形状や色彩に関する視覚情報処理や対象の認知・記憶に関係する（図8-3および図8-4B参照）．下部側頭葉の視覚関連領域は上側頭溝と下側頭回に存在する．後者はさらに前後に3つに分けられ，後ろからPIT，CIT，AIT野と称し，それぞれの背側部部分，腹側部分がそれぞれPITd，CITd，AITd野とPITv，CITv，AITv野にあたる（図8-4B参照）．PIT野をTEO野と呼び，CIT野とAIT野を併せてTE野と呼ぶこともある．以上はサルの大脳皮質だが，背側視覚経路と腹側視覚経路の機能についてはほぼ同じ図式がヒトにも当てはまり，臨床的知見にも一致する．後述するが，本章で取り

扱うサルの顔ニューロンは主に，この腹側視覚経路の最終段階に位置する，TE 野および前部上側頭溝（AITd および CITd 野の一部分と STPa 野が含まれる）と呼ばれる領域に存在する．これらの領域は顔を含む比較的複雑な視覚形状に対する刺激選択性がある一方，視覚受容野は広い．

機能コラム

　大脳皮質は深さ方向に 1.5-4 mm の厚みがあり，Ⅰ-Ⅵ層の 6 層構造を持つ．一方，大脳皮質は深さ方向に対して垂直な平面方向に約 0.4 mm 程度の大きさを持った広がりとして，視覚受容野が重なり，かつ刺激選択性が類似する視覚関連ニューロンが集合し，整然と配列することが示されている．この構造は機能コラムと呼ばれ，これまで多くの視覚領野で見出されている．機能コラムは脳における情報の表現様式を考える上で極めて重要であり，V1 野をはじめ，V2 野や MT 野など多くの視覚関連領野で，サルやヒトでも種を超えてコラム構造が見出され，その存在が裏付けられている．

　機能コラムは，サル TE 野でも見出されている．TE 野の視覚受容野の大きさは視野中心近傍でも 15 度を超え，1/4 視野にも及ぶ．Fujita ら（1992）は TE 野からニューロン活動記録実験を行い，中程度の複雑さを持つ類似した図形に刺激選択性を有する視覚応答ニューロンが密集して存在することを突き止めた．中等度に複雑な類似した図形に対し応答性を持つニューロンは深さ方向に垂直な平面上の約 0.4 × 0.4 mm の範囲に限局し，その広がりを超えると全く別の中等度に複雑な図形に応答性を持つ視覚応答ニューロンの集団が記録された．以上の結果などから，彼らは TE 野には中等度の図形特徴を表現する機能コラム（図形特徴コラム）があることを提唱した（Fujita *et al.*, 1992; Tanaka, 1996）．後述するように，サル TE 野の中には顔ニューロンが多数密集して記録される部位もある．また，特定の顔の向きを表現する機能コラムの存在を示唆する報告もある（Wang *et al.*, 1996）．しかしながら，顔情報処理における機能コラムの意義については現在さらなる研究が行われている段階である．

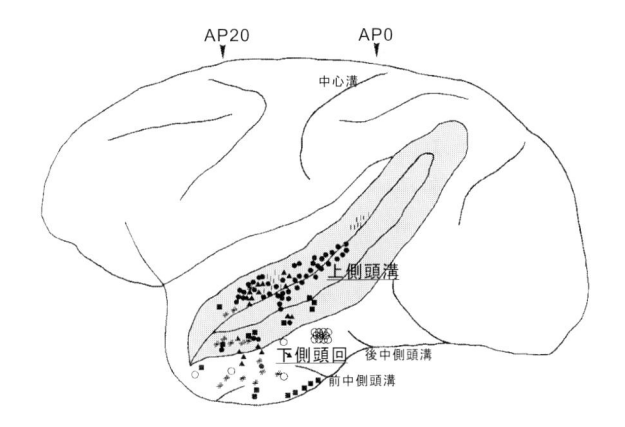

図8.5 サル顔ニューロンの分布に関する従来の報告（Perrett *et al.*, 1992 の改変）．左大脳半球の側面を，上側頭溝（灰色の部分）を開いて示してある．

3 顔認知のニューロン回路

顔ニューロンの分布

冒頭では顔ニューロンの発見について述べた．図8-5は多くの研究室から報告されてきた顔ニューロンの存在部位を示したものである（Perrett *et al.*, 1992）．

この図は左大脳半球を横から見た図であり，上側頭溝（灰色の部分）を展開した状態で示してある．この図から顔ニューロンが存在するのは主に前部上側頭溝と前部下側頭回を中心とする側頭葉前方の比較的広範な部位であり，図8-4AのAITd，CITd，AITv，CITvやSTPa野などの皮質領野が相当することがわかる．TE野と前部上側頭溝といってもよい．図8-4Bを参照するとこれらの顔ニューロンの存在領域は後頭葉から側頭葉下部に向かう，対象の認知・記憶に関わるとされる腹側視覚経路のほぼ最上階層に位置することになる．この最上階層で顔という複雑な，それでいて，生活世界に溢れた視覚刺激に対して刺激選択性を持つニューロンが見出されたことは示唆に富む．

顔パッチ

最近，TsaoとFrewaldらは，これまで主にヒトを対象として多く用いられ

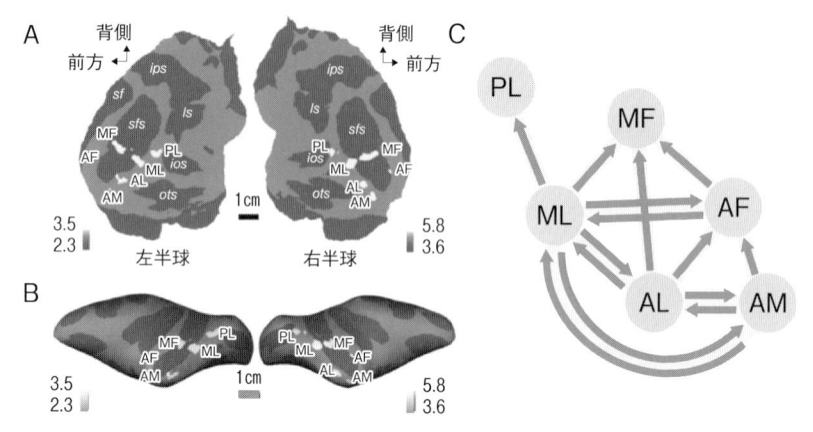

図 8-6 サル側頭皮質に存在する顔パッチ．A：機能的核磁気共鳴画像（fMRI）により同定された，2次元展開図上のサル顔パッチの存在部位．B：A を左右の大脳半球を外側から見た図として再構成した図．C：電気刺激により得られた各サル顔パッチの機能的結合関係．（A, B は Tsao et al., 2008 の改変．C は Moeller et al., 2008 の改変）

てきた fMRI をサルに用い，さらにニューロン活動記録を組み合わせた一連の革新的な実験を行い，興味深い知見を得ている（Tsao et al., 2003; Tsao et al., 2006; Moeller et al., 2008; Freiwald et al., 2009; Freiwald & Tsao, 2010）．fMRI では，脳の中で活動している部位を，局所的な脳血流量の増加に基づいて同定することが可能である．彼女らは，fMRI をサルに用い，まず顔を見ている時に選択的に局所脳血流を増加させる脳部位を同定し，さらに同定した脳部位周辺からニューロン活動記録を行い，刺激選択性を調べた．この実験の結果，顔ニューロンは，従来の報告のように TE 野と前部上側頭溝の広い範囲に散在するのではなく，ほぼ 6 つの比較的狭い領域に非常に密に存在していることが明らかになった．彼女らはこの顔ニューロンが密に存在する領域を顔パッチと命名し，その存在部位からそれぞれ，AM，AL，AF，ML，MF，PL パッチと呼んでいる（図 8-6A, B）（Tsao et al., 2003; Tsao et al., 2006; Moeller et al., 2008）．

従来のサルでのニューロン活動記録実験での常識では，記録を行った全てのニューロンのうち，刺激選択性の高い視覚応答を示すニューロンの割合は多くても 20〜40% 程度である．しかしながら，各顔パッチにおける顔ニューロンの記録割合は 80〜90% と驚くべき高率を示している（Tsao et al., 2006）．この事

実は同定された6つのパッチが顔の情報処理に特化したものであることを肯定する知見である．さらに Tsao らのグループは6つの顔パッチの一つ一つを刺激電極を用いて電気的に刺激して興奮させ，その時に刺激した顔パッチ以外の顔パッチの局所脳血流量を fMRI を用いて計測することで，図8-6C のような6つの顔パッチ間の機能的な結合関係を示している (Moeller et al., 2008). この図では各顔パッチ間の一方向性または双方向性の結合が矢印で示されている．

　Tsao らによる顔パッチの発見は脳における情報表現様式に一石を投じた．顔パッチは，直径が数ミリメートルに及ぶ．したがって，顔パッチは，コラム構造という単位より大きなサイズの，しかも V4 野とか MT 野などの視覚領野という単位よりは小さなサイズの，大脳皮質における新たな機能単位を提唱したものといえる．また，図8-6C に示すように顔パッチが互いに機能的に連結していることから，6つの顔パッチは顔情報処理に特化した機能的ネットワークを形成している可能性が示唆される．このネットワークが図8-4B に示した視覚領野の階層構造とどのように関係づけられるかはたいへん興味深い．

ヒト顔領域との比較

　本書の他章にあるように，ヒトではこれまでに fMRI による脳機能イメージング研究により，顔に選択的に局所脳血流を増加する部位として，紡錘状回顔領域 (FFA) (Kanwisher et al., 1997) をはじめ，後頭側頭境界部顔領域 (OFA)，後部上側頭溝顔領域 (STS)，前部側頭皮質顔領域などの顔領域が同定されている (Haxby et al., 2000; Haxby et al., 2001). また，顔の情報処理に特化した神経回路の障害により，相貌失認 (prosopagnosia) というたいへん特徴的な病態が現れることは7章 (森) で詳述されている．相貌失認とは狭義には，既知顔のアイデンティティ認知障害であり，統覚型 (顔のアイデンティティの知覚障害) と連合型 (顔のアイデンティティと様々な意味情報との連合障害) の2型に細分される (Damasio et al., 1982; De Renzi et al., 1991). 神経心理学的には，紡錘状回顔領域は統覚型相貌失認症例で，また前部側頭皮質顔領域は連合型相貌失認症例でそれぞれ損傷が認められることが多い脳部位に相当する (Barton et al., 2002). これらヒト顔領域と前述のサル顔パッチは機能的に相同する可能性が示唆されているが，両者の解剖学的対応関係は今なお明確ではない．特にサルでは解剖

学的に紡錘状回顔領域にあたる領域が明確でないことは従来議論されてきた．この点に関して，筆者らの研究では，記録した顔ニューロンの応答特性に基づき，サル前部下側頭皮質腹側部（AITv野）は，ヒトの紡錘状回顔領域と前部側頭皮質顔領域の両方に機能的に対応する可能性を示唆している（Eifuku et al., 2004; Eifuku et al., 2010）．ヒトの前部側頭皮質では紡錘状回顔領域と前部側頭皮質顔領域を挟んで意味認知を担うと考えられている広大な脳領域が広がっている．このような前部側頭皮質の進化は，ヒトとサルの間の「こころ」の違いと大きく関わる可能性がある．さらにごく最近，ヒトでは顔に選択性を有する脳領域は，腹側側頭皮質の中に，従来報告されてきたよりも多数存在することが報告されている（Ku et al., 2011）．腹側側頭皮質は従来fMRIでは正確な描出が困難な部位であったが，近年の技術的進歩が正確な脳機能イメージングを可能にした．ヒト脳機能イメージングによる腹側側頭皮質の機能解明の今後のさらなる発展に期待が寄せられる．

4　顔のアイデンティティと意味の脳内表現

　私たちは顔を見ることによりその人が誰であるかを容易に知ることができる．また相手の表情から，相手の抱いている感情を推し量り，視線の方向から相手の関心の対象を推し量ることも比較的容易に可能である．このように顔は，個体，動物種，人種，性別，年齢に関する情報や，表情や視線方向に関する情報など多くの異なった情報を含んでおり，私たちは顔の様々な側面に対して視覚情報処理を行っている．

　サルの顔ニューロンが側頭葉前部の6つの顔パッチ内に密に存在することはすでに述べた．最近，これら各パッチないしその相当部位が顔認知において果たす異なった機能的役割に関する知見が蓄積しつつある（Freiwald et al., 2009; Freiwald & Tsao, 2010）．これらの知見は主に顔ニューロンによる顔の表現様式の解析から得られたものであり，各顔パッチまたはその相当部位が顔の視覚情報処理の異なる側面に関与することが明確になりつつある．本節では様々な顔認知情報処理の中で，特に顔のアイデンティティの認知（後述）を取り上げ，その脳内メカニズムについて考察を加えることにする．

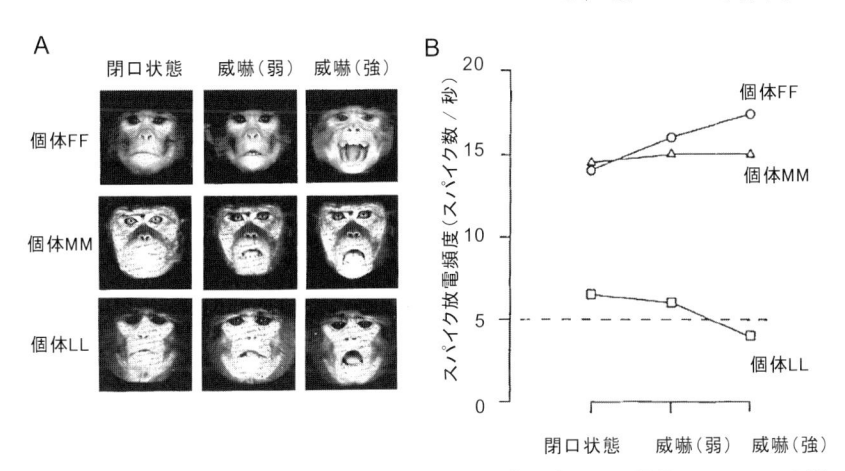

図8-7 表情によらずに顔のアイデンティティを表現するTE野顔ニューロンの例(Hasselmo *et al*., 1989の改変).A:実験に使用したサル顔写真.B:各顔刺激に対する,あるTE野の顔ニューロンの応答強度.

顔のアイデンティティのニューロン表現

われわれは呈示される顔の視覚刺激としての特徴が非常に異なっていても特定の個体(あるいはアイデンティティ)を特定可能である.例えば,横顔や斜め顔など様々な向きの顔が呈示されたとしても,様々な表情の様々な視線方向の顔が呈示された場合でも,通常われわれは比較的容易に特定の個体を同定できる.このような過程を顔のアイデンティティの認知と呼ぶ.非常に異なる顔刺激であるにもかかわらず,同一のアイデンティティとして認知するためには,異なる顔刺激間に存在する普遍的な情報を抽出する必要がある.このように普遍的な情報を抽出することは情報処理の問題としてはたいへん困難なものである.

一般に顔ニューロンは呈示された視覚刺激が顔ならば必ずしも同様に応答するというわけではない.あるいくつかの顔に対して選択的な応答を示すものは決して少なくない.しかしながら,このような顔ニューロン(またはそれらの集団として)の応答が,呈示された顔画像がたとえ非常に異なった場合であっても,特定のアイデンティティを表現し得るか否かを検証した研究は必ずしも多くなかった.図8-7はその最初期の研究で示されたTE野の顔ニューロンの例

III・顔認知の脳内基盤

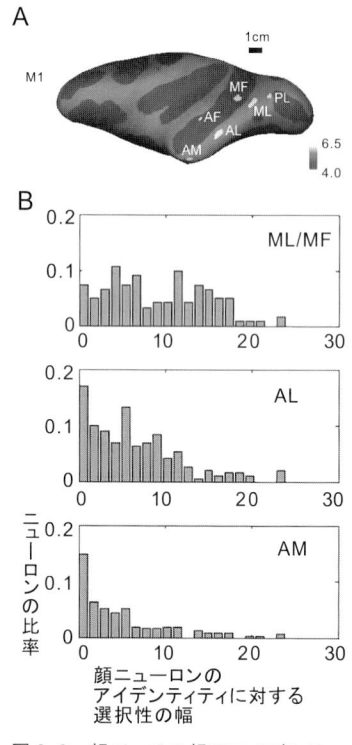

図8-8 顔パッチの顔のアイデンティティに対する選択性（Freiwald & Tsao, 2010 の改変）．A：各顔パッチの解剖学的位置．B：各顔パッチ内の顔ニューロン応答の顔のアイデンティティに対する選択性の幅．

である（Hasselmo et al., 1989）．

3頭のサルの3種類の表情の顔写真（図8-7A）を呈示したところ，この顔ニューロンは表情が異なるにもかかわらず個体 MM と FF の顔に対して，個体 LL より大きな応答を示した（図8-7B）．この結果は TE 野が表情と無関係に顔のアイデンティティを表現できることを示唆する．

一方，多くの顔ニューロンは，横顔・斜め顔・正面顔など顔の特定の向きに対して選択性（view specificity）を示すことが，最初期の研究を含め，多くの研究で示されてきた（Perrett et al., 1982; Desimone et al., 1984）．特定の向きに対する選択性は，実際には顔には限定されず，物体に対する選択性を示す下側頭皮質ニューロンの多くで共通に認められる特性である（Logothetis et al., 1995）．このような背景から筆者らは，顔のアイデンティティと顔の向きが様々に組み合わせられた顔刺激セットを使用し，前部側頭皮質の種々の脳領域から顔ニューロンの活動記録を行い，主成分分析や多次元尺度法など多変量解析に基づいて，各脳領域の顔ニューロンの集団によって表現されている顔の特徴を比較した．その結果，AITv 野の顔ニューロンの集団により，顔の向きによらない顔のアイデンティティが表現されていることを示した．またその一方，前部上側頭溝の顔ニューロンの集団により，顔のアイデンティティによらない顔の向きが表現されているという二重乖離があることも示した（Eifuku et al., 2004; De Souza et al., 2005; Eifuku et al., 2010; Eifuku et al., 2011）．

ごく最近，筆者らの知見とほぼ一致する結果が他の研究室からも報告されて

いる (Freiwald & Tsao, 2010). この実験は，すでに述べてきたサルに対してfMRIを用いて顔パッチを同定した後，顔パッチからニューロン記録を行った，Tsaoらの研究グループによる一連の画期的な研究の一つである. この実験では，筆者らの研究と同じように，顔のアイデンティティと顔の向きの種類が様々にかけ合わされた種々の顔刺激を顔ニューロンの視覚受容野に呈示している. 図8-8はこのような実験を行って得られた，AM, AL, およびML＋MFパッチから記録された顔ニューロンの顔のアイデンティティに対する選択性の幅 (tuning width) の分布である.

この図のように，MLやMFパッチの顔ニューロンは顔のアイデンティティに対する選択性の幅は比較的広いが，AMパッチではたいへん狭くなっている. すなわち，AMパッチの顔ニューロンの応答は顔のアイデンティティに対して高い選択性を示し，大半の顔ニューロンが5つ以下のアイデンティティに対して選択的に応答する. また，ALパッチはML＋MFパッチとAMパッチの中間程度の選択性を示している. さらに彼らは，主成分分析や多次元尺度法など多変量解析に基づき，これらAMパッチの顔ニューロン集団によって表現されている顔の特徴を解析し，顔のアイデンティティが表現されていることを明確にしている. これらの結果は基本的に筆者らが先行研究で得た知見と多くの点で一致するものである. とりわけ特筆すべきは図8-8のようなアイデンティティに対する選択性が高いAMパッチの存在部位である. Tsaoらの一連の研究から，AMパッチは下側頭回腹側部のかなり前方の，前部中側頭溝 (anterior middle temporal sulcus: AMTS) の周囲に位置する. この記録部位は筆者らが記録を行い，顔のアイデンティティを表現する顔ニューロン集団を記録した部位に非常に類似する.

顔のアイデンティティと意味の連合のニューロン表現

われわれがある特定の人物を思い出す時，ほぼ同時にその人の名前や，職業や性格などといったその人に関する意味情報が次々に思い出されてくる. つまり顔のアイデンティティの情報は，名前や他の意味情報と結びつけられて記憶されていると考えてよい. その一方で，年をとって記憶力が落ちてくると顔は思い出せるが名前を思い出さないということはよく耳にする事例であろう. 顔

Ⅲ・顔認知の脳内基盤

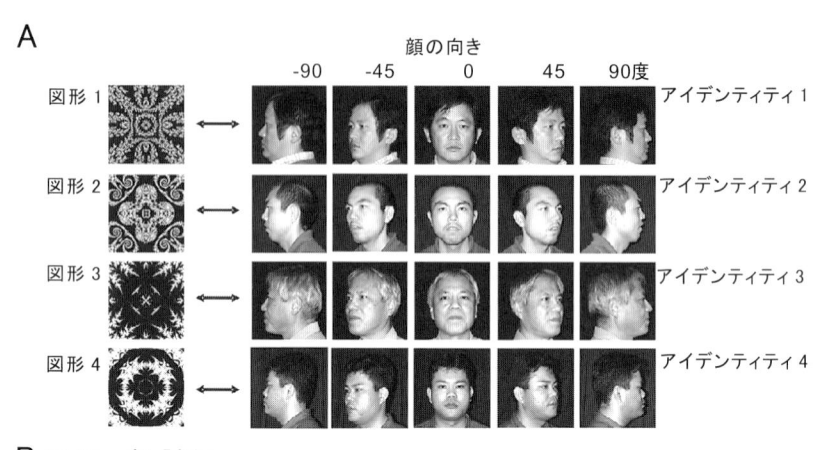

A

B 図形→顔 試行

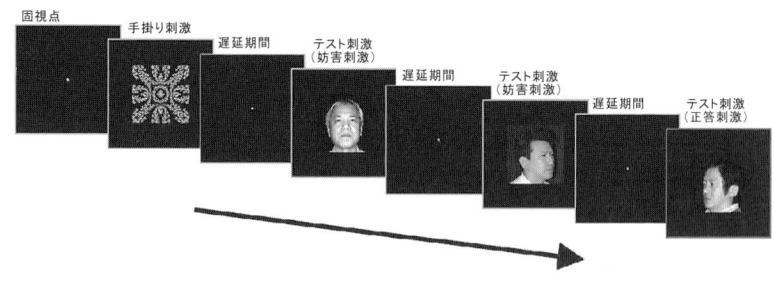

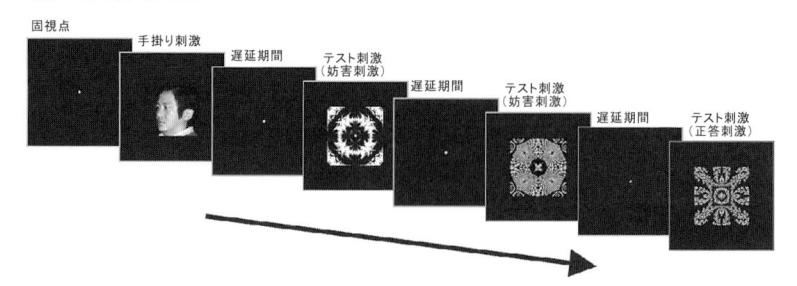

C 顔→図形 試行

図8-9 顔のアイデンティティと抽象図形を連合させる非対称的対連合課題図形（Eifuku *et al.*, 2010の改変）．A：連合対．1つの図形刺激と5方向の同一アイデンティティの顔刺激の連合対を4種類サルに学習させる．B・C：認知課題の時間経過．サルは手掛かり刺激（図形または顔）と連合されたテスト刺激（顔または図形）を選択する．

のアイデンティティと様々な意味情報との連合は，顔のアイデンティティ認知の本質的な側面の一つと考えられる（Farah, 1990）．実際，AITv 野の顔ニューロン（ないしその集団）は，顔のアイデンティティを表現するだけではなく，学習に基づき，顔のアイデンティティと他の顔とは全く異なる刺激との連合関係を表現することが可能であることが明らかになっている．本項ではこの点を明確にした筆者らの最近の仕事を紹介させていただく（Eifuku *et al.*, 2010）．

(1) 顔を用いた非対称的対連合課題

この実験ではサルに実際に図 8-9A に示すような 4 種類の図形と人物（アイデンティティ）の組み合わせ（連合対）を十分に覚えさせる．ただし，各アイデンティティ毎に 5 方向（右左横向き，右左斜前向き，正面向き）の顔がある．

実際の課題（顔を用いた非対称的対連合課題：APA 課題）では，図 8-9B および C に示すように，最初に手掛り刺激として，図形または顔が呈示され，そのあとに様々なテスト刺激（手掛り刺激が図形の場合には顔，手掛り刺激が顔の場合には図形）が複数回呈示される．サルは手掛り刺激と同一の連合対に属するテスト刺激（顔または図形）を選ぶと正解になる．例えば，図形 1 が最初に手掛り刺激として呈示された場合，そのあとに続けて様々な顔がテスト刺激として呈示されるが，サルが，顔の向きに関係なく，アイデンティティ 1 の人物の顔を選ぶと正解になる．また逆に，ある向きのアイデンティティ 1 の人物の顔が最初に手掛り刺激として呈示された場合，そのあとに呈示された様々なテスト刺激（図形）の中からサルが図形 1 を選ぶと正解になる．

(2) 顔を用いた非対称的対連合課題中のニューロン応答

この課題遂行中に AITv 野から記録されたニューロンの一例を図 8-10 に示す．図 8-10 は図形から顔を思い出す試行（A）と顔から図形を思い出す試行（B）それぞれの場合に対して，その最初に呈示される手掛り刺激と，そのあとに続けて呈示された正答テスト刺激に対するニューロンの応答をラスターとスパイク放電密度関数で示したものである．このニューロンはどちらの試行でも手掛り刺激または正解テスト刺激として呈示された図形 3 とアイデンティティ 3 という特定の組み合わせに対して応答している．図 8-10C は手掛り刺激とし

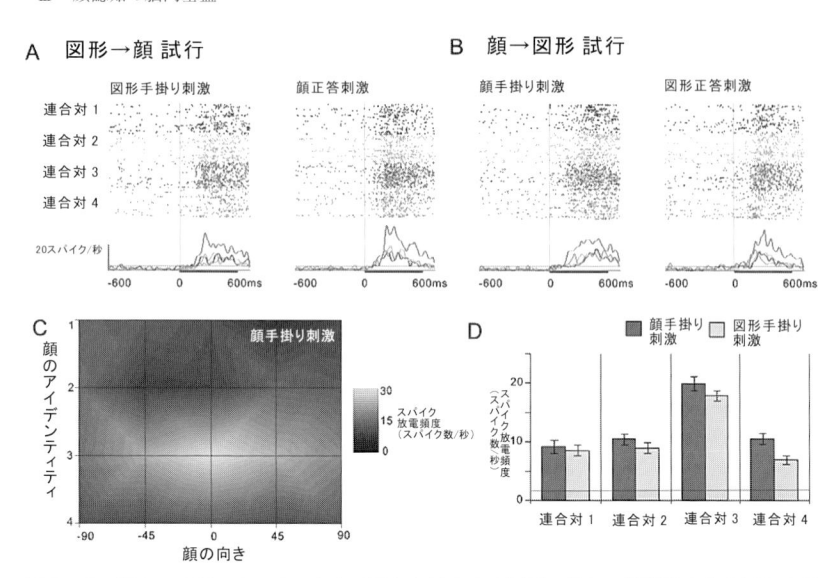

図 8-10 顔のアイデンティティおよびそれと連合する図形に対して選択的応答を示した前部下側頭皮質腹側部（AITv 野）の顔ニューロンの一例（Eifuku *et al.*, 2010 の改変）．A：図形から顔を思い出す試行における，手掛り図形刺激（左）および正解顔刺激（右）に対するニューロン応答．ニューロン応答は，4 つの連合対のうち各連合対に属する図形または顔毎に，各試行におけるラスター表示（上段）とスパイク密度関数（下段）で示されている（スパイク密度関数上の直線は自発放電頻度の大きさを意味する）．B：顔から図形を思い出す試行における手掛り顔刺激（左）および正解図形刺激（右）に対するニューロン応答（各連合対に属する顔または図形毎の，各試行におけるラスター表示（上段）とスパイク密度関数（下段））．A，B ともに時間軸の 0 が各視覚刺激の呈示開始時点であり，各視覚刺激は 496 ミリ秒呈示（黒い太線部分）した．C：各向きの手掛り顔刺激に対するニューロン応答強度のサマリー．D：各アイデンティティの手掛り顔刺激およびそれらと連合する図形の手掛り刺激に対するニューロン応答強度のサマリー．

て使用された 4 つのアイデンティティの 5 方向の顔に対するニューロン応答をまとめたもので，このニューロンはアイデンティティ 3 に対して選択的に応答しているが，顔の向きに対する選択性はかなり緩いことがわかる．また，図 8-10D は手掛り刺激として使用された 4 種類の図形と人物（5 方向の平均）に対するニューロン応答を，4 種類の組み合わせ毎にまとめ直したもので，図形 3 とアイデンティティ 3 という特定の組み合わせに対して選択的に応答している

ことがわかる．

　筆者らの研究 (2010) では，APA 課題遂行時，AITv 野から合計 120 個の顔ニューロンが記録され，そのうち 80 個が図形に対しても応答性を示した（連合対応答ニューロンと呼ぶ）．連合対応答ニューロンの大半（63 個 (78.8%)）は，学習された特定のアイデンティティと図形の連合対に対して選択性を示した（連合対選択的ニューロン）．このように，単に特定のアイデンティティの顔だけではなくて，それと連合して覚えた特定の図形に応答するニューロンが AITv 野で記録される．この研究が示すところは，人物のアイデンティティを表現することが示された AITv 野の顔ニューロン集団が，人物のアイデンティティを表現すると同時に，新たに人物と組み合わせて覚えさせた図形との連合学習をも表現できるという点である．すでに述べたように，ある特定の人物のアイデンティティには通常，名前であるとか，その人にとってのその人物の意味など，様々な他の情報が結びつけられている．筆者らの実験結果は，AITv 野の顔ニューロン集団が，単に顔の視覚情報だけを表現するのではなくて，それと結びつけられた様々な情報をも表現できることを証明するものである．したがって AITv 野は，顔のアイデンティティとその意味を表現する脳領域として，顔情報処理の中核システムの中に位置づけることができるであろう．

5　顔ニューロンが紡ぐもの

　20 世紀を代表する小説のひとつであるマルセル・プルーストの，『失われた時を求めて』では，ある日語り手がふと口にしたマドレーヌの味をきっかけに，幼少期に家族そろって夏の休暇を過ごしたコンブレーの町全体の記憶が鮮やかに蘇ってくる．『失われた時を求めて』の中で展開した世界が示すように，私たちの認知や記憶は，元来，たいへん豊かなものである．最先端のシステム神経科学的研究は，このような脳における記憶や知識表現の一端を少しずつ解明しつつあるといってよいかもしれない．本章の 4 節で述べた，AITv 野の顔ニューロンによる顔のアイデンティティとその意味の表現に関する筆者らの最近の研究は，脳における記憶や知識表現の非常に豊かな側面を物語っているように筆者には思われる．私たちが脳における認知や記憶の生物学的研究の深部に進むにつれてあらためて気づかされることは，私たちが往々にして実験統制の

一方で隠してしまいがちな，このような認知・記憶の元来の豊かさに他ならない．顔ニューロンの研究はこのような文脈の中でなお発展を続けている．

　本章では，顔認知を支える脳内機構について，サルを用いた神経生理学的研究，特に顔ニューロンをめぐる研究を中心に，著者らの最新の知見を交え解説した．

引用文献

Barton, J. J. S., Press, D. Z., Keenan, J. P., & O'Connor, M. (2002). Lesions of the fusiform face area impair perception of facial configuration in prosopagnosia. *Neurology*, **58**, 71-78.

Bruce, C. J., Desimone, R., & Gross, C. G. (1981). Visual properties of neurons in a polysensory area in superior temporal sulcus of the macaque. *J Neurophysiol*, **46**, 369-384.

Carlson, N. R. (2009). *Physiology of Behavior, 10th edition*. Boston: Allyn and Bacon.

Damasio, A. R., Damasio, H., & Van Hoesen, G. W. (1982). Prosopagnosia: Anatomic basis and behavioral mechanisms. *Neurology*, **32**, 331-341.

De Renzi, E., Faglioni, P., Grossi, P., & Nichelli, P. (1991). Apperceptive and associative forms of prosopagnosia. *Cortex*, **27**, 213-222.

De Souza, W. C., Eifuku, S., Tamura, R., Nishijo, H., & Ono, T. (2005). Differential characteristics of face neuronal responses within the anterior superior temporal sulcus of macaques. *J Neurophysiol*, **94**, 1251-1266.

Desimone, R., Albright, T. D., Gross, C. G., & Bruce, C. J. (1984). Stimulus-selective properties of inferior temporal neurons in the macaque. *J Neurosci*, **8**, 2051-2062.

Eifuku, S., De Souza, W. C., Nakata, R., Ono, T., & Tamura R. (2011). Neural representations of personally familiar and unfamiliar faces in the anterior inferior temporal cortex of monkeys. *PLoS One*, **6**(**e8913**), 1-10.

Eifuku, S., De Souza, W. C., Tamura, R., Nishijo, H., & Ono, T. (2004). Neuronal correlates of face identification in the monkey anterior temporal cortical areas. *J Neurophysiol*, **91**, 358-371.

Eifuku, S., Nakata, R., Sugimori, M., Ono, T., & Tamura, R. (2010). Neural correlates of associative face memory in the anterior inferior temporal cortex of monkeys. *J Neurosci*, **30**, 15085-15096.

Farah, M. J. (1990). *Visual Agnosia: Disorders of Object Recognition and What They Tell Us about Normal Vision*. Cambridge, MA: MIT Press.

Felleman, D. J., & Van Essen, D. C. (1991). Distributed hierarchical processing in the primate visual cortex. *Cereb Cortex*, **1**, 1-47.

Freiwald, W. A., & Tsao, D. Y. (2010). Functional compartmentalization and viewpoint generalization within the macaque face-processing system. *Science*, **330**, 845-851.

Freiwald, W. A., Tsao, D. Y., & Livingstone, M. S. (2009). A face feature space in the macaque temporal lobe. *Nat Neurosci*, **12**, 1187-1196.

Fujita, I., Tanaka, K., Ito, M., & Cheng, K. (1992). Columns for visual features of objects in monkey inferotemporal cortex. *Nature*, **360**, 343-346.

Hasselmo, M. E., Rolls, E. T., & Baylis, G. C. (1989). The role of expression and identity in the face selective response of neurons in the temporal visual cortex of the monkey. *Behav Brain Res*, **32**, 203-218.

Haxby, J. V., Gobbini, M. I., Furey, M. L., Ishai, A., Schouten, J. L., & Pietrini, P. (2001). Distributed and overlapping representations of faces and objects in ventral temporal cortex. *Science*, **28**, 2425-2430.

Haxby, J. V., Hoffman, E. A., & Gobbini, M. I. (2000). The distributed human neural system for face perception. *Trend Cognit Sci*, **4**, 223-233.

Kanwisher, N., Mcdermott, J., & Chun, M. M. (1997). The fusiform face freas: A module in human extra striate cortex specialized for face perception. *J Neurosci*, **17**, 4302-4311.

Ku, S. P., Tolias, A. S., Logothetis, N. K., & Goense, J. (2011). fMRI of the face-processing network in the ventral temporal lobe of awake and anesthetized macaques. *Neuron*, **70**, 352-362.

Logothetis, N. K., Pauls, J., & Poggio, T. (1995). Shape representation in the inferior temporal cortex of monkeys. *Curr Biol*, **5**, 552-563.

Mishkin, M., Ungerleider, L. G., & Macko, K. A. (1983). Object vision and spatial vision: Two cortical pathways. *Trend Neurosci*, **6**, 414-417.

Moollor, S., Freiwald, W. A., & Tsao, D. Y. (2008). Patches with links: A unified system for processing faces in the macaque temporal lobe. *Science*, **320**, 1355-1359.

Perrett, D. I., Hietanen, J. K., Oram, M. W., & Benson, P. J. (1992). Organization and functions of cells responsive to faces in the temporal cortex. *Philos Trans R Soc Lond B Biol Sci*, **335**, 23-30.

Perrett, D. I., Rolls, E. T., & Caan, W. (1982). Visual neurons responsive to faces in the monkey temporal cortex. *Exp Brain Res*, **47**, 329-342.

Perrett, D. I., Smith, P. A. J., Potter, D. D., Mistlin, A. J., Head, A. S., Milner, A. D., & Jeeves, M. A. (1985). Visual cells in the temporal cortex sensitive to face view and gaze direction. *Proc R Soc Lond Ser B Biol Sci*, **223**, 293-317.

Tanaka, K. (1996). Inferotemporal cortex and object vision. *Ann Rev Neurosci*, **19**, 109-139.

Tsao, D. Y., Freiwald, W. A., Knutsen, T. A., Mandeville, J. B., & Tootell, R. B. H. (2003). Faces and objects in macaque cerebral cortex. *Nat Neurosci*, **6**, 989-995.

Tsao, D. Y., Freiwald, W. A., Tootell, R. B. H., & Livingstone, M. S. (2006). A cortical region consisting entirely of face-selective cells. *Science*, **311**, 670-674.

Tsao, D. Y., Moeller, S., & Freiwald, W. (2008). Comparing face patch systems in macaques and humans. *Proc Natl Acad Sci USA*, **49**, 19514-19519.

Wang, G., Tanaka, K., & Tanifuji, M. (1996). Optical imaging of functional organization in the monkey inferotemporal cortex. *Science*, **272**, 1665-1668.

9章　顔は脳のどこで処理されているのか？

飯高哲也

　本章では主に顔認知に関わる脳領域を，ポジトロンCT（positron emission tomography：PET）や機能的磁気共鳴画像（functional magnetic resonance imaging：fMRI）による脳賦活検査で調べた研究について述べる．PETは放射性同位元素を用いて脳血流値を計測する技術であり，1980年から90年代にかけて神経科学の領域で盛んに用いられた．fMRIは脳血流の変化をBlood-oxygen-level-dependent（BOLD）コントラストとして計測し画像化するもので，1990年にベル研究所のOgawaらが世界で最初に報告した技術である（Ogawa *et al.*, 1990）．これらの手法を用いた脳賦活検査により，脳機能を非侵襲的かつ画素単位で計測することが可能になった．また，計測された脳画像を扱う解析ソフトウェアの技術的進歩も目覚ましいものがある．

　脳賦活検査の基本的手法は，認知的差分法（cognitive subtraction）といわれるものである．これはある精神状態と他の精神状態でそれぞれ脳画像を取り，その2枚の画像の差分画像に2つの精神状態の差異が反映されているという理論である．単純な視覚または聴覚刺激の実験から始まって，この手法は高次脳機能の研究に欠かせないものとなっている．しかし常に念頭に置きたいことは，この方法は神経細胞の応答を直接測定しているものではないことである．しかし非侵襲性という点において，現在の神経科学領域では欠かせない検査方法となっている（飯高，2008）．

　顔認知に関わる脳機能は，顔自体に対する反応，表情の認識に関わる反応，顔の動きに対する反応，顔の記憶や有名人顔に対する反応など広範囲にわたっている．最近では顔の印象や信頼度など，顔認知の社会的側面への興味も広がっている．研究対象となる脳領域も後頭葉，側頭葉，前頭葉，辺縁系などにわたっている．したがって脳全体の活動を比較的自由に計測することができるfMRIは，このような研究目的には最適な手法と言えるだろう．

Ⅲ・顔認知の脳内基盤

　本章では顔自体に対する脳内の反応を，主に側頭葉下面に位置する紡錘状回の活動として捉えた研究について述べる．この領域は紡錘状回顔領域として知られており，PET や fMRI を用いた多数の報告がある．また古くから神経学的に，側頭葉下面の障害で相貌失認が現れることが報告されている（Damasio et al., 1982）．したがってこの領域が顔認知に関わっている可能性は，もともと指摘されていたのである．それが脳賦活検査により，広く健常被験者においても確かめられてきたと言える．顔の記憶に関わる研究や自己顔認知などの研究は，他章で述べられるのでここでは割愛する．また本章はメタ解析の手法を用いたものではなく，必ずしも該当するすべての研究報告を網羅してはいない．上側頭回（superior temporal sulcus: STS）や扁桃体（amygdala）などの活動も顔認知には重要であるが，本章では多くは触れない．

1　初期の脳賦活検査による研究

　PET による脳賦活検査を用いて顔認知に関わる脳領域を検討したのは，1992 年の Sergent らの報告が最初だと思われる（Sergent et al., 1992）．この研究では，顔の性別判断課題が縞模様の向きを判断する課題と比較された．しかしこの比較では，後頭葉に広範な賦活が見られるだけであった．次いで有名人顔の判断（俳優とそれ以外）課題から性別判断課題が差し引かれた結果，紡錘状回を含む限局した領域が描出された．しかしこの差分では前部側頭葉や海馬傍回の賦活が最も強く，紡錘状回の賦活はそれらよりも弱かった．この結果は有名人顔の判断課題では，エピソード記憶に関する脳領域も同時に賦活されたためと推測される．この研究は脳賦活検査の初期の報告であり，課題や顔刺激の作成に関する手法が十分に確立していない時期に行われている．しかし顔認知の右半球優位性についての知見も示されており，顔認知の先駆的研究として評価されている．それに引き続いて Haxby（1994）らは実験手法を精密化し，顔認知に関わる領域を PET を用いて検討した．異なった方向から見た顔が同じ人物かどうかを判断する課題では，無意味図形判断課題の場合よりも紡錘状回が強く賦活されていた．この研究は顔刺激により紡錘状回が選択的に活性化することを，統制化された実験手法により初めて示したものである．

　fMRI を用いて紡錘状回の賦活を報告したのは，Puce らが最初である（Puce

et al., 1995)．彼女らはそれ以前に難治性てんかん患者における硬膜下電極の実験で，紡錘状回から得られた電気的活動が顔刺激に強く反応することを示した．その結果をもとに顔刺激とそれをスクランブル化した刺激をブロック呈示し，健常被験者を用いて fMRI による脳賦活検査を行った．個人解析の結果では，12 人中の 9 人において顔刺激呈示に反応した紡錘状回の賦活が認められた．賦活領域の体積は右半球の方が大きかったが，統計的な有意差には至らなかった．この研究では他にも，上側頭溝の顔刺激に対する賦活も報告されている．

2　紡錘状回顔領域の提唱

側頭葉下面にある紡錘状回の活動が，顔認知に密接に関わっていることを fMRI により詳細に検討したのは Kanwisher らである．彼女は正面顔の写真と様々なオブジェクト（スプーン，動物，車など）の写真をブロック呈示し，15 名中の 12 名において紡錘状回の賦活を認めたと報告した（Kanwisher *et al.*, 1997）．しかしこの実験では顔刺激は個人の違いはあるもののすべて同じカテゴリーであるのに比べ，オブジェクト刺激は多数のカテゴリーが刺激として含まれていることに問題があった．そのためさらに顔とスクランブル顔の比較，顔と手の比較，顔と家の比較なども行った結果，いずれの場合にも紡錘状回の賦活は顔刺激に反応して上昇することを示した．したがって単なるカテゴリー数の相違ではなく（家刺激も単一カテゴリーであるが，それぞれ異なっている），顔というカテゴリーに選択的に反応していることが明瞭に示されたのである．この報告以来，顔認知に関わる紡錘状回領域のことを fusiform face area（FFA）と呼ぶようになった．また FFA の反応は，写真の顔，漫画の顔，猫の顔でほぼ同等であった（Tong *et al.*, 2000）．さらに最近の報告では静止画よりも動画で顔の表情を呈示した場合の方が，FFA 活動の程度と広がりが強いことが示されている（Fox *et al.*, 2009）．

fMRI 実験デザインの進歩により，刺激呈示のランダム化による事象関連型実験が主流になってくる．この手法ではブロック型実験と異なり，様々な実験条件や反応パターンを分離して検討することが可能である．顔認知実験で事象関連型実験手法を用いたのは Clark らが最初である（Clark *et al.*, 1998）．彼らの実験では新奇な顔刺激，スクランブル顔刺激，ブランクがそれぞれ呈示された．

ブランク条件をベースラインとした場合に，新奇な顔刺激はFFAを含む後頭・側頭葉領域を賦活した．

　視覚刺激を繰り返し呈示したことによるfMRI信号値の低下は，プライミング効果（もしくはadaptation効果）と呼ばれている．この現象はその刺激が選択的に処理される領域において起こると考えられ，顔においてもFFAで認められる（Henson et al., 2000）．プライミング効果は，同じ顔を大きさを変えて呈示した場合にFFAで認められる．しかし同じ顔でも，顔の向きを変えると消失する（Andrews & Ewbank, 2004）．また正面顔においては，刺激の空間周波数成分の高低にかかわらず認められる（Eger et al., 2004）．これらの結果は，正面顔に含まれる人物に関する豊富な視覚情報がFFAのプライミング効果に影響を与えていることを示している．

　FFAの活動が注意の程度によって異なることを示したのは，Vuilleumierら（2001）の研究が最初である．彼らは2つの顔と2つの家を上下左右に並べ，顔もしくは家に注意を向けている時の脳活動を事象関連型fMRIで調べた．顔に注意を向けている時には，家に注意を向けている時と比較して右FFAの活動が亢進していた．しかし恐怖顔が呈示された条件では，家に注意が向けられていても右FFAの活動が亢進していた．このことは恐怖顔が呈示された場合には，ヒトは自動的に注意をそちらへ向けてしまうことを示している．その一方で扁桃体の活動については，注意の有無による変化は認められなかった．

　顔と家を重ねて呈示し，そのどちらか一方に注意を向けている時にfMRI実験を行った研究がある．前の研究と同様に両方の刺激が呈示されているにもかかわらず，顔に注意を向けている条件ではFFAの活動が有意に上昇していた（Furey et al., 2006）．したがってfMRIで認められるFFAの顔に対する反応には，刺激特性のみならず注意の影響も関与していると考えられる．すなわち前頭葉や頭頂葉からのトップダウン（Top-Down）処理が，FFAの反応を調節しているのである．

3　FFAの同定方法

　顔に対する紡錘状回の反応を調べたfMRI実験において，よく用いられるのがlocalizer課題である．これは顔刺激とその他のカテゴリーの刺激を，多く

はブロック型実験で呈示して各被験者において固有のFFA領域を同定するために行われる．この時に用いる課題には受動的観察課題，1-backもしくは2-backワーキングメモリー課題などがある．また顔と対比させる刺激として，家，スクランブル化した顔，オブジェクトなどがある．このような課題や比較刺激の種類によって，FFAの活動が異なるかどうかが検討されている（Berman et al., 2010）．既存の49本の研究報告で得られたFFAの平均座標（Montreal Neurological Institute：MNI 座標：右半球のみ，平均値とかっこ内はS.D.）を計算すると，図9-1のようになる．

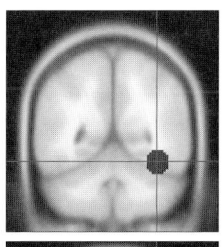

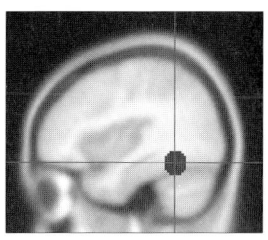

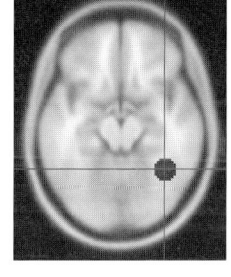

図9-1　Bermanらが示したFFAの座標軸（Berman et al., 2010，表1）の平均値を算出し，SPMの標準脳上に表示した．中心は $x=38$ (5.9), $y=-52$ (7.6), $z=-15$ (8.1) にあり，球形ROIの半径は10 mmである．図の右が右半球を示す．MarsBarを用いて作図した．

受動的観察課題，1-backもしくは2-backワーキングメモリー課題間では，同定されたFFAの場所，賦活の大きさ，再現性に大きな差は認められなかった．一方で比較する対象間では，これらの指標に明らかな差を認めた．顔対家の比較は顔対スクランブル顔の比較よりも，FFAの活動はやや弱いが再現性は高かった．つまり顔対スクランブル顔の比較は賦活の程度や範囲は大きいが，試行を繰り返した場合の反応差が大きいということになる．

4　エキスパート（expertise）仮説の提唱

このように2000年頃までには，神経科学領域においてFFAが顔認知に特化した脳領域であるという意見が支配的であった．しかしこの仮説に真っ向から挑戦したのが，Gauthierらであった．彼女らは顔とは異なる土偶のような

オブジェクト（Greeble）を用いて，被験者にその形態的な一致不一致を学習させる課題を行った（Gauthier et al., 1999）．被験者は学習が進むにつれて，オブジェクトの些細な形態的違いを見つけることができるようになる．このような状態でfMRIを行うと，顔に反応するFFAがこのGreebleに対しても反応するようになるのである．一方で学習を行わなかった被験者群では，Greebleに対するFFAの反応は見られなかった．したがってFFAは必ずしも顔認知に特化した領域ではなく，より見慣れた視覚刺激に対して応答するという仮説を彼女らは提唱した．われわれは生下時から長年の間にヒトの顔を見慣れており，日常生活では顔の些細な特徴や表情変化も見逃さない．このような学習による効果を"エキスパート（expertise）"と呼んで，FFAの活動の特性はこのエキスパート（expertise）の獲得にあると彼女らは考えた．

さらに次の実験では，職業的に鳥を扱う専門家と車を扱う専門家を対象としてfMRIを行った（Gauthier et al., 2000）．右FFAの活動は鳥専門家では鳥の写真に対して，車専門家では車に対して信号が上昇していた．またそれぞれの専門性が高いほど，FFAの信号値も高くなることが示された．したがってFFAの活動を決めるものは視覚刺激の表面的な特徴ではなく，分類性と専門性のレベルにあると彼女らは考えた．FFAの活動が顔認知に特異的に関係している（domain specificity）のか，もしくは長年の学習の結果（expertise hypothesis）なのかという議論はその後も数年にわたり続いた．この2つの仮説は必ずしも相互に排他的なものではないが，最近の傾向としてはdomain specificity説が有力になりつつある（McKone et al., 2007）．その理由として倒立顔効果などがエキスパート（expertise）仮説では説明がつかないこと，fMRIによる信号変化はエキスパート（expertise）による注意の亢進に原因があること，先天的に顔認知に障害のある相貌失認患者が存在することなどが挙げられている．

5　FFA仮説に対するさらなる疑問

FFAの活動が真に顔認知に特異的かどうかという問題に関して，Chaoらは動物の写真も右半球のFFAを賦活することを示した（Chao et al., 1999）．動物にも顔があることは当然であるが，同じ実験では顔の部分を切り抜いた動物の写真に対してもFFAが反応していた．顔のない刺激という点において，

O'Cravenらの研究では，顔刺激の呈示でFFAを同定し次いでその顔を脳裏に思い浮かべさせる実験を行っている (O'Craven & Kanwisher, 2000)．そうすると顔を見ている時に活動したFFA領域は，顔刺激を思い浮かべるだけで，実際に顔を見ている場合よりやや低いものの，有意に賦活されることがわかった．したがって前述の顔のない動物の写真に対するFFAの反応は，切り抜かれた領域に顔を思い浮かべているものである可能性も否定できないのである．注意の程度を操作した実験と同様に，トップダウン (Top-Down) の脳内機構が顔に特化した領域の活動を亢進させているのである．

　さらに後年になって，顔が明示されなくとも顔の文脈的手掛りの呈示によってFFAが賦活されることが示された (Cox et al., 2004)．彼らは明瞭な顔，不明瞭な顔，胴体，胴体の上の不明瞭な顔，胴体の下の不明瞭な顔などが呈示された条件でfMRIを行った．顔に応答するFFAを同定した後に，それぞれの条件での信号変化を計測した．その結果によれば不明瞭な顔ではFFAに活動が起きず，また胴体だけでも賦活は弱い．しかし胴体の上にある不明瞭な顔は，十分に強いFFAの賦活を引き起こした．さらに興味深いのは胴体の下にある不明瞭な顔は，FFAの賦活を起こしにくいということである．これらの結果は胴体の上には顔があるはずだという文脈が，FFA活動を亢進させていることを示している．

　fMRIは数ミリメートルの空間的解像度を誇るが，時間的解像度はせいぜい数秒程度である．しかし課題によっては，数秒間の反応差を画像として捉えることも可能である．McKeeffらの実験では白黒二値化した顔画像 (Mooney face) と顔以外の画像を様々な角度で呈示し，被験者に顔かどうかの判断を行わせた (McKeeff & Tong, 2007)．通常の顔認知課題と比べてこの課題の難易度は高く，平均反応時間は5.8秒であった．FFA活動は顔画像を顔と認識した時に，それを間違った時よりも有意に上昇していた．さらに興味深いことは顔以外の画像を顔と間違って認識した時に，それを正しく否定した時よりもFFA活動が上昇していたことである．この結果は刺激が顔以外であっても，被験者がそれを顔と判断した時にはFFAの活動が亢進するということである．反応時間ごとに速い反応（平均1.6秒）と遅い反応（平均7.6秒）とに分けて解析した結果では，FFA活動の有意な上昇は前者が約6秒で後者が約10秒で生じ

た．この時間は運動野の反応の時間的ピークとほぼ一致していた．したがって難易度の高いあいまいな顔に対する判断では，顔以外の刺激に対してもそこに顔があると判断された場合にFFA活動が上昇する．さらに，判断に伴う運動反応とFFA活動に関連性があることがわかった．

さらに顔と胴体の認知に関係する脳部位が，紡錘状回で互いに近接して存在するという実験結果がある（Peelen & Downing, 2005）．この胴体特異的領域では，線分で描いた体幹の絵はランダムな線分の絵よりも賦活が強かった．この結果は高解像度（1.4×1.4×2.0 mmのボクセルサイズ）のfMRI実験で追試され，FFAが顔特異的領域と胴体特異的領域に分かれていることが示された（Schwarzlose et al., 2005）．さらに高解像度（1×1×1 mm）のfMRI実験の結果では，FFAが細分化された構造であるという仮説が提唱されている．すなわち通常の解像度（3×3×3 mm）のfMRIで確認されたFFAには，高解像度fMRIで見ると動物，車，彫刻のそれぞれに選択的に反応するボクセルが混在していたのである．この結果は通常のfMRI実験では，異なった対象に反応する異なった神経集団の平均化した反応を調べていることを示している．これは空間的フィルターによる平滑化や，標準脳に画像を合わせることによりさらに強調されることになる（Grill-Spector et al., 2006）．

6　顔認知のパターン解析

認知的差分法においては，条件Aにおいて領域Bの活動が上昇していることで領域Bが条件Aに特異的に関係していると判断する．しかしこのような解析方法だけではなく，領域全体の活動パターンを比較する手法を用いた研究が存在する．側頭葉下面における顔に反応する領域は，FFAだけでなく広範にわたっている．この活動パターンを1名の被験者において，偶数試行と奇数試行とで分けて相関係数を見ると顔条件では$r=0.8$以上になる．活動パターンの相関は異なった刺激同士では，はるかに低い値となっている（例えば顔と家では$r=-0.4$以下）．さらに活動パターンの相関係数は，その刺激に最も強く反応した領域を除いて計算してもほぼ同様であった（Haxby et al., 2001）．これらの結果は，FFAなどの狭い領域のみで顔刺激が処理されているのではなく，より広範な皮質における活動パターンに顔が表象されていることを示唆してい

る.

　側頭葉下面における活動パターンの類似性を,顔などを含む広範な視覚刺激を用いた fMRI 実験で検証した報告がある (Kriegeskorte et al., 2008). ここでは下部側頭葉のクラスターから抽出した信号値に対して, 92 個の異なった刺激間における相関係数を計算した. その結果ではヒトや動物の顔に対する活動は, 相互に高い類似性を持っていることが示されている. このような類似したカテゴリー刺激に対する反応の高い類似性は, 特定の領域において特定の刺激カテゴリーが表象されている可能性を示している. このようなパターン解析の特徴的な結果は, 視覚刺激に対するカテゴリー化が行われる前の一次視覚野では認められなかった.

7　顔認知の特異性と FFA

　顔認知の特徴として知られる倒立顔効果は, 顔の処理が各パーツ (目, 鼻, 口など) の空間配置の認識に重きを置いていることを示している. FFA の活動が顔に選択的であるという現象が顔刺激自体の特徴によるものか, または刺激に対する認知的処理の特徴によるものかという点が問題となってくる. 刺激自体の特性に基づいた現象を "domain specificity" と呼び, 認知処理の違いに基づく現象を "process specificity" と呼ぶ. 前者を調べるための刺激としては, 顔と家の写真を用いる. 後者を調べる課題としては, 空間的処理と部分的処理を用いる. このために顔では目と口, 家では窓とドアの部分を別のパーツに変えた刺激を作成する. 一方で, これらのパーツの空間的配置を微妙に変化させた刺激も作成する. 倒立顔に対する課題成績の低下と脳活動の減少は, 空間的と部分的処理では違いはなかった. 一方で家を倒立させた場合は正立の場合と比べて, 課題成績と脳活動に差は見られなかった (Yovel & Kanwisher, 2004). これらの結果は FFA 活動が認知処理の種類ではなく, 顔か家かという刺激の domain specificity によって決定されていることを示している.

　FFA の活動は顔を見た時に上昇するが, 事前に指示された特定の人物の顔を同定した場合にはさらに上昇する. このような現象は顔に対しては顕著に認められるが, 多数の花からバラを同定する場合や, 多数の車からジープを同定する場合には FFA の活動は大きくは上昇しない (Grill-Spector et al., 2004). 同

様に顔とチョウの刺激を用いて，受動的観察課題と再認判断課題で FFA の活動を比較した研究がある（Rhodes et al., 2004）．いずれの課題でも FFA は顔に対して強く反応しており，再認判断という認知処理のみを FFA 活動の原因とみなすことはできなかった．またチョウの専門家を対象とした実験でも，FFA は顔に対して最も強く賦活された．

　顔認知の特異性は，その処理速度の速さや正確性にあるといえるだろう．このような特徴は，顔のどの領域を認識することで生み出されるのだろうか．Gilad らの研究では，白黒の顔写真のポジネガを反転させて顔の認知を行わせると，よく知った顔に対しても成績が大きく低下することを報告している（Gilad et al., 2009）．様々な条件で撮影した正面顔に対して，その領域ごとに輝度を計測すると一定の特徴が認められた．すなわち眼領域は頬領域や額領域と比較して，どのような撮影条件でも常に輝度が低いのである．この眼領域とその周辺領域との間における輝度のコントラストが，顔認知に特徴的であると考えられた．そこで有名人顔の全体のポジネガを逆転させた写真と，眼領域はポジでそれ以外をネガにしたキメラ写真を作成した．その人物同定の成績は通常のポジ写真では 100% 正解であるのに対し，全体をネガにすると 55% 程度に低下する．しかし眼領域のみポジにしたキメラ写真では，90% 以上の正答率になるのである．この結果は人物同定には，眼周囲の視覚情報が重要な要素になっていることを示唆するものである．

　さらにこれらの写真を用いた fMRI 実験を行うと，FFA の活動は全体をネガにした場合は上昇しないのにくらべ，キメラ写真では通常のポジ写真と同等の賦活を示すのである．また与えられた写真に映っているのが顔であると認識することに対しては，眼周辺に描かれた矩形領域の輝度の差が最も強い影響があった．このような矩形の中の領域における平均輝度差は，Haar like 特徴量と呼ばれ工学的な顔検出アルゴリズムで頻用されている．つまり与えられた画像を高速にサーチして，このような特徴量が高い部分に顔が存在すると判断するのである（勞・山口, 2009）．逆にいえばヒトの FFA には，このような眼とその周辺領域における輝度差を検出する機能が備わっているのかもしれない．

　これに関連して顔に似せた楕円の中に，眼鼻口に一致して四角形を配置した図形を用いた fMRI 実験がある（Caldara & Seghier, 2009）．一般的に顔は左右対

称であり，かつ上半分に眼などの重要なパーツが配置された構造になっている．この左右対象性と上下非対称性を操作することで，FFA の活動を検討している．オリジナルの顔図形に対する類似性は，当然のことながら左右対象でトップヘビーな図形において高くなる．FFA の活動は類似性の値と相関し（$r = 0.71$），その値は被験者の主観的判断との相関（$r = 0.38$）よりも高かった．また右 FFA の活動は，左右対象でトップヘビーな図形において最も高かった．したがってヒトの FFA は，顔の図形としての特徴に強く反応する性質を持っていることが示唆される．

8 顔の特徴を操作した fMRI 実験

FFA が顔認知に特化した領域であるとするならば，そこにはどのような顔が呈示されても反応するテンプレート（鋳型）があると仮定することができる．またこのような顔テンプレートは，現実社会で遭遇するすべての顔に対して別々に存在するとは考えにくい．なぜならテンプレートの種類は，すぐに天文学的な数になってしまうからである．したがって顔テンプレートは，すべての顔の平均的なイメージであると予想することができる．Loffler らはシェーマチックな顔画像において 37 個のパラメーター（頭の形や眼鼻口の配置など）を操作し，異なったしかし一部が類似した多数の顔画像を作成した（Loffler *et al.*, 2005）．概念的にはすべての平均顔を中心として，同心円状に顔画像が配置されている空間を考えればよい．そして同じ円周上には，異なった人物ながらその特徴が平均顔と等しい距離にある顔が並んでいると仮定した．さらに中心にある平均顔から放射状に離れるに従い，平均顔との類似性が低下し個々の特徴を強調した顔になっていくのである．

このような顔刺激を用いて fMRI を行い FFA 活動を調べたところ，その信号強度は中心の平均顔から離れるほど高くなっていた．すなわち顔の特徴が強調されているほど，FFA 活動が亢進していたのである．さらに放射状に並んだある特定の特徴を持った複数の顔を繰り返して呈示すると，同じ顔を繰り返して呈示した場合と同様なプライミング効果が見られた．この結果は顔に対する FFA 活動は，ある特定の特徴性を表象していることを示唆している．顔が呈示された場合にはまず平均顔テンプレートが活性化し，さらに顔とテンプレ

ートの差異が大きいほどFFAの賦活が強くなる．われわれの脳はこのような処理方法により，すべての顔に素早く応答することが可能になっているのだろう．

　しかし一方で，それと反対の結果を示す報告もある（Gilaie-Dotan & Malach, 2007）．人物Aの顔写真をモーフィングにより，他の人物Bの顔写真と一定の割合でかけ合わせる．5%刻みでモーフィング顔を作成し，それらが人物Aの顔写真と同一人物であるかどうかを判断させる．その結果では20%モーフィングさせると別人であるという反応が多くなり，40%モーフィングではほぼ100%の頻度で別人であると答えている．これは主観的な人物の同定が，かなり狭い範囲で顔の特徴を捉えている可能性を示唆するものである．このような刺激で10%，30%，40%のモーフィング顔を用いてfMRIを行い，オリジナルの人物Aの顔に対する反応と比較した．FFAの活動は人物Aと10%モーフィング条件ではほぼ同等であるが，10%と30%では有意に異なっていた．このfMRI実験の結果は，主観的判断が20%モーフィング条件で別人物と判断した結果と類似するものである．これらの結果は同一人物か別人物かを判断している場合のFFAの応答は，かなり微細な顔の特徴を捉えていることを示唆している．

　このGilaie-DotanとMalachの研究結果は，多くの顔に共通したテンプレートがFFAに存在すると仮定したLofflerらの研究（Loffler *et al.*, 2005）とは異なったものである．しかしある意味では，この両者の結論は同じ方向性を示すとも考えられる．それはFFA領域には多くの細かく分かれた顔テンプレートが存在し，それらは特定のニューロン集団の活動として表象されているということである．このようなモデルでは，顔が呈示された場合に特定のテンプレートだけが反応するわけではない．むしろ無数にある顔テンプレートは"OR"機能を持っており，一部でも特徴に一致するものがあれば反応を示すのである．このようなテンプレートの集団が，多くの顔に共通したテンプレートとしてfMRI実験では捉えられているのだろう（Gilaie-Dotan & Malach, 2007）．

9　まとめ

　最後に顔認知研究におけるいくつかの問題点を指摘し，FFAにおける顔テ

ンプレートの存在意義について考察する．顔認知機能が確かに FFA に存在するとした場合に，その活動が注意などによって調節されていることは複数の実験によって確かめられている（Furey et al., 2006; Vuilleumier et al., 2001）．すなわち顔と家を同時に呈示しても，顔に注意を向けている場合には家に注意を向けている場合よりも FFA が強く賦活されるのである．また実際には顔が呈示されなくても FFA の活動が亢進することが，複数の研究で確かめられている．顔を想起するだけで FFA の活動は上昇し（O'Craven & Kanwisher, 2000），顔でない画像を誤って顔と判断した場合も FFA の活動が上昇する（McKeeff & Tong, 2007）．またそれ自体では FFA を賦活しない不明瞭な顔は，胴体の上にある場合に FFA を賦活する（Cox et al., 2004）．これらの結果は，FFA の活動には注意や文脈的処理などの影響が関係していることを示唆する．すなわち前頭葉や頭頂葉からの強いトップダウン（Top-Down）機能が働いており，単に刺激特性というボトムアップ（Bottom-Up）の処理だけが FFA を駆動するのではない．

　次いで通常の fMRI 実験で用いられる空間的解像度では，FFA の機能局在を十分に検討できないという指摘がある（Peelen & Downing, 2005; Schwarzlose et al., 2005; Grill-Spector et al., 2006）．高解像度で行った fMRI 実験では，従来の FFA の中に顔以外の刺激（胴体など）に反応する部分が含まれていることがわかった．さらに顔条件における脳賦活のピークのみを捉えて，刺激選択性を議論することの問題も指摘されている．つまり単なる信号変化のピーク値だけではなく，脳活動のパターンに顔が表象されているという議論（Haxby et al., 2001; Kriegeskorte et al., 2008）も考慮する必要がある．これらの研究は fMRI のハードウェアと解析手法の発展によって，FFA の概念も変化していく可能性があることを示唆している．

　FFA の顔に対する選択性を説明するには，そこに顔テンプレートが存在すると仮定することが必要になる．すでに述べたように顔テンプレートは，個々の顔に対してではなく平均顔に対して反応するモジュールと考えた方がよい．画像工学の分野で開発された顔検出アルゴリズム（勞・山口, 2009）と類似した，眼周囲の輝度差を検出する機能を持っていると考えるのが妥当である．このような眼周辺に感受性の高い平均顔テンプレートは，与えられた視覚情報の中で

どの位置に顔らしき物体があるかを瞬時にサーチする．眼に関する特徴量の最も高い部分を探し出し，そこで平均顔全体に対するおおまかな照合が行われる．その過程が顔認知に特徴的な，全体的処理（holistic processing）と呼ばれるものに相当するのだろう．例えば倒立顔の場合には，眼周囲の情報は検出してもそれ以外の部分の照合が不十分になる．そのため反応時間が延長したり，脳賦活が低下したりするのである．

　平均顔テンプレートの形成がどのように行われるのか，まだ全くわかっていない．乳幼児期からの様々な経験と脳の可塑性が，そのような働きを側頭葉の一部に与えているのだろう．先天的に顔認知に障害を持つ先天性相貌失認の研究は，そのようなメカニズムの解明に役立つかもしれない．また正常の顔認知発達過程を，fMRIや事象関連電位，近赤外分光法（NIRS）などで縦断的に観察することも重要である（Kanwisher & Yovel, 2006）．FFA以外にも，海馬傍回の場所領域や後頭葉の胴体領域などdomain specificな皮質機能の研究も並行して行われるべきである．一連の顔研究を通じてこころと脳の関係がより明らかにされることで，他の認知，情動，社会性の脳研究に対しても基礎的な概念や情報を与えることができると期待される．

引用文献

Andrews, T. J., & Ewbank, M. P. (2004). Distinct representations for facial identity and changeable aspects of faces in the human temporal lobe. *Neuroimage*, **23**, 905-913.

Berman, M. G., Park, J., Gonzalez, R., Polk, T. A., Gehrke, A., Knaffla, S., Jonides, J. (2010). Evaluating functional localizers: The case of the FFA. *Neuroimage*, **50**, 56-71.

Caldara, R., & Seghier, M. L. (2009). The Fusiform Face Area responds automatically to statistical regularities optimal for face categorization. *Hum Brain Mapp*, **30**, 1615-1625.

Chao, L. L., Martin, A., & Haxby, J. V. (1999). Are face-responsive regions selective only for faces? *Neuroreport*, **10**, 2945-2950.

Clark, V. P., Maisog, J. M., & Haxby, J. V. (1998). fMRI study of face perception and memory using random stimulus sequences. *J Neurophysiol*, **79**, 3257-3265.

Cox, D., Meyers, E., & Sinha, P. (2004). Contextually evoked object-specific responses in human visual cortex. *Science*, **304**, 115-117.

Damasio, A. R., Damasio, H., & Van Hoesen, G. W. (1982). Prosopagnosia: Anatomic basis and behavioral mechanisms. *Neurology*, **32**, 331-341.

Eger, E., Schyns, P. G., & Kleinschmidt, A. (2004). Scale invariant adaptation in fusiform face-responsive regions. *Neuroimage*, **22**, 232-242.

Fox, C. J., Iaria, G., & Barton, J. J. (2009). Defining the face processing network: Optimization of the functional localizer in fMRI. *Hum Brain Mapp*, **30**, 1637-1651.

Furey, M. L., Tanskanen, T., Beauchamp, M. S., Avikainen, S., Uutela, K., Hari, R., & Haxby, J. V. (2006). Dissociation of face-selective cortical responses by attention. *Proc Natl Acad Sci USA*, **103**, 1065-1070.

Gauthier, I., Skudlarski, P., Gore, J. C., & Anderson, A. W. (2000). Expertise for cars and birds recruits brain areas involved in face recognition. *Nat Neurosci*, **3**, 191-197.

Gauthier, I., Tarr, M. J., Anderson, A. W., Skudlarski, P., & Gore, J. C. (1999). Activation of the middle fusiform 'face area' increases with expertise in recognizing novel objects. *Nat Neurosci*, **2**, 568-573.

Gilad, S., Meng, M., & Sinha, P. (2009). Role of ordinal contrast relationships in face encoding. *Proc Natl Acad Sci USA*, **106**, 5353-5358.

Gilaie-Dotan, S., & Malach, R. (2007). Sub-exemplar shape tuning in human face-related areas. *Cereb Cortex*, **17**, 325-338.

Grill-Spector, K., Knouf, N., & Kanwisher, N. (2004). The fusiform face area subserves face perception, not generic within-category identification. *Nat Neurosci*, **7**, 555-562.

Grill-Spector, K., Sayres, R., & Ress, D. (2006). High-resolution imaging reveals highly selective nonface clusters in the fusiform face area. *Nat Neurosci*, **9**, 1177-1185.

Haxby, J. V., Gobbini, M. I., Furey, M. L., Ishai, A., Schouten, J. L., & Pietrini, P. (2001). Distributed and overlapping representations of faces and objects in ventral temporal cortex. *Science*, **293**, 2425-2430.

Haxby, J. V., Horwitz, B., Ungerleider, L. G., Maisog, J. M., Pietrini, P., & Grady, C. L. (1994). The functional organization of human extrastriate cortex: A PET-rCBF study of selective attention to faces and locations. *J Neurosci*, **14**, 6336-6353.

Henson, R., Shallice, T., & Dolan, R. (2000). Neuroimaging evidence for dissociable forms of repetition priming. *Science*, **287**, 1269-1272.

飯高哲也 (2008). 脳画像検査から病態を探る——機能的変化が表わすもの　平安良雄・笠井清登（編著），精神疾患の脳画像解析　診断学　南山堂，pp. 81-87.

Kanwisher, N., McDermott, J., & Chun, M. M. (1997). The fusiform face area: A module in human extrastriate cortex specialized for face perception. *J Neurosci*, **17**, 4302-4311.

Kanwisher, N., & Yovel, G. (2006). The fusiform face area: A cortical region specialized for the perception of faces. *Philos Trans R Soc Lond B Biol Sci*, **361**, 2109-2128.

Kriegeskorte, N., Mur, M., Ruff, D. A., Kiani, R., Bodurka, J., Esteky, H., Tanaka, K., & Bandettini, P. A. (2008). Matching categorical object representations in inferior temporal cortex of man and monkey. *Neuron*, **60**, 1126-1141.

勞世竑・山口修 (2009). 顔画像処理技術の動向　情報処理，**50**，319-325.

Loffler, G., Yourganov, G., Wilkinson, F., & Wilson, H. R. (2005). fMRI evidence for the neural representation of faces. *Nat Neurosci*, **8**, 1386-1390.

McKeeff, T. J., & Tong, F. (2007). The timing of perceptual decisions for ambiguous face stimuli in the human ventral visual cortex. *Cereb Cortex*, **17**, 669-678.

McKone, E., Kanwisher, N., & Duchaine, B. C. (2007). Can generic expertise explain special processing for faces? *Trends Cogn Sci*, **11**, 8-15.

O'Craven, K. M., & Kanwisher, N. (2000). Mental imagery of faces and places activates corresponding stiimulus-specific brain regions. *J Cogn Neurosci*, **12**, 1013-1023.

Ogawa, S., Lee, T. M., Kay, A. R., & Tank, D. W. (1990). Brain magnetic resonance imaging with contrast dependent on blood oxygenation. *Proc Natl Acad Sci USA*, **87**, 9868-9872.

Peelen, M. V., & Downing, P. E. (2005). Selectivity for the human body in the fusiform gyrus. *J Neurophysiol*, **93**, 603-608.

Puce, A., Allison, T., Gore, J. C., & McCarthy, G. (1995). Face-sensitive regions in human extrastriate cortex studied by functional MRI. *J Neurophysiol*, **74**, 1192-1199.

Rhodes, G., Byatt, G., Michie, P. T., & Puce, A. (2004). Is the fusiform face area specialized for faces, individuation, or expert individuation? *J Cogn Neurosci*, **16**, 189-203.

Schwarzlose, R. F., Baker, C. I., & Kanwisher, N. (2005). Separate face and body selectivity on the fusiform gyrus. *J Neurosci*, **25**, 11055-11059.

Sergent, J., Ohta, S., & MacDonald, B. (1992). Functional neuroanatomy of face and object processing. A positron emission tomography study. *Brain*, **115** Pt 1, 15-36.

Tong, F., Nakayama, K., Moscovitch, M., Weinrib, O., & Kanwisher, N. (2000). Response properties of the human fusiform face area. *Cogn Neuropsychol*, **17**, 257-280.

Vuilleumier, P., Armony, J. L., Driver, J., & Dolan, R. J. (2001). Effects of attention and emotion on face processing in the human brain: An event-related fMRI study. *Neuron*, **30**, 829-841.

Yovel, G., & Kanwisher, N. (2004). Face perception: Domain specific, not process specific. *Neuron*, **44**, 889-898.

*10*章　脳波を用いた顔認知研究

飛松省三

1　脳波の時間分解能

　ヒトは，時々刻々と変化する外界の情報を視覚パタンとして認知し，即座に適応的な行動を取る．驚くべきことに入力から約 200 ms 程度のわずかな時間で視覚的情報を統合し，その物体が何であるかを正確に識別している（Tobimatsu & Celesia, 2006）．

　顔および表情は，社会生活において重要かつ最も見慣れた視覚パタンの一つである．日頃目にする他者の顔は，人物特有の顔の特徴に加え部分的特徴変化の複雑な組み合わせから成る．そのため，顔およびその表情の認知は物体認知の中でも高度に特殊化された処理機構を持つと考えられている．機能的 MRI (fMRI) により様々な脳領域が顔認知に関わることがわかってきた．fMRI は空間分解能（mm 単位）に優れているが，時間分解能（ミリ秒単位（ms））に劣る．この欠点を補完する脳波は，顔や表情認知の脳内の時間的処理に関して有用な情報を提供する．

　本章では，主に並列的視覚情報処理の観点から顔や表情認知の基盤となる脳内メカニズムについての知見を，時間分解能に優れる誘発脳波，すなわち事象関連電位（event-related potential: ERP）を中心として紹介し，顔認知をめぐる最近の研究動向を概観する．紙幅の限りがあるので，その詳細な脳内メカニズムについては近年の総説を参考にしていただきたい（Haxby *et al.*, 2000; Adolphs, 2002; 中村，2004; Calder & Young, 2005; Johnson, 2005; 永井，2007; Tsao & Livingstone, 2008）．

2　並列的視覚情報処理と空間周波数

　対象物の色，形，運動，奥行きなどのカテゴリーに対応する視覚系の機能分

Ⅲ・顔認知の脳内基盤

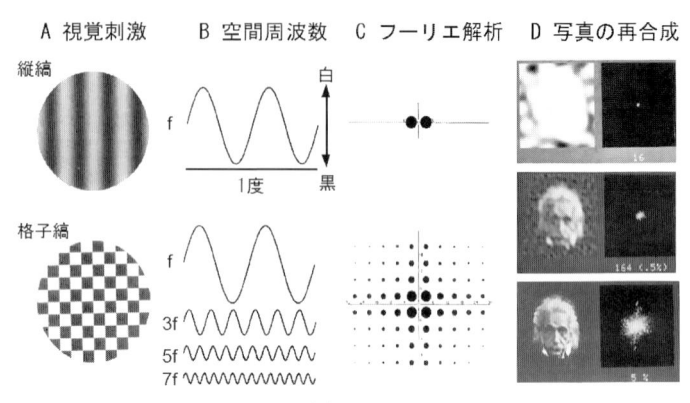

A 視覚刺激　　B 空間周波数　　C フーリエ解析　　D 写真の再合成

図 10-1　図形の構成成分と空間周波数の関係

化はすでに網膜レベルから見られ，大細胞系（magnocellular system: M）と小細胞系（parvocellular system: P）により並列的に処理されている（Livingstone & Hubel, 1988; Van Essen & Gallant, 1994）．サルでは，M 系は網膜神経節細胞のパラソル細胞（比較的大きな細胞体，約 10% を占める）を起始部として，外側膝状体（LGN）の大細胞層を経由して 1 次視覚野（V1）の $4C\alpha$ 層に投射し，頭頂連合野の 5 次視覚野（V5/MT）に至る背側視覚路を構成する．M 系は伝導速度が速く，大まかで全体的な形態情報や運動視，立体視に重要である．一方，P 系は網膜神経節細胞のミジェット細胞（小さな細胞体，約 80% を占める）を起始部として，LGN の小細胞層を経由して V1 の $4C\beta$ 層に投射し，下側頭連合野の 4 次視覚野（V4）に至る腹側視覚路を構成する．P 系は細かい形態情報と色情報を処理する．網膜神経節細胞の数％は上丘に投射し，視床枕を経由し外線条皮質（extrastriate cortex）に投射し，意識に上らない視覚系を構成している（Johnson, 2005）．

　図 10-1 に示すように，全ての視覚刺激は空間周波数（spatial frequency: SF）の組み合わせから成っている（飛松, 2010; Tobimatsu 2011）．

　SF とは視角 1 度の中に正弦波格子縞が何周期あるかで表され，模様が細かく複雑になればなるほど，その刺激は高い SF を含有する．最近，画像工学的に広帯域な写真を処理して，細かい形態情報（高空間周波数, high SF: HSF）と大まかで全体的な形態情報（低空間周波数, low SF: LSF）に顔情報を分離してそ

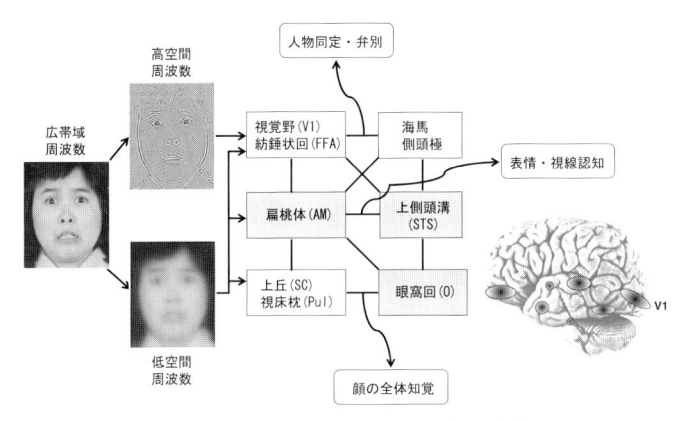

図 10-2　顔情報処理に関連する主な脳部位

の脳内認知メカニズムが検討されるようになってきた（Vuilleumier *et al.*, 2003）。心理学的研究から顔や表情認知には，輪郭などの HSF 情報が必要との報告があり（Fiorentini *et al.*, 1983），その情報処理は P 系を介し V4 近傍で行われると考えられていた．しかしながら，近年画像フィルタリング処理により輪郭が不明瞭な LSF 情報（M 系）のみの恐怖顔でも視覚野や情動認知の中枢である扁桃体が活性化されることが報告され（Vuilleumier *et al.*, 2003），両者は同様に顔から得られる情報の処理過程であるが，それぞれの処理で抽出される情報が違うため，互いに独立した機構に基づくとされている（Haxby *et al.*, 2000; Calder & Young, 2005; Tsao & Livingstone, 2008）．

3　顔・表情認知の中枢

図 10-2 に顔情報処理とそれに関わると想定される主な脳部位の関係を示す（飛松，2012）．fMRI を用いた研究から，顔認知の中枢は紡錘状回の fusiform face area（FFA）と考えられている（Kanwisher *et al.*, 1997）．

紡錘状回に置いた頭蓋内電極から顔関連 ERP を記録すると，刺激呈示後 200 ms に顔特異的な N200 成分が認められる（Allison *et al.*, 1994）．頭皮上電極での ERP 記録では顔画像を呈示すると，後頭部（Oz, 国際 10-20 法）に呈示後約 100 ms に出現する成分（刺激の呈示法や種類により陰性（N100）の場合と陽性（P100）の場合がある）と後側頭部（T5, T6, 国際 10-20 法）に出現する潜時約

170 ms の陰性波（N170）が記録される．後頭部の P100 は顔以外の視覚刺激でも同様の反応が出現するため，従来は V1 の非特異的反応と考えられてきた（Halgren et al., 2000）．しかし，最近の研究では顔の速い全体処理に関与することがわかってきた（Halit et al., 2000; Mitsudo et al., 2011）．また，N170 は FFA 近傍の後側頭溝由来と考えられている（Bentin et al., 1996）．

N170 が顔に特異的な ERP を反映するか否かという問題については，顔認知処理全般の議論と同様にモジュール性，物体認知一般の両意見が存在し，得られる知見も各研究者の立場によって異なる．例えば Rossion ら（2003）の研究では，顔，物体，文字画像に対する N170 の潜時の差は認められず，左右半球の機能局在（顔：右優位，物体：差なし，文字：左優位）と左右差を除けば，いずれのカテゴリーも後頭葉下部外側と紡錘状回後部に電流源が推定された．また Pegna ら（2004）は，刺激の低周波数成分を除去したバイナリー画像にノイズを加え，刺激間の視覚的見えを統制した際，顔，物体，文字画像のカテゴリー化における N170 はそれぞれ個別の電流源が推定され，頭皮上から得られる N170 成分には呈示される視覚画像の低次視覚特徴（SF 成分の影響や輝度差など）の処理が含まれると述べている．しかしながら，N170 は多様な物体カテゴリーにおいて生じる電位ではあっても，その振幅は常に他の物体カテゴリーよりも顔に対して大きく，顔においてのみ顕著な方向依存性（倒立効果）が認められる．この倒立効果（Yin, 1969）（倒立呈示において潜時が遅れ，振幅が増大する）という知見は多くの研究において一致している．これらのことから N170 は，下位レベルの視覚情報処理を含む物体認知の初期のカテゴリー化に関連した反応を反映する成分であると考えられる（Eimer, 2000; Itier & Taylor, 2004）．

fMRI では，表情のある顔を呈示すると，FFA のみならず扁桃体の活性化も見られ，表情の違いで帯状回，島，前頭眼窩野などの脳部位の活性化も起こることが報告されている．したがって，顔認知は主に FFA が関与し，表情認知は扁桃体を中心とするいわゆる社会脳が関与することは間違いない（Allison et al., 2000; Adolphs, 2002; Vuilleumier et al., 2003）．ERP 反応では潜時 270〜400 ms において表情の違いを知覚する成分があることが報告されているが，その発生源は明らかではない．表情の違いによる ERP の差異は，頭頂部において誘発される遅い潜時帯の陽性成分に反映されると報告されている（Vanderploeg et al., 1987). また，後側頭部においても，表情に関わる電位変化が指摘されている (Krolak-Salmon et al., 2001). Krolak-Salmon ら (2001) は，表情あるいは性別に注意を向けた課題での顔刺激に対する ERP を比較し，表情に注意を向けた場合にのみ，後側頭部 (T5, T6) において中立顔と表情刺激間の振幅差 (潜時約 250-550 ms) と，異なる表情刺激間での振幅差 (潜時約 550-750 ms) が生じることを報告している．また，表情の情動価や覚醒度を評価させる課題では，N170 成分直後に生起する陽性電位 (潜時約 200-400 ms) から，すでに中立顔と表情刺激間の振幅差が見られるとの報告もある (Marinkovic & Halgren, 1998).

4　顔・表情認知と画像フィルタリング処理

顔は，目，鼻，口など多くの構成要素からなり，その組み合わせで多様性を持つ個人の顔となる．

前述のごとく視覚情報は M 系と P 系で並列処理されるため，顔や表情の構成成分が LSF (顔の全体的な構造, holistic) 情報と HSF (顔の細部構造, feature) 情報に分離され，別々に処理されることが考えられる．また，図 10-2 に示すように HSF 情報は人物の同定と弁別に，LSF 情報は意識に上らない顔の速い全体知覚と表情や視線認知に重要である．このような知見を踏まえて，われわれは写真顔のフィルタリング処理や線画を用いて顔の持つ HSF 情報と LSF 情報を分離し，それぞれの ERP に対する影響を検討している (Goto et al., 2005；後藤ら，2005；齋藤ら，2007；Nakashima et al., 2008a；Nakashima et al., 2008b；Tsurusawa et al., 2008; Obayashi et al., 2009; Tobimatsu, 2011；飛松，2012).

顔の同定

画像編集ソフトを用いて画像をモザイク化すると HSF 情報が除かれ，LSF 情報が残る (図 10-3)．われわれは，脳内での顔情報の全体的な処理機構を検討する目的で，未知および既知の顔写真と既知の物体写真に 24 段階のモザイクをかけ，知覚閾値 (初めて顔や物体を知覚する)，認知閾値 (未知顔か既知顔かあるいは物体の種類を認知する) のモザイク段階を心理物理学的に決めた (後藤ら，2005, Goto et al., 2005)．次に，識閾下，閾値，識閾上の写真をランダムに呈示 (呈示時間 250 ms, 刺激間隔 3 s) して ERP を記録した．全ての刺激において後頭

部優位に N100 と後側頭部優位に N170 が記録された．顔刺激ではモザイク段階の減少に伴い両側後頭部 N100 と後側頭部 N170 の潜時および N100-N170 頂点間潜時が短縮した．しかし，物体写真では，N100 や N170 の潜時や振幅はモザイク度の変化に影響を受けなかった．また，知覚閾値写真の未知顔と既知顔を比較すると，既知顔で N170 潜時と N100-N170 頂点間潜時が有意に短縮していた（図10-3）．

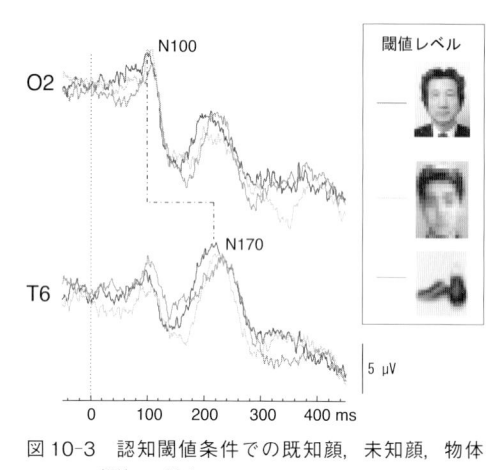

図 10-3 認知閾値条件での既知顔，未知顔，物体（靴）に対する ERP

　知覚閾値や閾上顔写真と物体写真を比較すると，顔写真の N100 潜時が明らかに短縮していた．したがって，顔知覚は V1 レベルから始まっており，N100 がその指標になると考えられた．興味ある結果として，顔に対する親密度が，皮質-皮質間の顔情報処理を促進することが認められた．この現象は，社会生活で相手を素早く認知し，それに即した行動を取ることが必要な高等動物に特異的な機能と思われる．

　さらに，画像フィルタリング処理により，P100，N170 に対する LSF 情報と HSF 情報の異なる役割を検討した（Nakashima et al., 2008a; Nakashima et al., 2008b; Tobimatsu, 2011）．図 10-4 にその結果を示す．P100 は特に LSF 顔（左欄）が未処理顔（広帯域（BSF），中欄）や HSF 顔（右欄）に比べて振幅が大きかった．一方，N170 は HSF 顔が BSF 顔や LSF 顔に比べて明らかに振幅が大きく，しかも右半球有意であった．しかし，表情による N170 の差はなかった．以上より，P100 は顔の全体処理，N170 は顔の同定に関わるが，表情処理には関与しないことが示された．

表情認知

　表情の認知は顔の構成要素の微妙な変化でも起こるため，われわれは，顔の

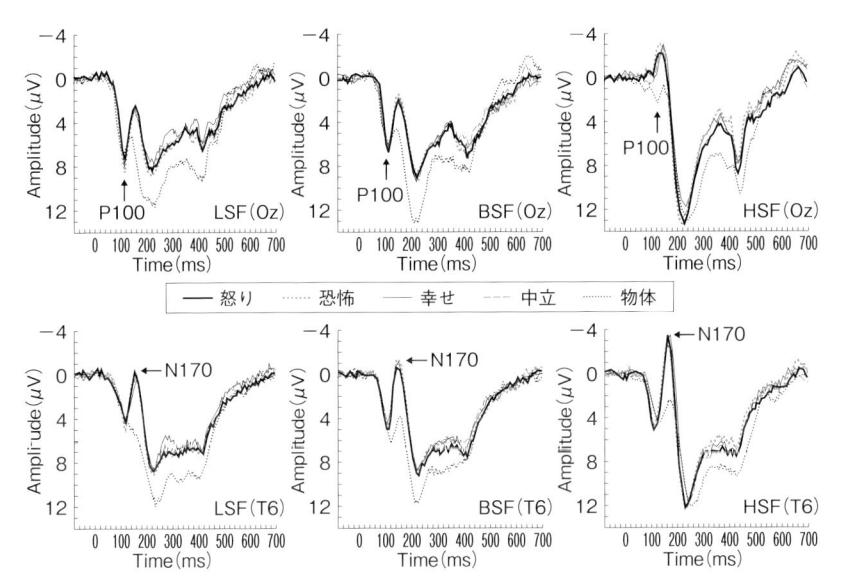

図10-4 P100（Oz）とN170（T6）に対する画像フィルタリング処理刺激の影響

部分要素である眉や口の角度をコンピュータで段階的に変化させてHSF情報が主の線画"チャーノフの顔"を作成した（図10-5）．

"チャーノフの顔"は表情を変えてもSF情報は一定であるのが特徴の一つである．表情認知は，発達の影響を受けるので，健常成人と小児を対象としてERPを記録し，表情認知に対するHSF情報の関与について検討した（Tsurusawa *et al.*, 2008）．成人では，N170潜時は，表情の有無による差は認められなかったが，顔画で物体画より有意に短縮し高振幅であった（図10-5上段）．さらに，"怒り顔"では"中立顔"に比べ，230-450 msの後期緩徐成分が陰性に偏位していた．この陰性偏位は刺激呈示時間で変化し，200 ms呈示より300 ms呈示で著明であった．一方，小児と成人を比較すると小児の顔に対するN170は成人のそれに比して振幅が小さく，潜時も短かった（図10-5下段）．さらに，潜時240-460 msの緩徐陰性成分が小児では出現しなかった．以上より，N170成分では，HSF情報が顔認知に重要な役割を果たすことがわかった．表情認知は線画では240 ms以降，ERPに反映されるが，小児ではこの成分が未発達であることが示唆された．この結果は，"チャーノフの顔"のような線画

刺激でも,顔認知や表情認知の脳内機構の解明に有用であることを意味する.特にSF情報を制御できるので,写真顔の個体差を無視できないと判断される実験系(Tsao & Livingstone, 2008)では,有用と思われる.

写真顔のフィルタリング処理では,表情刺激に対して後期成分(270-390 ms)の変化を認めた(図10-6)(Nakashima et al., 2008a).

LSF条件下の270-310 msの時間帯では,ポジティブな表情(幸せ)とネガティブな表情(怒りと恐れ)で振幅に有意差を認めた.一方,HSF条件下の330-390 msではネガティブな表情(怒りと恐れ)の間で有意な振幅差を認めた.以上より,後期成分の早い段階でポジティブな表情とネガティブな表情を弁別し,遅い段階でネガティブな表情の弁別をしている可能性が示唆された.さらに,臨床応用として対人認知に障害のある慢性期統合失調症患者において,同様の視覚刺激を用いて,P100とN170の影響を検討した(Obayashi et al., 2009).統合失調症ではLSF顔およびHSF顔のどちらにも反応性が低下しており,SF選択的異常は認められなかった.

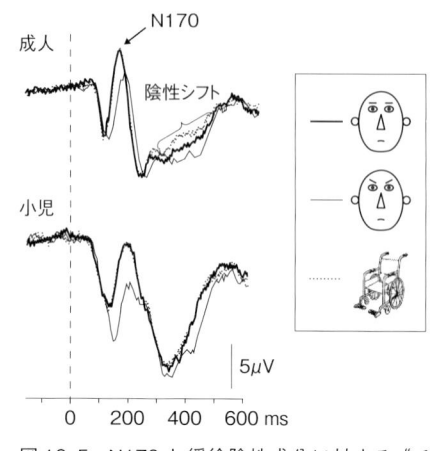

図10-5 N170と緩徐陰性成分に対する"チャーノフの顔"刺激の影響

潜在的顔処理

近年の早期顔処理に関する研究から,顔認知に後側頭皮質内の3つの領域(紡錘状回,外側後頭皮質,上側頭溝)が関与し,それぞれ人物情報,顔の部分特徴,視線や表情情報を処理することが明らかとなってきた(図10-2).さらに,紡錘状回,外側後頭皮質は刺激に対する明確な知覚が生じない(意識下)状態でも活性化することが報告されている(Johnson, 2005).

Mitsudoらは,後方マスク法を用い,後頭-後側頭皮質における早期顔処理過程をERPにより検討した(Mitsudo et al., 2011).刺激前後に1000 msのマス

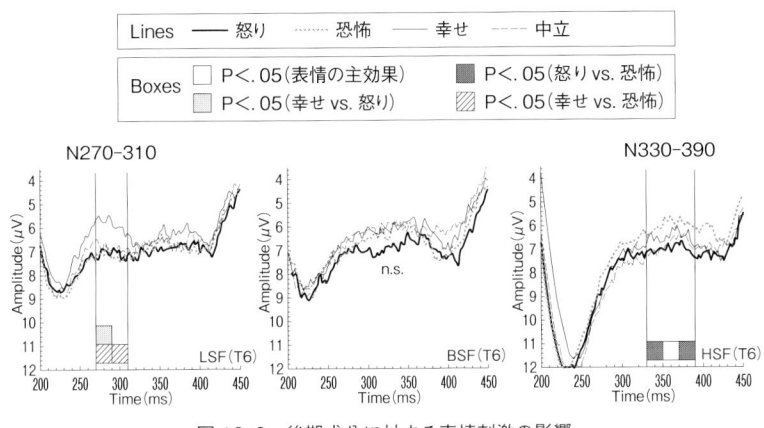

図10-6 後期成分に対する表情刺激の影響

クを呈示し，顔（恐れ，中立）と物体とを識閾下（約20 ms），識閾値（約30 ms），識閾上（300 ms）で呈示した．また，刺激の物理的類似性が早期ERP成分に及ぼす影響を確認するために，識閾下の正立・倒立効果を検討した．解析は刺激の見えによる早期視覚反応の違いを確認するため，Oz, T5, T6電極におけるERP成分（P1, N1, N170）を対象として行った（図10-7）．その結果，識閾下における後頭部P1（120 ms）およびN1（160 ms）成分に顔（恐れ，中立）と物体で有意な振幅の差が認められた．後頭部N1は物体刺激のN1に比べ有意に小さかった．一方で後側頭部N170は識閾上刺激のみで有意に顔と物体の差を認め，識閾下では有意な振幅の差は認められなかった．さらに，識閾下の正立顔刺激は倒立顔刺激に比べ優位にP1振幅が増大した（図10-7）．このことは，識閾下と識閾上での顔に対する処理が異なることを示唆する．以上より，後頭部P1およびN1は識閾下での早期顔処理に関連し，N170は認知可能な識閾上の顔処理を反映していることが明らかとなった．これらの結果から，ヒトは顔に対する明確な認識がない状況でも脳においては顔処理が行われている可能性が確認された．

5 現在の研究動向

1990年代までのERPおよび脳磁図研究においては，顔および物体認知処理

Ⅲ・顔認知の脳内基盤

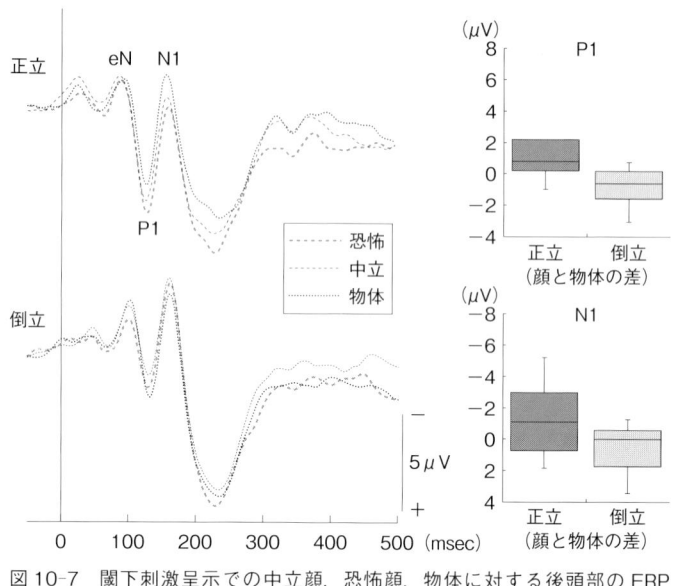

図 10-7　閾下刺激呈示での中立顔，恐怖顔，物体に対する後頭部の ERP 反応

における N170 の役割そのものが研究の対象であった．2000 年代以降の研究では，刺激の入力から認知に至る早期の視覚情報処理過程を明らかにすることに関心が置かれるようになってきた（Tarkiainen et al., 2002; Latinus & Taylor, 2006; Mitsudo et al., 2011）．これにより，われわれの脳がいつ，どのタイミングで個別の低次視覚特徴をまとめあげ，顔やそれ以外の物体認知を可能にしているのか，その時間的側面がより詳細に明らかにされつつある．

　これまでの報告で，顔および物体認知は刺激入力後 100-130 ms の活動を経て，その後 150-170 ms（N170）に至るまでの過程において，「低次視覚情報処理→すべての物体カテゴリーに共通した全体構造の符号化→各物体カテゴリーに依存した形態の認知処理」が行われることが示唆されているが，N170 が顔の符号化を反映するという説と早期成分がすでに物体のカテゴリー化に関与するという説があり，これ以降の研究による解明が期待される．

謝辞　教室諸兄（後藤純信，緒方勝也，山崎貴男，前川敏彦，鶴澤礼実，中島大輔，光藤崇子，

伊地知郁江，宮永幸佳）のご協力に深謝する．

引用文献

Adolphs, R. (2002). Neural systems for recognizing emotion. *Curr Opin Neurobiol*, **12**, 169-177.

Allison, T., Ginter, H., McCarthy, G., Nobre, A. C., Puce, A., Luby, M., & Spencer, D. D. (1994). Face recognition in human extrastriate cortex. *J Neurophysiol*, **71**, 821-825.

Allison, T., Puce, A., & McCarthy, G. (2000). Social perception from visual cues: Role of the STS region. *Trends Cogn Sci*, **4**, 267-278.

Bentin, S., Allison, T., Puce, A., Perez, E., & McCarthy, G. (1996). Electrophysiological studies of face perception in humans. *J Cogn Neurosci*, **8**, 551-565.

Calder, A., & Young, A. W. (2005). Understanding the recognition of facial identity and facial expression. *Nat Rev Neurosci*, **6**, 641-651.

Eimer, M. (2000). Effects of face inversion on the structural encoding and recognition of faces. Evidence from event-related brain potentials. *Brain Res Cogn Brain Res*, **10**, 145-158.

Fiorentini, A., Maffei, L., & Sandini, G. (1983). The role of high spatial frequencies in face perception. *Perception*, **12**, 195-201.

Goto, Y., Kinoe, H., Nakashima, T., & Tobimatsu, S. (2005). Familiarity facilitates the cortico-cortical processing of face perception. *NeuroReport*, **16**, 1329-1334.

後藤純信・鶴澤礼実・中島大輔・飛松省三（2005）．顔や表情認知の脳内情報処理　臨床脳波，**47**，701-708.

Halgren, E., Raij, T., Marinkovic, K., Jousmäki, V., & Hari, R. (2000). Cognitive response profile of the human fusiform face area as determined by MEG. *Cereb Cortex*, **10**, 69-81.

Halit, H., de Haan, M., Johnson, M. H. (2000). Modulation of event-related potentials by prototypical and atypical faces. *NeuroReport*, **11**, 1871-1875.

Haxby, J. V., Hoffman, E. A., & Gobbini, M. I. (2000). The distributed human neural system for face perception. *Trends Cogn Sci*, **4**, 223-233.

Itier, R. J., & Taylor, M. J. (2004). N170 or N1? Spatiotemporal differences between object and face processing using ERPs. *Cereb Cortex*, **14**, 132-142.

Johnson, M. H. (2005). Subcortical face processing. *Nat Rev Neurosci*, **6**, 766-774.

Kanwisher, N., McDermott, J., & Chun, M. M. (1997). The fusiform face area: A module in human extrastriate cortex specialized for face perception. *J Neurosci*, **17**, 4302-4311.

Krolak-Salmon, P., Fischer, C., Vighetto, A., & Mauguière, F. (2001). Processing of facial emotional expression: Spatio-temporal data assessed by scalp event-related potentials. *Eur J Neurosci*, **13**, 987-994.

Latinus, M., & Taylor, M. J. (2006). Face processing stages: Impact of difficulty and the separation of effects. *Brain Res*, **1123**, 179-187.

Livingstone, M. S., & Hubel, D. H. (1988). Segregation of form, color, movement, and depth. *Science*, **240**, 740-749.

Marinkovic, K., & Halgren, E. (1998). Human brain potentials related to the emotional expression, repetition, and gender of faces. *Psychobiology*, **26**, 348-356.

Mitsudo, T., Kamio, Y., Goto, Y., Nakashima, T., & Tobimatsu, S. (2011). Neural responses in

the occipital cortex to unrecognizable faces. *Clin Neurophysiol*, **122**, 718-728.
永井知代子（2007）．顔認知の脳内機構　*Brain Nerve*, **59**, 45-51.
中村克樹（2004）．顔と表情の認識　*Clinical Neuroscience*, **22**, 1387-1390.
Nakashima, T., Goto, Y., Abe, T., Kaneko, K., Saito, T., Makinouchi, A., & Tobimatsu, S.（2008a）. Electrophysiological evidence for sequential discrimination of positive and negative facial expressions. *Clin Neurophysiol*, **119**, 1803-1811.
Nakashima, T., Kaneko, K., Goto, Y., Abe, T., Mitsudo, T., Ogata, K., Makinouchi, A., & Tobimatsu, S.（2008b）. Early ERP components differentially extract facial features: Evidence for spatial frequency-and-contrast detectors. *Neurosci Res*, **62**, 225-235.
Obayashi, C., Nakashima, T., Onitsuka, T., Maekawa, T., Hirano, Y., Hirano, S., Oribe, N., Kaneko, K., Kanba, S., & Tobimatsu, S.（2009）. Decreased spatial frequency sensitivities for processing faces in male patients with chronic schizophrenia. *Clin Neurophysiol*, **120**, 1525-1533.
Pegna, A. J., Khateb, A., Michel, C. M., & Landis, T.（2004）. Visual recognition of faces, objects, and words using degraded stimuli: Where and when it occurs. *Hum Brain Mapp*, **22**, 300-311.
Rossion, B., Joyce, C. A., Cottrell, G. W., & Tarr, M. J.（2003）. Early lateralization and orientation tuning for face, word and object processing in the visual cortex. *NeuroImage*, **20**, 1609-1624.
齋藤崇子・中島大輔・飛松省三（2007）．誘発電位・事象関連電位を用いた研究――顔や表情認知の脳内情報処理　神経内科，**66**，505-510.
Tarkiainen, A., Cornelissen, P. L., & Salrnelin, R.（2002）. Dynamics of visual feature analysis and objective processing in face versus letter-string perception. *Brain*, **125**, 1125-1136.
飛松省三（2010）．後頭葉　視覚野　*Clinical Neuroscience*, **28**, 1156-1160.
Tobimatsu, S.（2011）. Visual gnosis and face perception. In Jinglong Wu（Ed.）, *Early Detection and Rehabilitation Technologies for Dementia: Neuroscience and Biological Applications*. Pennsylvania: IGI Global, pp. 55-64.
飛松省三（2012）．事象関連電位を用いた顔認知機構の解明　*Brain Nerve*, **64**, 717-726.
Tobimatsu, S., & Celesia, G. G.（2006）. Studies of human visual pathophysiology with visual evoked potentials. *Clin Neurophysiol*, **117**, 1414-1433.
Tsao, D. Y., & Livingstone, M. S.（2008）. Mechanism of face perception. *Annu Rev Neurosci*, **31**, 411-437.
Tsurusawa, R., Goto, Y., Mitsudome, A., Nakashima, T., & Tobimatsu, S.（2008）. Different perceptual sensitivities for Chernoff's face between children and adults. *Neurosci Res*, **60**, 176-183.
Vanderploeg, R. D., Brown, W. S., & Marsh, J. T.（1987）. Judgments of emotion in words and faces: ERP correlates. *Intern Psychophysiol*, **5**, 193-205.
Van Essen, D. C., & Gallant, J. L.（1994）. Neural mechanisms of form and motion processing in the primate visual system. *Neuron*, **13**, 1-10.
Vuilleumier, P., Armony, I. L., Driver, J., & Dolan, R. J.（2003）. Distinct spatial frequency sensitivities for processing faces and emotional expressions. *Nat Neurosci*, **6**, 624-631.
Yin, R. K.（1969）. Looking at upside-down faces. *J Exp Psychol*, **81**, 141-145.

*11*章　脳磁図を用いた顔認知研究

三木研作・柿木隆介

1　脳磁図（MEG）とは何か

　近年におけるヒトを対象とした顔認知機能の研究の進展には，目をみはるものがある．ヒトを対象とする場合には非侵襲的に検査を行わねばならないが，脳賦活検査と称されるポジトロン断層撮影（PET），機能的磁気共鳴画像（fMRI），近赤外線分光法（NIRS），および電気生理学的検査，すなわち脳波（electroencephalography：EEG）と脳磁図（magnetoencephalography：MEG）など非侵襲的な手法が実用化されたのがその最大の理由である．最近は，fMRIとNIRSを用いた研究が盛んに行われているが（7章，9章を参照），本章では脳磁図を用いた研究を中心に紹介する．脳磁図の最大の長所は，時間分解能がミリ秒（msec）単位で脳賦活検査に比して極めて高く，しかも，空間分解能が脳波に比してはるかに優れている点にある．

　脳磁図は，脳磁場計測装置（脳磁計と略称される）を用いて記録される脳内の磁場活動である．現在日本国内では約40台の脳磁計が稼動しておりこれは世界で最も多く，日本は脳磁図研究の最も進んだ国の一つである．脳磁図の紹介をするには，一般的に広く普及している脳波と比較して説明するのが最も良い方法である．大脳皮質錐体細胞樹状突起の先端部より基部に向かって興奮性シナプス後電位，すなわち細胞内電流が流れる．電流が流れるとその周囲には必ず磁場が生じる．したがって，脳波（電場）と脳磁図（磁場）は同一の現象を異なる方法で見るものといってもよいかもしれない．しかし，両者の決定的な違いは空間分解能である．脳と頭皮の間には脳脊髄液，頭蓋骨，皮膚（頭皮）という導電率が大きく異なる3つの層がある．脳脊髄液の導電率は非常に高く，次いで皮膚が高く，頭蓋骨の導電率は低い．したがって，脳で発生した電場は，脳脊髄液を伝わって大きく広がり，頭蓋骨によって大きく減弱を受け，その後

皮膚を伝わってさらに広がる．そのため，頭皮上に置いた脳波電極から正確な脳の活動部位を知ることは困難である．しかし脳磁図の場合，磁場は導電率の影響を全く受けないため，記録条件が良好ならば mm 単位で活動部位を正確に知ることができる．これが脳磁図の最大の長所である．また脳磁図は脳波と同様に msec 単位の高い時間分解能を有する．

2　顔認知のメカニズム

静止した顔の認知

　人間の顔は常に変化している．「目の動き」や「口の開閉」など顔の各部分の変化により，また光のあたり方など周囲の状況により，表情は変化する．しかし，人間が顔を認知する最初の段階の脳活動を見るには，「静止した顔」に対する脳活動，すなわち，人が「これは顔だ」と認識する最初の情報処理過程の解析が必須である．

　筆者らは，(1) 開眼顔，(2) 閉眼顔，(3) 眼だけ，(4) 手，(5) 無意味図形の 5 種類の視覚刺激に対する脳反応を，脳磁図を用いて解析した（図 11-1）(Watanabe *et al.*, 1999a, 1999b)．

　米国 Yale 大学と日本の生理学研究所との共同研究で，同じ刺激画像を用い，Yale 大学は fMRI，生理学研究所は脳磁図を記録した．顔認知には目の影響が強いのではないかと予想し，生理学研究所では，開眼顔，閉眼顔，それに目だけ，と条件を変えた画像を用いた．すると刺激後約 100-120 msec にまず後頭葉の第 1 次視覚野に活動が見られる（図 11-2 の 1M）．これはどのような視覚刺激に対しても反応するもので，特殊性はない．次に顔あるいは目の刺激に対してだけ，刺激後約 150-170 msec（図 11-2 の 2M）で側頭葉下面の紡錘状回が活動する（図 11-3）．これが「顔認知中枢」といわれている部位である．紡錘状回の活動は，同じ刺激を用いた fMRI による研究でも確認されている（Puce *et al.*, 1995）．第 1 次視覚野（V1）の活動から約 50 msec で紡錘状回が活動することが明らかになったわけであるが，このような詳細な時間的分析は脳磁図の最大の長所である．

　開眼顔と閉眼顔に対する反応の間に有意差はみられなかったが，目だけの画像に対する反応時間（潜時）は顔全体の画像に対する反応時間よりも有意に

11 章　脳磁図を用いた顔認知研究

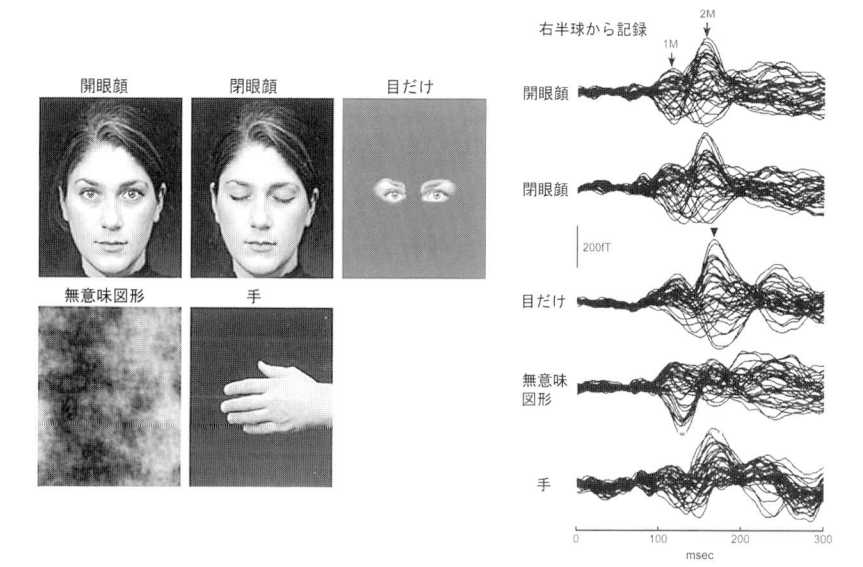

図 11-1　刺激に用いた 5 カテゴリーの画像の例
（Watanabe *et al.*, 1999a, 1999b）

図 11-2　図 11-1 で示した刺激に対する脳磁図反応
（Watanabe *et al.*, 1999b）

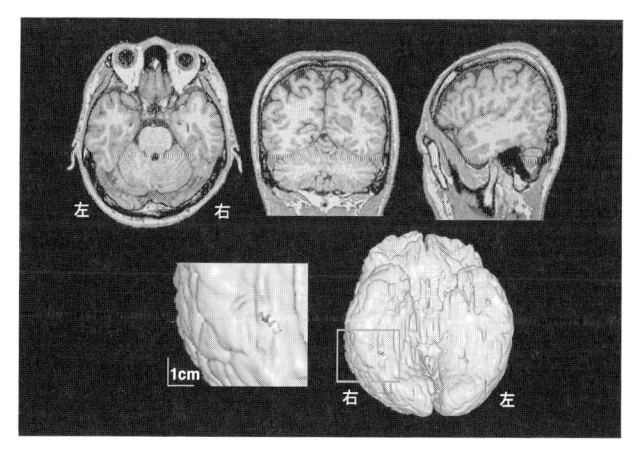

図 11-3　静止した顔を見た時の活動
（Watanabe *et al.*, 1999a）

III・顔認知の脳内基盤

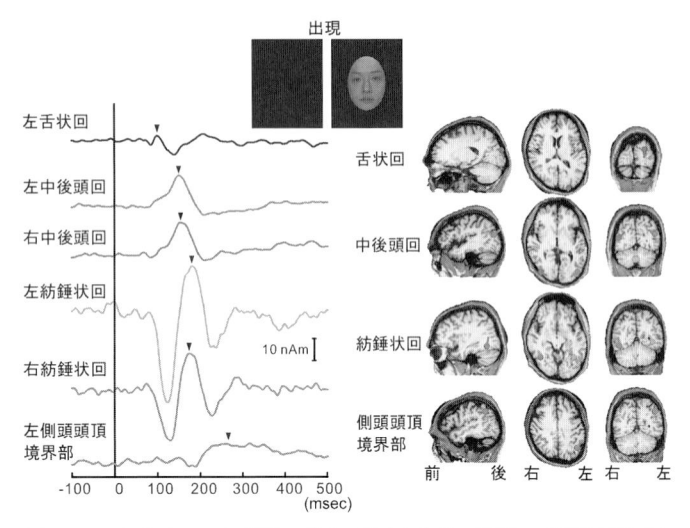

図 11-4 出現（Onset）刺激に対する脳内各部位の活動の時間的経過（左図）と各活動部位の推定双極子位置（右図）（Tanaka et al., 2009）

延長していた（図 11-2）．これは，顔認知の初期には各部分の認知よりも「全体として顔であるかどうか」の認知の方が重要であることを示す所見と考えている（Watanabe et al., 1999b）．ただし，反応の大きさは，目だけの画像に対する反応の方が顔全体画像よりも有意に大きく，「目」がいかに人間の顔認知において重要であるかを明瞭に示している．興味ある点は，右半球では全員に明瞭な紡錘状回の反応が記録されたが，左半球では半数の人にしか記録されなかったことである．「顔だけがわからない」という非常に特殊な症状を示す相貌失認は，右半球単独の障害あるいは両側半球の障害で起こるとされている（Damasio, 1985）．このように臨床例においても顔認知における右半球の優位性が明らかになってきており，それとよく合致した所見である．

最近，筆者らは，顔刺激の「出現」，「消失」，「変化」という3つの異なる刺激を用いて，顔認知に関連する時空間的な活動パターンをさらに詳細に検討した（Tanaka et al., 2009）．その結果，①舌状回付近（100 msec），②中後頭回付近（150 msec），③大きな紡錘状回の反応（170 msec），④側頭頭頂境界部付近（250 msec）の4つの要素の分離に成功した（図 11-4）．

①は出現と消失に対してのみ認められたため，輝度変化の検出に関連する活動を反映すると考えられた．②と④は3種のイベントに対して同様に出現したため，顔刺激そのものではなく，その「変化」に対する非特異的な活動（変化検出や外因性注意などに関連する），③は出現と変化に対してのみ出現したため，顔認知に関連する活動を反映すると考えられた．つまり，ひとつの顔画像に誘発される脳磁場反応の時空間的パターンが，様々な視覚処理過程に関連するいくつもの要素的活動を含むことを明確に示す知見である．また，顔画像に対して選択的に増大する事象関連電位（脳波）N170反応は，③の変化関連脳磁場活動に酷似しており，この反応が顔刺激で選択的に増大したものと推測された．この知見は，今後，N170を用いた基礎的・応用的な顔研究を進めていく上で，その意義について重要な示唆を与えるものと考えられる．

サルでは側頭葉下面に加えて側頭葉の側面，上側頭溝にも顔認知中枢があることが知られている（Yamane et al., 1988）（8章参照）．しかし，人間では「静止した顔」を見る時には上側頭溝の活動は決して大きくない．むしろ，何らかの動きが加わった時に大きな反応が見られる傾向がある．この点に関しては次の項で詳述する．

目や口の動きの認知

私たちは日常生活の中で，人の表情や視線の動きを読み取ることで相手の精神状態や注意の方向を知ることができる．したがって，「静止した顔」の認知に加えて，「顔の部分の動き」の認知，例えば「目の動き」（Watanabe et al., 2001; Watanabe et al., 2006）や「口の開閉」（Miki et al., 2004）等の認知も重要である．動きの認知に関しては主にサルで研究が進んでおり，単一ニューロン活動記録では，動きの変化に特異的に反応するニューロンが中側頭葉（MT）もしくはV5にあることが報告されている．

筆者らは，仮現運動（apparent motion）（Puce et al., 1998; Bundo et al., 2000; Kaneoke et al., 2005を参照）を用いて実験を行った．仮現運動とは，極めて短い間隔で2つの視覚刺激が提示されると，いかにも本当の動きのように見える現象をいう．目が正面を向いた画像と右あるいは左を向いた画像を連続して提示すると目だけが右あるいは左に動いたように見えるのである．すると，目が動

Ⅲ・顔認知の脳内基盤

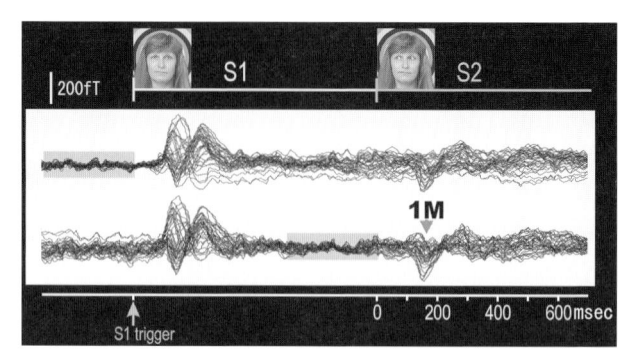

図 11-5　目の動きを見た時に記録された波形の例
(Watanabe *et al.*, 2006)

いたかのように見えた時点から約 190 msec 後に明瞭な反応が見られた（図 11-5）．その活動位置は側頭葉の下側頭溝の後方付近であり，そこが人間の MT/V5 野であると推定された．

　これも「静止した顔」認知と同様に右半球優位である．筆者らは，人間の場合，側頭葉下面の紡錘状回は主として静止した顔の認知に関与し，側頭葉側面の上側頭溝および MT/V5 野は主として「顔や顔の部分の動き」の認知に大きく関与しているのではないかという仮説を立てている．

　最近筆者らは，視線が左右から正面を向く動き（目が合う，BACK）と，正面から左右に向く動き（目がそれる，AWAY）に対する脳磁図反応を比較した(Watanabe *et al.*, 2006)．すると，BACK 条件の場合には AWAY 条件よりも反応が有意に大きく，活動部位は共に MT/V5 野にあるが，BACK 条件の場合には AWAY 条件よりも MT/V5 野の中で有意に前方にあることが明らかになった（図 11-6）．この結果は，相手の目が自分を見る時と相手の目がそれる時とではニューロン群の活動が同一ではなく，目が合う時の方がより大きな脳活動を示すことを示唆している．

　口も目と同様に顔の中の重要な部位である．特に開口，閉口運動は言語認知とも深い関係を有する．筆者らは，仮現運動を用いて開口，閉口運動の画像を作成し，それを見ている時の脳磁図反応を記録した（Miki *et al.*, 2004）．すると，開口運動を見ている時と閉口運動を見ている時の脳反応は非常に類似しており，

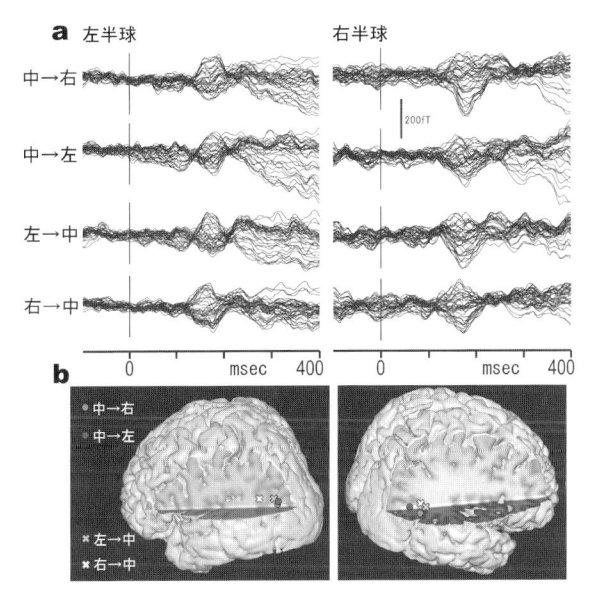

図 11-6 左右の半球から記録された 1M 成分の波形と活動源
(Watanabe *et al.*, 2006)

反応の潜時，振幅，活動部位にも有意差は見られなかった．また，目の動きを見ている時の反応と比較したところ，活動部位には有意差がみられなかった．これらの結果より，顔の部分の動きは MT/V5 野内のほぼ同様の部位で情報処理されることが示唆された．

目の動きを認知する時の輪郭やパーツの影響

次に，目の動きの認知に関する脳活動に対して，顔のもつ輪郭とその他のパーツ（口など）がどのような影響を及ぼすかを検討する実験を行った．この実験では，2つの点（条件によっては目に見える），横線（口に見える）と円（顔の輪郭に見える）を使った模式的な顔画像を用いて，仮現運動刺激を利用した条件を用いた（図11-7）(Miki *et al.*, 2007)．具体的には，(1) CDL：点と横線と輪郭が全て揃っている，(2) CD：点と輪郭だけ，(3) DL：点と横線だけ，(4) D：点だけ，という4条件を用いた．いずれの条件でも，2つの点の動きは同一とした．

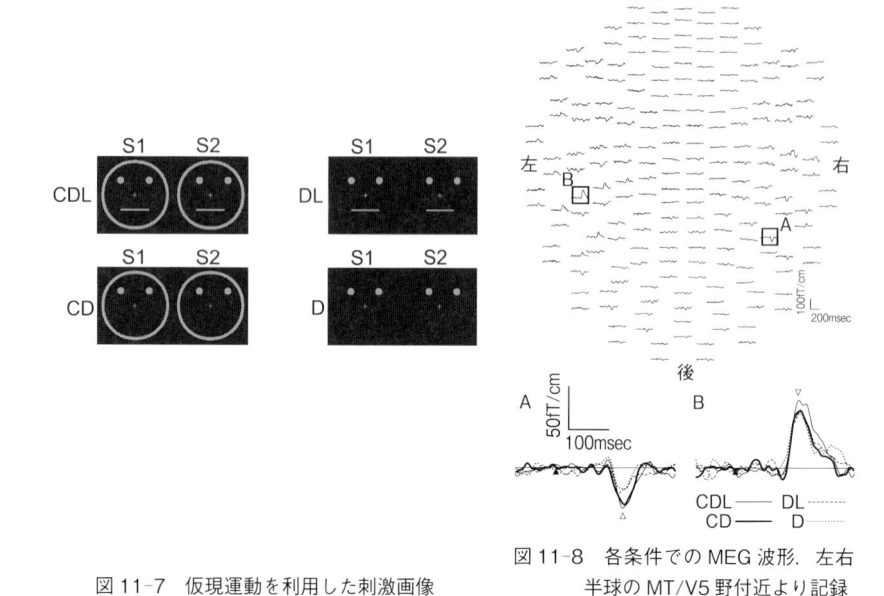

図 11-7　仮現運動を利用した刺激画像
(Miki *et al.*, 2007)

図 11-8　各条件での MEG 波形．左右半球の MT/V5 野付近より記録
(Miki *et al.*, 2007)

　一般的に，被験者にとっては，D 条件ではただの点の動きに見えるが，CDL 条件では目の動きに見える．ただし，CD 条件や DL 条件では，CDL 条件にくらべ，目の動きという被験者の印象は薄れる．すなわち，同じ点の動きを見ていても，それが目に見えるかどうかで，その動きに対する脳活動が異なるかどうかを検討した．すると，左右の後頭側頭部において，点の動き開始後約 180 msec に明瞭な誘発脳磁場が認められ，その活動源は MT/V5 野に推定された．MT/V5 野の活動は，CDL 条件では，DL 条件と D 条件よりも有意に大きかった．（図 11-8）．

　すなわち，同じ物理的な動きを認知する場合でも，それを目の動きと思う場合には脳反応は有意に大きくなり，それに対しては，顔の輪郭の影響が大きいことが示唆された．私たちは，動物の模様でも樹木のくぼみでも，一度「顔」に見えるとそれはずっと顔として認識され，他のものを見るよりも印象が強くなる．同じ目の動き（視線の動き）でも，それとして認識される場合には脳反応が異なることを明瞭に示唆する所見であった．

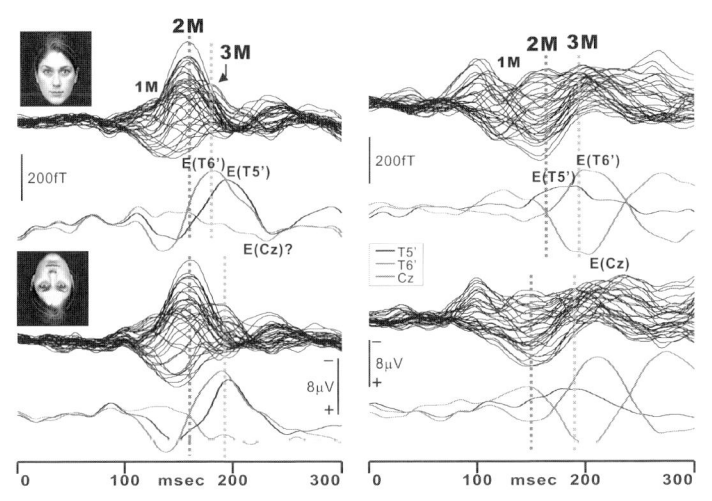

図 11-9 正立顔あるいは倒立顔刺激に対し，左の図は左半視野刺激時に右半球の脳活動を，右の図は右半視野刺激時に左半球の脳活動を記録したもの（Watanabe et al., 2003）

倒立顔認知

どのような物体でも逆さになっているとわかりにくくなるものだが，顔の場合には特にその傾向が強く，倒立顔効果（face inversion effect）と称されている．これに関しては多くの心理学分野からの論文があり，反応時間の遅延や正答率の低下が一般的な所見である．例えば，顔全体ではこの効果は大きいが，目，口などの部分では効果が低く，倒立顔効果は顔全体が示されている時に特異的であるとする報告がある（Farah et al., 1995a, 1995b）．通常，動物の顔では倒立顔効果は弱いが，品評などをしている犬の専門家では，自分が専門としている犬の顔に対してのみ人間の顔を見た時と同様な倒立顔効果が見られたという報告もある（Diamond & Carey, 1986）．人間を対象とした fMRI を用いた実験では，倒立顔を認知する場合には「人間の顔」としての認知と物体を見る場合の認知が混在しているのではないかという仮説が出されている．

筆者らは脳磁図や脳波を用いて倒立顔効果を解析した（Watanabe et al., 2003; Honda et al., 2007）．すると，倒立顔を見た時の反応には顕著な半球間差が存在することが示唆される所見を得た．すなわち，右半球では倒立顔に対する反応時間が正立顔に対する場合よりも延長しており，心理学実験での反応時間の遅

延に合致する所見である．ところが，逆に左半球では反応時間が短縮していた（図11-9）．

このことから，倒立顔認知には左半球が主要な役割を持っていることが示唆された．また物体として蝶の写真を見せて反応を見たが，倒立顔に対する反応とは明らかに異なっており，「倒立顔効果は倒立顔を物体として認識するために起きる」とする仮説には一致しないものであった．

6章で示したようにウィリアムズ症候群は特異な視空間認知障害を示すことで知られているが（Nakamura *et al.,* 2002），顔の認知は比較的保たれていると考えられてきた．ところがウィリアムズ症候群の13歳の男児に正立顔と倒立顔を見せて脳磁図を記録したところ，右半球でも倒立顔に対する反応において正立顔に対する反応よりも潜時が短く，倒立顔効果を示さなかった（Nakamura *et al.,* 2006）．ウィリアムズ症候群では，構成要素の全体の空間的配置に関しての認知は不得意であるが，各構成要素部分部分の認知は比較的保たれているとされている．したがってこの結果は，この患児では顔を全体として認知するよりも顔の部分を認知する時の方が反応が早く，その特性が倒立顔の処理において発現したものと考えられた．

輪郭や内部のパーツが倒立した際の顔認知への影響

正立顔と倒立顔，および両者の中間のような視覚刺激を呈示し，輪郭と内部のパーツを倒立させた際に，顔認知に関連する脳活動がどう変わるかを検討した（Miki *et al.,* 2011）．用いた条件は，(1) U&U：輪郭も内部のパーツも正立のもの，(2) U&I：輪郭は正立しているが，内部のパーツがその相対的位置関係を変えずに倒立したもの，(3) I&I：輪郭と内部がそのまま倒立したものの3条件であった（図11-10）．

それぞれの条件で誘発された脳磁場反応の活動源は，静止顔認知時に活動する下側頭部（紡錘状回に相当）であり，条件間において有意な差はみられなかった．3条件の間で，刺激呈示後からその活動が最大になるまでの時間（頂点潜時）を比較したところ，右半球ではU&I条件とI&I条件において，U&U条件にくらべ有意に延長していた．また，左半球では，U&I条件において，そのほかの条件にくらべ有意に延長していた（図11-11）．このことから，右半球の

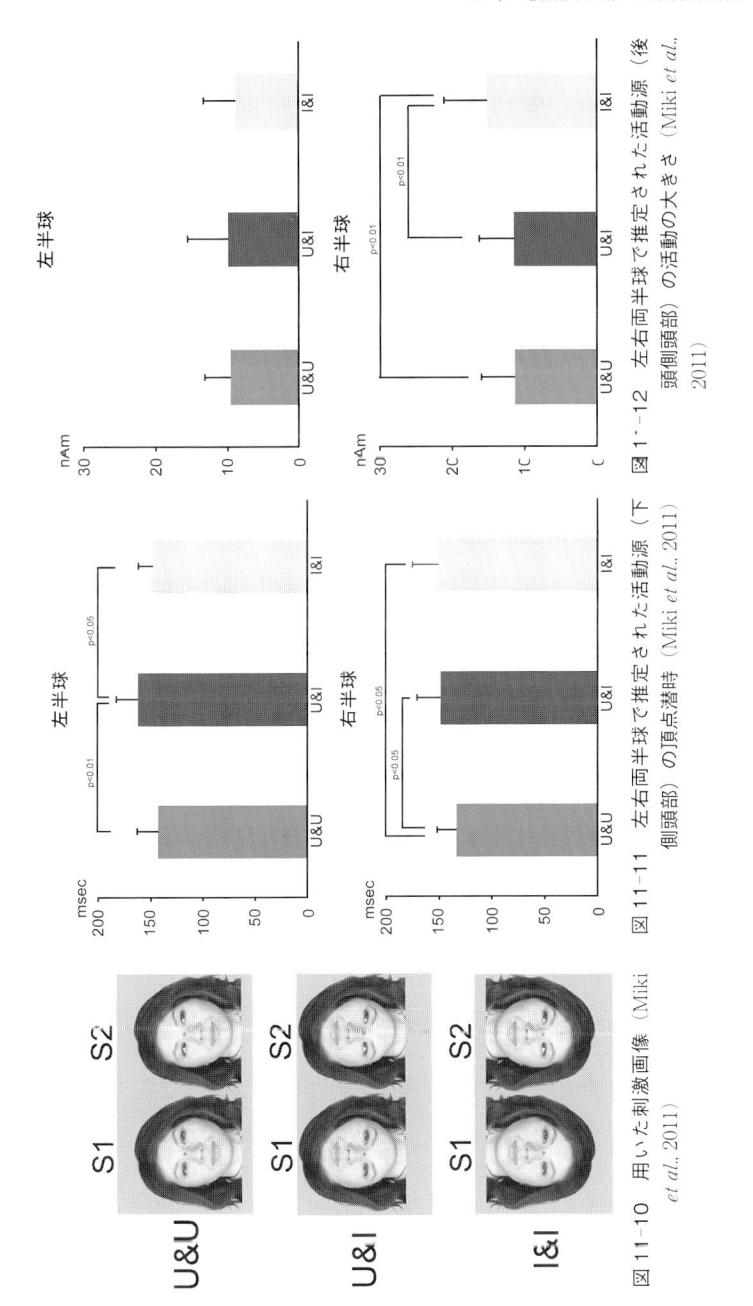

11章 脳磁図を用いた顔認知研究

図11-10 用いた刺激画像 (Miki et al., 2011)

図11-11 左右両半球で推定された活動源 (下側頭部) の頂点潜時 (Miki et al., 2011)

図11-12 左右両半球で推定された活動源 (後頭側頭部) の活動の大きさ (Miki et al., 2011)

193

静止顔認知の処理には，内部のパーツの向きが，左半球の静止顔認知の処理には，輪郭と内部のパーツの相対的位置関係が関係しており，静止顔認知の際の左右半球の役割が異なる可能性が示唆された．

さらに，上述の刺激を用いて，目が動いた際に誘発される脳活動が，輪郭や内部のパーツの向きによってどのように変化するかを検討した．その活動源は左右の後頭側頭部（MT/V5野に相当）であった．その頂点潜時に条件間で有意差はなかったが，その活動の大きさは，右半球において，I&I条件では他の条件にくらべ有意に大きくなっていた（図11-12）．このことから，倒立条件における顔の動き認知の処理には，輪郭の向きが重要な要素であり，その情報処理は主として右半球で行われている可能性が示唆された．

サブリミナル刺激による顔認知

サブリミナル（subliminal）刺激の方法として，タキストスコープ（tachistoscope）を用いた心理学的あるいは生理学的実験が1960年頃より行われてきたが，最近ではbackward masking現象による意識閾値以下刺激による脳反応の研究が行われている（Hashimoto *et al.*, 2005, Noguchi *et al.*, 2005）．単発刺激の刺激呈示時間を短くすることでその刺激を認識できなくするためにはタキストスコープを用いて刺激呈示時間を数msec以下にする必要がある．一方backward maskingは，呈示時間が10-30 msecでも刺激に続いてすぐに次の刺激を与えることで，単発では意識にのぼり認識できる刺激でも後続の刺激によるマスキングにより認識されなくなるという現象である．backward maskingは最短画像呈示時間が10-16 msec（モニターの垂直リフレッシュレートに依存）であるモニター画面での刺激作成が可能である．

私たちはbackward maskingを用いた認識閾値以下の顔認知活動を記録した（Hoshiyama *et al.*, 2003）．急須がぐるぐると回るビデオを作製し，挿入する刺激画像としては，顔，文字，無意味な点の3種類を用いた．16 msec（全く意識されない，閾値下（subliminal）刺激），32 msec（別の画像が挿入されたのはわかるが，それが何であるか意識されない，中間刺激），48 msec（挿入された画像が明瞭に意識される，閾値上刺激）の3種類の挿入時間を用いて，脳磁図と脳波の同時計測実験を行った．その結果，3つの挿入時間条件のいずれにおいても，顔に対する

反応が一番大きく，次いで文字で，最も小さいのは無意味な点に対してであった．この結果は脳磁図，脳波のいずれにおいても，明瞭に認められた（図11-13）．

この結果は，人間にとって顔情報がいかに重要なものであるかを明瞭に示している．また，何という名前だったか，どこで会ったかも全く思い出せないのに，顔だけは覚えている，というような，私たちが日常的にしばしば経験することも，このような顔認知の特異性によるものかもしれない．

ところで，backward maskingによる刺激は，先行する刺激が意識にのぼることを後続の刺激によりマスキングしていると考えられており，マスクされる刺激の情報処理はある段階まで進んでいる可能性がある．筆者らは視覚刺激のさらに初期のプロセスにおいて顔処理の優位性があるかどうかについて調べるために，コンピュータ制御が可能な2色画像の交互呈示を用いた認識閾値以下の刺激（color-opponent subliminal stimulation: COS 刺激）を作成した（Hoshiyama *et al.*, 2006a, 2006b）．COS 刺激は外側膝状体から第1次視覚野および視覚関連野における色や輝度変化に対する周波数応答の限界を利用して見えない刺激をつくるものである．筆者らは COS 刺激がその後に呈示した画像によって生じる視覚誘発脳磁場（visual evoked magnetic cortical field: VEF）にどのように影響を与えるかを検討した．

COS 刺激は 256×256 ピクセルの領域の黒いメッシュ地に赤と緑（輝度：赤：17.3 cd/m^2，緑：51.7 cd/m^2）のチェッカーパターンで描画された画像，およびそ

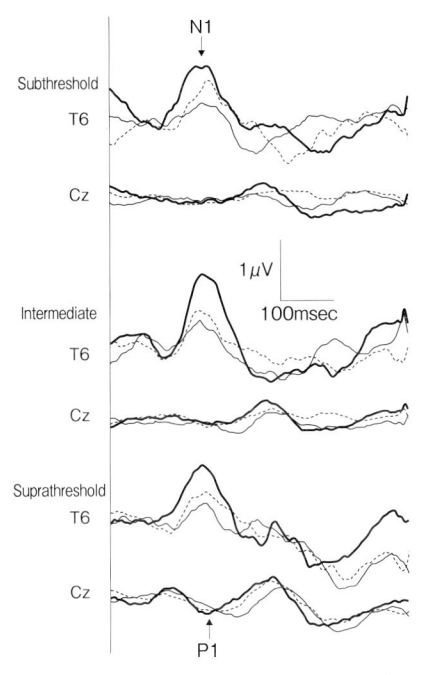

図11-13　3条件で，顔（太線），文字（破線），無意味な点（細線）に対する誘発脳波反応（Hoshiyama *et al.*, 2003）

Ⅲ・顔認知の脳内基盤

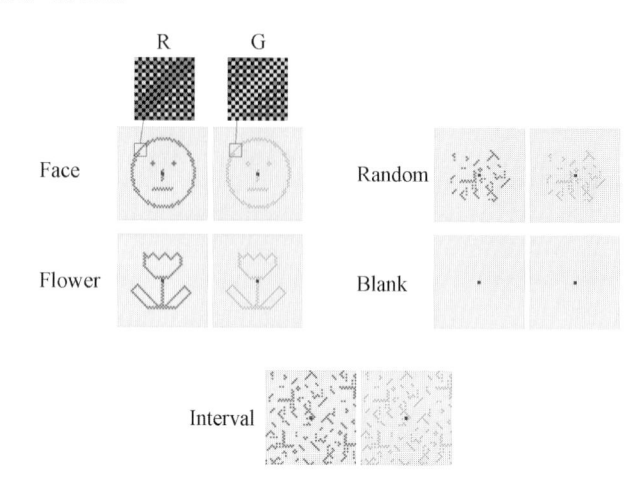

図 11-14　COS 刺激に用いた画像（Hoshiyama *et al.*, 2006b）

れと同じ画像で赤と緑を反転させた対の画像を高頻度で交互に呈示するものである（図 11-14）.

　画像には顔（Face），花（Flower）およびランダム画像（Random）を用いた．心理行動学的実験では，55-75 Hz が COS 中の画像が弁別できる閾値周波数であったため，VEF 実験では 100 Hz 刺激を用いた．すなわちサブリミナル刺激である．COS 刺激による見えない刺激を呈示した後に標的刺激を呈示し，COS 刺激の影響を脳磁図を用いて解析した（Hoshiyama *et al.*, 2006b）．すると，顔画像を COS 刺激中と標的刺激に呈示した場合の反応が最も大きく（p＜0.03），標的刺激が花画像の場合でも顔を COS 刺激中に提示した場合よりも花を COS 刺激中に提示した場合の方が反応は大きかった（p＜0.05）．

　この結果は，意識にのぼらない刺激量でも視覚の情報処理過程において顔優位な反応が生じていることを示唆するものと考えられた．顔の形態，性差や表情など顔そのものや顔が含む情報は，それぞれの優位性と情報処理の段階が異なるものと考えられるが，ここでの実験のように，第 1 次視覚野よりもさらに上位と考えられる視覚情報処理の段階での刺激量を調節することにより，情報処理の優位性やそのプロセスが明らかになるものと考えられる．

ランダムドットブリンキング刺激による顔認知

通常の視覚誘発電位検査では輝度差を利用した刺激を用いることが一般的であり，第1次視覚野（V1）の活動が非常に大きく，しかも長時間持続する．そのため，V1の活動後に出現する高次視覚野の比較的小さな活動を選択的に解析することは困難となる．筆者らは，ランダムに点滅を繰り返している多数のドットの一部（顔など様々な形状を形作る）を，一定時間持続して光らせることにより，被験者に視覚的に形態が知覚される方法であるランダムドットブリンキング（略してRDB）を開発して，形態視の研究に用いた（Okusa et al., 1998; Okusa et al., 2000）．RDBでは輝度は一定であるためV1の活動を抑制することが可能となり，顔認知に重要な部位である紡錘状回の反応の検出には有用と考えられる．

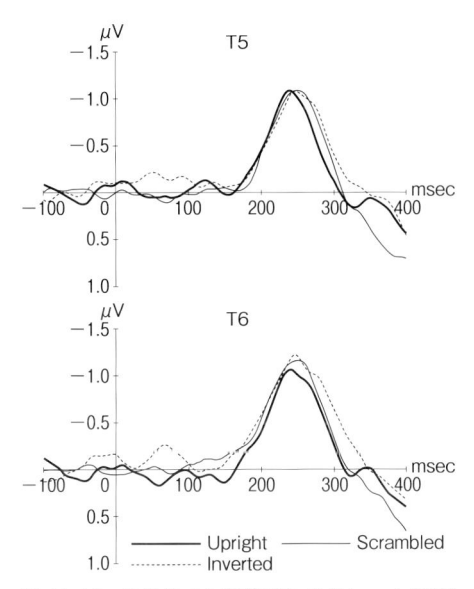

図11-15 各条件での誘発脳波（Miki et al., 2009）

筆者らはまず，この刺激方法を用いて誘発脳波を記録した（Miki et al. 2009）．正立顔（Upright），内部のパーツの位置配置が乱れたスクランブル顔（Scrambled），倒立顔（Inverted）の3刺激条件を用いた．その結果，刺激呈示後100 msec後に通常はみられるV1の活動はほとんど認められなかった．静止顔認知の際によく用いられる左右の側頭部の電極（T5, T6）から得られた誘発脳波の頂点潜時は，正立顔の時に，他の条件にくらべ有意に短縮していた（図11-15）．今後筆者らは，脳磁図を用い，RDBを刺激として使って，顔認知に関連する脳部位の活動の解析を行っていく予定である．

3 今後の展望

活動部位の同定にはfMRIやPETが優れているが，本章で述べたような脳

磁図の持つ msec 単位の高い時間分解能は様々な重要な情報を与えてくれる．今後は fMRI，PET と脳磁図の所見を総合的に判断していくことが重要となるだろう．

引用文献

Bundo, M., Kaneoke, Y., Inao. S, et al. (2000). Human visual motion areas determined individually by magnetoencephalography and 3D magnetic resonance imaging. *Hum Brain Mapp*, **11**, 33-45.

Damasio, A. R. (1985). Prosopagnosia. *Trends Neurosci*, **8**, 132-135.

Diamond, R., Carey, S. (1986). Why faces are and are not special: An effect of expertise. *J Exp Psychol Gen*, **115**, 107-117.

Farah, M. J., Wilson, K. D., Drain, H. M., Tanaka, J. R. (1995a). The inverted face inversion effect in prosopagnosia: Evidence for mandatory, face-specific perceptual mechanisms. *Vision Res*, **35**, 2089-2093.

Farah, M. J., Tanaka, J. W., Drain, H. M. (1995b). What causes the face inversion effect? *J Exp Psychol Hum Percept Perform*, **21**, 628-634.

Hashimoto, A., Watanabe, S., Inui, K., et al. (2006). Backward-masking: The effect of the duration of the second stimulus on recognition of the first stimulus. *Neuroscience*, **137**, 1427-1437.

Honda, Y., Watanabe, S., Nakamura, M., et al. (2007). Interhemispheric difference for upright and inverted face perception in humans: An event-related potential study. *Brain Topogr*, **20**, 31-39.

Hoshiyama, M., Kakigi, R., Takeshima, Y., et al. (2006a). Priority of face perception during subliminal stimulation using a new color-opponent flicker stimulation. *Neurosci Lett*, **402**, 57-61.

Hoshiyama, M., Kakigi, R., Takeshima, Y., et al. (2006b). Differential priming effects of color-opponent subliminal stimulation on visual magnetic responses. *Hum Brain Mapp*, **27**, 811-818.

Hoshiyama, M., Kakigi, R., Watanabe, S., et al. (2003). Brain responses for the subconscious recognition of faces. *Neurosci Res*, **46**, 435-442.

Kaneoke, Y., Watanabe, S., & Kakigi, R. (2005). Human visual processings as revealed by magnetoencephalography. *Int Rev Neurobiol*, **68**, 197-222.

Miki, K., Takeshima, Y., Watanabe, S., Honda, Y., & Kakigi, R. (2011). Effects of inverting contour and features on processing for static and dynamic face perception: An MEG study. *Brain Res*, **1383**, 230-241.

Miki, K., Watanabe, S., Honda, Y., et al. (2007). Effects of face contour and features on occipitotemporal activity when viewing eye movement. *Neuroimage*, **35**, 1624-1635.

Miki, K., Watanabe, S., Kakigi, R., et al. (2004). Magnetoencephalographic study of occipitotemporal activity elicited by viewing mouth movements. *Clin Neurophysiol*, **115**, 1559-

1574.

Miki, K., Watanabe, S., Takeshima, Y., Teruya, M., Honda, Y., & Kakigi, R. (2009). Effect of configural distortion on a face-related ERP evoked by random dots blinking. *Exp Brain Res*, **193**, 255-265.

Nakamura, M., Kaneoke, Y., Watanabe, K., et al. (2002). Visual information process in Williams syndrome: Intact motion detection accompanied by typical visuospatial dysfunctions. *Eur J Neurosci*, **16**, 1810-1818.

Nakamura, M., Watanabe, S., Gunji, A., et al. (2006). The MEG response to upright and inverted face stimuli in a patient with Williams syndrome. *Pediat Neurol*, **34**, 412-414.

Noguchi, Y., & Kakigi, R. (2005). Neural mechanisms of visual backward masking revealed by high temporal resolution imaging of human brain. *Neuroimage*, **27**, 178-187.

Okusa, T., Kakigi, R., & Osaka, N. (2000). Cortical activity related to cue-invariant shape perception in humans. *Neuroscience*, **98**(**4**): 615-624.

Okusa, T., Kaneoke, Y., Koyama, S., & Kakigi, R. (1998). Random dots blinking: A new approach to elucidate the activities of the extrastriate cortex in humans. *Neuroreport*, **9**(**17**), 3961-3965.

Puce, A., Allison, T., Bentin, S., et al. (1998). Temporal cortex activation in humans viewing eye and mouth movements. *J Neurosci*, **18**, 2188-2199.

Puce, A., Allison, T., Gore, J.C., et al. (1995). Face-sensitive regions in human extrastriate cortex studied by functional MRI. *J Neurophysiol*, **74**, 1192-1199.

Tanaka, E., Inui, K., Kida, T., Kakigi, R. (2009). Common cortical responses evoked by appearance, disappearance and change of the human face. *BMC Neurosci*, **10**, 38.

Watanabe, S., Kakigi, R., Koyama, S., et al. (1999a). Human face perception traced by magneto- and electro-encephalography. *Brain Res Cogn Brain Res*, **8**, 125-142.

Watanabe, S., Kakigi, R., Koyama, S., et al. (1999b). It takes longer to recognize the Eyes than the whole face in humans. *Neuroreport*, **10**, 2193-2198.

Watanabe, S., Kakigi, R., & Puce, A. (2001). Occipitotemporal activity elicited by viewing eye movements. A magnetoencephalographic study. *Neuroimage*, **13**, 351-363.

Watanabe, S., Kakigi, R., & Puce, A. (2003). The Spatiotemporal dynamics of the face inversion effect: A magneto- and electro-encephalographic study. *Neuroscience*, **116**, 879-895.

Watanabe, S., Kakigi, R., & Miki, K., et al. (2006). Human MT/V5 activity on viewing eye gaze changes in others: A magnetoencephalographic study. *Brain Res*, **1092**, 152-160.

Yamane, S., Kaji, S., & Kawano, K. (1998). What facial features activate face neurons in the inferotemporal cortex? *Exp Brain Res*, **73**, 209-214.

IV

顔と社会

*12*章 「自分の顔」に魅せられて
―― 本当は怖い自己顔認知の脳イメージング研究

杉浦元亮

1 はじめに

「どうして自己顔認知なんて変な研究テーマを選んだんですか？」と尋ねられたことがある．大学院生時代に，視覚認知の脳メカニズムの研究として，友人や同僚の顔を認知する時の脳活動を調べる実験（Nakamura, et al., 2000）に参加した．その時に「これが自分の顔だったらどうなるんだろうか」と調べてみたくなった．大体そんな感じのいきさつである．当時は自分が自己顔認知研究という魔窟の入り口にいるとはつゆ知らず，「この話，新しいんじゃないの？」と鼻歌交じりでのんきに歩みを進めていった．以来十余年．私はまだこの魔窟から抜けられずにいる．

どこかで聞いた話だが，心理学では手を着けてはいけない研究テーマが三つあるという．意識，時間，そして自己だとのこと．自己という研究テーマに惹かれ，堕ちてゆく人間は私だけではないらしい．自己顔認知は変なだけではない，実に怖い研究テーマである．本章は自己顔認知研究という魔窟の恐ろしさの一端をご紹介し，将来ある若者がこれから誤ってこの魔窟に足を踏み入れることがないよう，固く戒めることが目的である．

私が取り組んできた自己顔認知の神経基盤研究は脳機能イメージング研究，正確には脳機能イメージングを用いた"脳機能マッピング"である．脳機能マッピングとはある情報処理が脳のどの領域で行われているのかを明らかにする研究であり，脳という白地図を様々な色（機能）の小領域によって埋め尽くしてゆく作業である．古くはもっぱら脳損傷患者を対象とした認知テストによって地道に進められてきた研究分野であるが，断層画像によって大脳皮質・皮質下の活動領域を正確に画像化することが可能な非侵襲的脳機能イメージングの登場により飛躍的にその発展のスピードを上げる．

脳機能イメージングの手法としては1980年代に陽電子断層画像法（PET）が，90年代に機能的MRI（fMRI）が実用化された．顔認知の脳機能イメージング研究も80年代末に始まり（Sergent et al., 1992），90年代末にはほぼ（古典的なマッピングという意味での）完成に至っている（Kanwisher et al., 1997; Haxby et al., 2000）．私が自己顔認知に関する脳機能マッピング研究を初めて報告したのは2000年である（Sugiura, et al., 2000）．これまで私も含め世界中で多くの脳機能イメージングの研究者が自己顔認知の神経基盤をマッピングしてきた（Kircher et al., 2000; Kircher, et al., 2001; Platek et al. 2004; Sugiura et al., 2005; Uddin et al., 2005; Platek et al., 2006; Sugiura et al., 2006; Devue et al., 2007; Kaplan et al., 2008; Morita et al., 2008; Sugiura et al., 2008; Platek & Kemp, 2009; Oikawa et al., 2012; Sugiura et al., 2012）．しかし，2012年の本章執筆時点で，その完成形は全く見えていない．

2　自己顔特異的脳活動と右半球

話は一見大変シンプルである．被験者に様々な顔写真を呈示して脳活動を測定し，被験者が自分自身の顔を見た時だけ活動する脳領域があれば，その領域は自己を実現する脳の情報処理に重要な役割を果たしていることが期待される．そんな自己特異的処理領域の機能がより詳細に解明できれば，自己とは何かという有史以来哲学・心理学者を悩ませてきた深遠な問題も，たちどころに自然科学的に説明できてしまう．そんな甘美な妄想は自己顔認知の脳画像研究に手を染めたことがある研究者であれば，誰しも一度は抱いたことがあるであろう．

そんな魔法のような自己特異的処理領域が人間の脳のどこかに存在することを，動物心理学の知見が期待させる．鏡に映った自分を見て自分だと理解できる動物は，人間のほかはチンパンジー・オランウータン・ゾウ・イルカといったごく一部の動物にすぎない（Gallup, 1982; Reiss & Marino, 2001; Plotnik et al., 2006）．いずれも体重に比べて脳が大きく，複雑な社会性を持った動物ある（Marino, 2002; Shoshani, et al., 2006）．ここから，一部の進化した社会的な動物の脳だけに存在する自己特異的処理領域，という魅力的なイメージが生まれる．

そして，その自己特異的処理領域はどうやら大脳右半球にあるらしい．そんな期待が一部の"自己顔認知"研究者の間で盛り上がる（Keenan et al., 2000;

Feinberg & Keenan, 2005). この期待を強力に後押しした研究知見の一例を挙げる. 脳外科の手術の前に，どちらが優位（言語）半球かを確認するために，左右の大脳半球の片方だけを麻酔して認知的な検査を行うことがある（Wada テスト）. この認知検査の一つとして，患者の顔と有名人の顔を50％ずつ混ぜた顔写真（モーフィングという技術で，この顔は自分の顔にも有名人の顔にも見える）を見せ，その写真が患者自分自身か有名人かを尋ねた. この検査を受けた5名の患者のうち，右半球を麻酔した場合には全員がこの顔写真を有名人と言い，左半球を麻酔した場合は4名がこの顔を自分の顔だと言った（Keenan *et al.*, 2001）. すなわち自己顔認知には覚醒した右半球が必要であるということが言える. 他に顔認知反応時間の手の左右差（Keenan *et al.*, 1999）や離断脳患者（Preilowski, 1977）を対象とした研究でも，自己顔処理が右半球優位であることを支持するデータが報告されている.

　では，脳機能イメージング研究ではどうだろうか. 自己特異的処理領域は右半球に同定されるのであろうか. 近年の自己顔認知研究の成果を概観すれば，答えは明らかにイエスである. 自分の顔写真を見た時に特異的に活動上昇が見られる領域は，もっぱら右半球に同定される（口絵）.

　初期の研究（Kircher *et al.*, 2000; Sugiura *et al.*, 2000; Kircher *et al.*, 2001; Platek *et al.*, 2004）では，報告される活動領域は必ずしも一定ではなかった（Platek *et al.*, 2008）. それは実験デザインや解析の方法の様々な問題（ブロックデザインの使用，対照条件に未知の他者を使用，被験者数が少なく統計閾値が低い等）に起因すると考えられる. 自己顔への脳反応（事象関連反応）と，同等に親近性のある対象刺激として友人や同僚等の顔写真への脳反応との直接の比較（Uddin *et al.*, 2005; Platek *et al.*, 2006; Sugiura *et al.*, 2006; Devue *et al.*, 2007; Kaplan *et al.*, 2008; Sugiura *et al.*, 2008; Oikawa *et al.*, 2012; Sugiura *et al.*, 2012）に限定した場合，有意な差はそのほとんどが右半球の頭頂葉・側頭葉・前頭葉に報告されている（口絵2）. これらの領域の活動は，親近性の高い他者（友人），親近性の低い他者（実験者），完全に未知の他者の間でほとんど変わらず（Sugiura *et al.*, 2005），自己顔認知特異的と言える. したがって，これら右半球領域群で構成された脳ネットワークこそが，人間とごくわずかの社会的動物だけが保持する自己特異的処理システムであり，有史以来人類を悩ませてきた「自己とは何か」への答えである. な

んと，わかりやすい話ではないか．

3　単一の自己は存在するか

さて，ここから魔窟がその本性を現す．自己顔特異的反応を示す右半球領域ネットワークが，探し求めていた自己特異的処理システムかもしれない，という甘い夢に酔っているところに様々な「不都合な真実」が突きつけられる．

ミラー・サイン

どんなに脳機能イメージングが進歩しようとも，脳機能マッピングの王道はやはり神経心理学である．ある脳領域がある機能を持っていることを証明するには，その領域が障害された時その機能も障害される，という知見が必要である．脳機能イメージング研究では，仮説に基づいて認知課題を組み，関心のある機能に関与する脳領域を抽出することができる．しかし抽出された領域が本当にその機能に必要不可欠であるかどうかはわからない．一方で神経心理学では，脳の局所的障害によってある認知機能が障害された患者の観察・検査結果から，その認知機能に必要不可欠な処理領域が障害領域の中に含まれていることを証明できる．ただ多くの場合，障害される脳領域は広範で境界は不明瞭，また領域によっては障害自体が稀なこともあり，関心のある認知機能の処理領域を厳密に同定することは容易ではない．したがって，脳機能イメージング研究で同定された詳細な賦活領域について，その領域を含む障害によって機能障害を示すことが神経心理学的に示されて，初めて厳密な意味での脳機能マッピングが完了する．

それでは自己顔認知に関してはどうだろうか．脳機能イメージング研究で示された，自己顔認知特異的に活動する右半球領域ネットワークについて，これらの領域が障害された時に自己顔認知が障害されるという神経心理学的知見は存在するのであろうか．「ミラー・サイン」という症状がある．主に重度のアルツハイマー型痴呆患者に見られる症状で，鏡に映った自分が自分だとわからなくなり，その鏡像を他者の名前で呼んだり，鏡に向かって話しかけたりするという（Biringer *et al.*, 1988; Rubin *et al*, 1988; Bologna & Camp, 1997; Connors & Coltheart, 2011）．この症状は一見，探し求めていた自己顔に特異的な認知障

に見える．そしてこのミラー・サインと関連が深いのは右半球の障害であるという報告は少なくない（Breen et al., 2001; Coltheart, 2010; Villarejo et al., 2011）．

　しかし，これらミラー・サインを示す患者の観察から，驚くべき事実が発覚する．鏡像自己認知ができないはずの患者の多くが，日常で鏡を見ながら櫛を使って髪を整えることができるというのだ（Phillips et al., 1996; Bologna & Camp, 1997）．鏡を見ながら櫛が使えるのに自己認知ができないとは一体どういうことか．この事実だけでも，これまでの自己顔認知研究が暗黙の前提としてきた，自己顔認知あるいは自己認知に特異的な認知処理が単一の処理過程であるという前提は，見事に瓦解する．BolognaとCamp（1997）は，自己認知を明示的（explicit）な自己認知と，暗示的（implicit）な自己認知の2つのレベルに区別することを提案している．前者はミラー・サインで障害される自己認知機能であり，後者は櫛の使用で評価されるような自動的な身体空間処理である．

　話はさらに複雑になる．明示的な自己認知機能の障害すなわちミラー・サインが生じるためには，どのような認知処理が障害される必要があるだろうか．ここでは自己顔特異的という考え方はいったん忘れてみる．

　①まず顔認知処理，すなわち目の前にある顔を視覚的に解析して記憶の中の顔の表象と比較できなければ，自己顔認知には障害が出るであろう．実際のところ，ミラー・サインは自己認知の障害として注目されるが，多くの症例で認知障害は自己特異的ではない．すなわち他者顔認知も障害されている相貌失認なのである．他者顔認知が維持され，自己鏡像認知のみが障害されている例は少ない（Connors & Coltheart, 2011）．

　②しかし，鏡に映った自己像を自己と認知するための経路は顔認知処理だけではない．仮に相貌失認があっても鏡についての知識があれば，動きを手がかりに鏡の中の人物像が自己であることに気付くはずである．痴呆症状の進んだ患者ではこのような鏡についての知識の障害（mirror agnosia）が見られることがある．われわれ健常人は鏡に映った自分の背後の物体を手にするために，当たり前のように鏡像を頼りに背後の物体に向かって直接手を伸ばすが，この障害を示す痴呆患者は鏡に向かって手を伸ばす．そしてミラー・サインを示す患者の多くがこの症状を示す（Connors & Coltheart, 2011）．

　このように考えてみると，自己顔認知には一般的な顔認知と，鏡に関する知

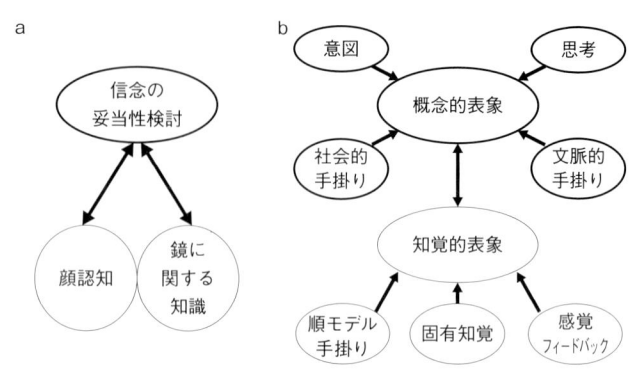

図12-1 鏡像自己認知に関わる認知モデル

識に基づいた認知、という2つの独立した認知処理経路があり、ミラー・サインはいずれか一方の障害だけでは生じず、両者が障害されて初めて引き起こされるというモデルが想定される。ところが実際に観察されるミラー・サインはこのモデルで説明できないものが少なくない。例えばBreenらの報告した2人の患者のうち片方は顔認知のみが、もう片方は鏡に関する知識のみが障害されており、もう片方の認知処理経路はほぼ正常であった（Breen et al., 2001）。また、写真では自己認知できても鏡では自己認知できない例（Connors & Coltheart, 2011）も報告されており、これもこのモデルでは説明ができない。

これらの矛盾を解決するために、Coltheart（2007）は信念の妥当性検討能力に着目した。この能力が正常であれば、いずれかの処理経路の障害によって鏡に映った自己像が自分ではないという信念を一時的に持ったとしても、別の処理経路からの情報と様々な文脈情報をもとにその信念を修正することができる。鏡に映った像が自分ではないという誤った信念を、これと相反する他の様々な知覚情報や文脈情報に基づいて修正することができない、それがミラー・サインではないかと考えた。すなわち、ミラー・サインには顔認知処理の障害（相貌失認）あるいは鏡に関する知識の障害（mirror agnosia）のいずれかの知覚レベルの障害に加え、これらを統合する信念の妥当性検討能力の障害という概念処理レベルの障害が必要であるという2段階モデルである（図12-1a）（Coltheart, 2007, 2010）。

エージェンシー感

　自己顔認知とたいへん関連の深い認知処理の概念に，エージェンシー感という主観的体験がある．このエージェンシー感の認知処理メカニズムに関しても，ほぼ時を同じくして類似した2段階モデルが提唱されていることが興味深い．

　エージェンシー感は自己の運動が自分に帰属するという感覚，例えば自分で手を動かしている時に，この手を動かしているのは自分であると感じる，健常人にはあたり前の感覚である（Gallagher, 2000）．統合失調症患者は，自分の運動が他者に操られていると感じる（させられ体験）ことがあり，これはエージェンシー感の障害と説明される（Frith, 2005）．鏡に関する知識に基づいた動きを手掛りとする自己像認知で，エージェンシー感が必然的に伴うことは疑いないように思われる．われわれが動きを手掛りに自己鏡像を認知した瞬間，そこには必ずエージェンシー感があるはずである．また自分の顔についての記憶表象の発達は，動きを手掛りとした自己鏡像認知が先駆となっていると考えられている．幼児は写真・録画動画での自己顔認知が可能になる以前に，鏡像自己認知する能力を獲得する（Courage et al., 2004）．

　かつてエージェンシー感は自己の運動と視覚フィードバックの一致性（厳密には遠心性コピーによる順モデル予想と実際のフィードバックの一致性）という知覚レベルの認知処理（Frith et al., 2000）で説明されるのが一般的であった．しかし近年，知覚レベルの認知処理に加え，様々な知識・文脈情報に基づいた概念的判断レベルの処理を上位に置いた2段階モデル（図12-1b）が提唱され（Synofzik et al., 2008），支持されつつある．鏡像自己認知とエージェンシー感という関連の深い認知処理が，いずれも知覚レベルと概念的判断レベルの2段階処理モデルで説明できるとすれば，その背景に共通した認知メカニズムを期待したくなるというものである．ちなみにColtheart（2007, 2010）は鏡像自己認知の障害（ミラー・サイン）やエージェンシー感の障害（させられ体験）を含め，全ての妄想が2段階モデルで説明できると主張している．そして信念の検討能力の障害はあらゆる妄想に共通して存在し，その神経基盤を脳機能イメージングと神経心理学の先行研究知見をもとに右前頭前野外側と推測している．

　しかし残念なことに，自己顔認知とエージェンシー感の関連の深さにもかかわらず，脳機能イメージング研究においては両者の神経基盤の比較はほとんど

行われていない．エージェンシー感の脳メカニズムに関しては，自己の運動に伴う（フィードバック）感覚入力に対する脳の反応が3つの側面から検討されている．

まず①自己の運動に伴う感覚入力に対する反応の低下，例えば自分を自分でくすぐっている時を他人にくすぐられている時と比較すると，感覚野の反応低下が見られることが知られている（Blakemore *et al.*, 1998）．逆に②自己の運動に伴う感覚入力がその予測と乖離している，つまり予測誤差があった場合，これに対する脳活動上昇が両側半球の様々な領域で見られる（McGuire *et al.*, 1996; Fink *et al.*, 1999; Farrer *et al.*, 2003; Leube *et al.*, 2003; David *et al.*, 2007; Schnell *et al.*, 2007; Spengler *et al.*, 2009）．さらに③予測と入力の一致性に対して，課題や指示によってトップダウンに注意を向けさせると，これによる活動上昇も両側半球の頭頂・前頭外側および内側の様々な領域に報告されており（Ogawa & Inui, 2007; Schnell *et al.*, 2007; Spengler *et al.*, 2009），これらが予測誤差に反応する領域と一致するか否かについて一定した見解はない．

このように，エージェンシー感の認知メカニズムについては，独特のアプローチがなされており，いずれの側面がどのように自己顔認知の認知処理過程と関連するのか，現時点で比較するのは難しい．さらに，いずれの側面についても，報告されている活動領域は研究間でばらついており，自己顔特異的に活動する右半球ネットワークとの領域的な一致不一致について比較するのも難しい．

もう一つ両者の比較が難しい重要な方法論的理由として，視覚刺激として用いる身体部位の違いがある．自己顔認知のこれまでの研究では被験者の顔写真や記録された動画を視覚刺激として用いてきた．一方でエージェンシー感の研究では被験者の手の（リアルタイム）動画，あるいは被験者がジョイスティックやマウスによって操作しているモニタ上の図形やキャラクターを視覚刺激として用いることがほとんどである．用いられている身体部位が異なれば，様々な運動・体性感覚領野で報告されている機能領域の身体部位依存性（somatotopy）によって，同様の処理であっても活動領域が異なることがありうる．

さらば単一の自己

このように，夢のような単一の自己特異的処理システムというものが存在し，自己顔特異的反応を示す右半球領域ネットワークがその神経基盤であるという期待は，自己顔認知の障害であるミラー・サインやこれと関連するエージェンシー感について，深く考察すればするほど霞んでゆく．自己顔認知と右半球の諸領域の機能に何らかの関係がありそうだということが否定されたわけではない．しかし各領域の活動の意味付けとして，自己顔あるいは自己の認知に特異的な処理，というシンプルな概念を想定するのはどうやら建設的ではない．今後，少なくとも2つ以上の認知処理モジュールから構成されたモデルを模索・検討してゆく必要がありそうである．このモデルを模索する作業は，幼児が鏡の前で自己を「発見」し，その記憶表象を確立してゆく過程をさかのぼる作業に似ている気がする．

右半球の自己顔特異的活動脳領域を発見したわれわれは，「自己とは何か」への答えという桃源郷の間近にいると思った．しかし夢から覚めると，その桃源郷への旅は始まったばかりであった．まるで西遊記のように旅人を翻弄する自己顔認知研究．これを魔窟と呼ばずしてなんと呼ぼう．

4 自己特異的認知処理は存在するか

それでもわれわれは自己顔特異的反応を示す右半球領域ネットワークという科学的なデータを持っている．それを信じて，どんなに道が長く険しくとも力強く歩んでいけばよい．ところが，そんな自信さえも自己顔認知研究という魔窟は無情に打ち砕く．

友人の顔も自己の顔？

忘れもしないその日，自己顔特異的反応への社会的文脈の影響を調べたfMRI実験データ（Sugiura *et al.*, 2012）を解析していた私は，自分の目を疑った．ある特定の条件で，活動が自己顔特異的であるはずの右半球領域が，被験者の友人の顔に対しても反応しているのである．この実験での社会的文脈とは，顔認知の課題中に登場する他者の顔の数である．自己顔認知のfMRI実験では他者顔を少数しか用いていないものが多いが，これは日常的な直感に従えば不自

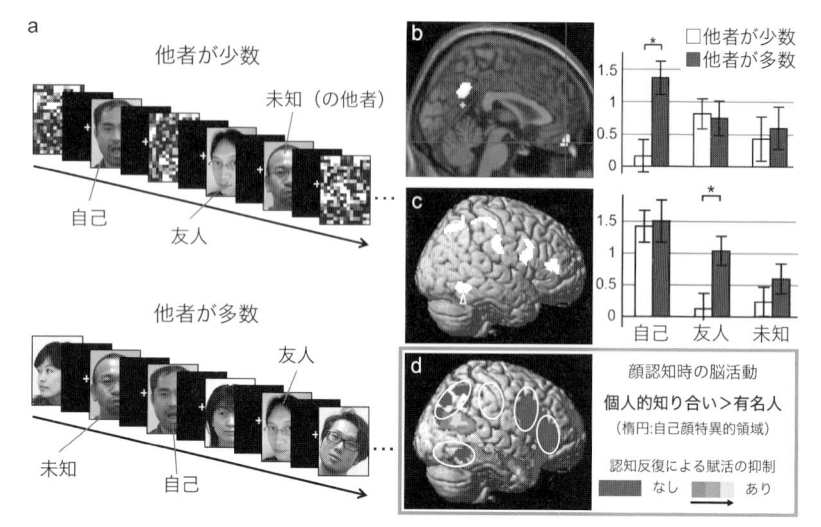

図12-2 友人の顔への自己顔特異的右半球領域の反応

然である．われわれの生きる社会には多数の他者がいて，自己のユニークさはその中にあってこそ際立つものである．社会心理学の実験では，自己顔の魅力評価が参照する他者顔に影響されることが示されている（Cash et al., 1983; Gutierres et al., 1999）．そうだとすれば，少数の他者の中に出現する自己顔と，多数の他者の中に出現する自己顔では，脳の反応が異なる可能性がある．この可能性を検証するために，呈示される他者顔の数が少数と多数のブロックを設け，自己顔特異的な脳活動をブロック間で比較した（図12-2a）．

期待していたのは他者多数ブロックにおいて，自己顔認知時に社会的な自己価値に関する認知処理のメカニズムが作動することである．実際，前頭前野腹内側部と帯状回後部の活動が他者多数ブロックで自己顔特異的に観測された（図12-2b）．これらの領域は自己評価（Kelley et al., 2002; Ochsner et al., 2005）や社会的価値表象（Arana et al., 2003; Moretti et al., 2009）に関わる領域であり，多数の他者の中に出現する自己顔に対してはその社会的価値が処理されると解釈可能な，期待通りの結果と言える．

しかし，想定外の衝撃的な結果が待ち受けていた．これまで自己顔特異的に活動すると考えられてきた右半球領域が，他者多数ブロックにおいて自己顔だ

けでなく友人の顔に対しても反応していたのである (図12-2c). つまり, これらの右半球領域の活動は自己顔特異的であるという, ここまでわれわれが積み上げ, 拠り所にしてきた事実が, あっさりと否定されてしまったのである.

個人的な知り合い

このデータはこれらの領域の自己顔特異性という概念にとっては実に忌むべき結果である. しかし, 顔認知の脳メカニズムという視野からは, このデータは極めて興味深い. すなわちそれは, 多数の他者の中においては, 友人は何らかの意味で自己と同様の意味を持つということである. それはいったいどのような意味であろうか. その意味を考える上で見逃せない点は, これら右半球領域の活動が未知の他者顔認知の時には見られない (図12-2c) ことである.

さらに重要なヒントが別のfMRI実験 (Sugiura *et al.*, 2011) の結果から得られている. どうやらこれら右半球領域の活動をもたらす他者の顔は, 友人に加え同僚や家族などの個人的な知り合いの顔だけで, 同じ"知っている"顔でも有名人の顔は含まれていないのである. この実験では友人・同僚・家族などの個人的知り合いの顔, 有名人の顔, 未知の他者顔について, 顔認知時の脳活動を比較している. その結果, 問題の右半球領域の大部分が, 個人的知り合いの顔認知の時のみ活動し, 有名人や未知の他者の顔が呈示されたときには活動していない (図12-2d).

それでは個人的知り合いと有名人の違いは何であろうか. 様々な要因が考えられるが, 決定的に異なるのはその人物の記憶表象を支えている経験の質的違いであろう. 個人的知り合いの記憶表象は実際に会って話したり体を触れ合ったりした経験, すなわち現実の物理的空間で持った社会的やり取りの経験に支えられている. 一方で, 有名人の記憶表象は基本的にメディアから一方的に受け取った視・聴覚情報で構成されている. だとすれば, 現実の物理的空間で持った社会的やり取りに, 自己顔認知との認知処理上の共通性や, 問題の右半球領域の活動の秘密が隠されているかもしれない.

自己身体認知と社会的やり取りの共通認知基盤

そして実際に, 自己顔認知と社会的やり取りが, 共通の認知メカニズム上で

発達するという有力な仮説が存在する．その共通の認知メカニズムとは，自己の運動とそれに対する感覚フィードバックの一致性検出である．この認知メカニズムは，顔を含む自己身体認知の説明としてはほぼ自明であろう．私の手が私の手である理由は私が思ったとおりに動くからである．また，これはすでにエージェンシー感の認知処理の説明としても出てきた話である．しかしこの認知メカニズムで，社会的やり取りが説明できるといわれても首をひねる向きが多いのではないだろうか．

それはこういうことである．社会的やり取りにおいても，自己の運動に対して，相手は何らかのフィードバックを返してくる．微笑むと微笑み返す，手を振ったら手を振る，挨拶をすると挨拶を返す，そういった日常の単純な社会的やり取りを思い出せば，ここまでは納得できるであろう．特に発達過程の乳幼児において，主要な他者である親との社会的やり取りは，比較的単純な行動とフィードバックの繰り返しである．親であれば誰でもわが子の発声や表情に反応し，同じような声や表情を返した経験があるであろう．

発達心理学では，このような原始的な社会的やり取りが，相手の反応が自分の行動の結果であるという知覚の発達をもたらすと考えている（Kaye & Fogel, 1980; Cohn & Tronick, 1988）．そして，この認知発達過程のキーになる認知処理過程が自己の運動とそれに対する感覚フィードバックの一致性検出である．自己身体認知との違いは，自己の運動と予想される感覚フィードバックとの関係の厳密性の差にすぎない．自己身体認知では感覚フィードバックは時間的にも内容的にも予想と厳密に一致する．しかし，社会的やり取りに関しては感覚フィードバックに時間的遅れと様々な内容的バリエーションが存在し，一致性にある程度の緩やかさが許容される必要がある（Gergely, 2001）．

この厳密な一致性と緩やかな一致性検出，すなわち自己身体認知と社会的やり取りの発達的な順序・関係性について様々な興味深い考察がある．例えばGergely（2001）はこの認知システムの感受性が生後3か月前後を境に厳密な一致から緩やかな一致へシフトすること，またこのシフトが社会性の障害である自閉症の患児では見られないことを示している．また自己鏡像認知の文化差研究からは，乳幼児期の原始的社会的やり取りが鏡像自己認知能力の発達を促進する可能性が示唆されている（Keller *et al.*, 2005）．このように，自己と個人

的知り合いの記憶表象の共通性を探ると，その背後には奥深い社会性発達の研究テーマが存在する．

　夢想はこのくらいにしておこう．自己の運動とそれに対する感覚フィードバックの一致性検出のメカニズムと，自己顔特異的に活動する右半球領域との関係について，明確な証拠が存在しないのはエージェンシー感の項で述べたとおりである．それに自己と友人の共通性が，多数の他者が存在する条件でのみ出現することに対する合理的な説明も存在しない．そもそも，これはもはや自己顔認知の話ではない．われわれは自己顔特異的認知処理への自信を失った挙句，危うく誘惑に負けて自己顔認知研究の魂まで売り渡すところであった．改めて恐ろしい魔窟である．

5　裏世界からの誘い

　しかし，魔窟の誘惑はそれだけではない．われわれはここまで自己顔認知で特異的に脳活動が上昇する領域について堂々と勝負し，そして打ちひしがれてきた．そこに裏の世界から「ひょっとしたら，活動上昇とは限らないかもしれませんよ」と，甘い声が聞こえてくる．

自己特異的活動低下

　これも偶然の発見であった．自己顔認知と名前認知についてのfMRI実験（Sugiura et al., 2008）のデータ解析で，ふと対照条件である友人条件で活動が高い（友人－自己）領域を探索してみた．両側の上側頭溝後部（pSTS: posterior part of superior temporal sulcus）皮質付近，厳密には左中側頭回と右縁上回とも言える領域に有意な活動の差が見つかった（図12-3a）．

　しかしよく見てみると，この領域は未知の顔・名前に対しても反応しており，実際は自己特異的に活動が低下する領域だったのである．また，自己顔特異的反応への社会的文脈の影響を調べたfMRI実験（Sugiura et al., 2012）でも，非常に似た領域で自己顔特異的な活動低下が再現された（図12-3b）．さらに，その目で見れば過去の他の自己顔認知イメージング研究でもこれと整合的な結果が報告されていた（Sugiura et al., 2005; Devue et al., 2007; Kaplan et al., 2008）．

Ⅳ・顔と社会

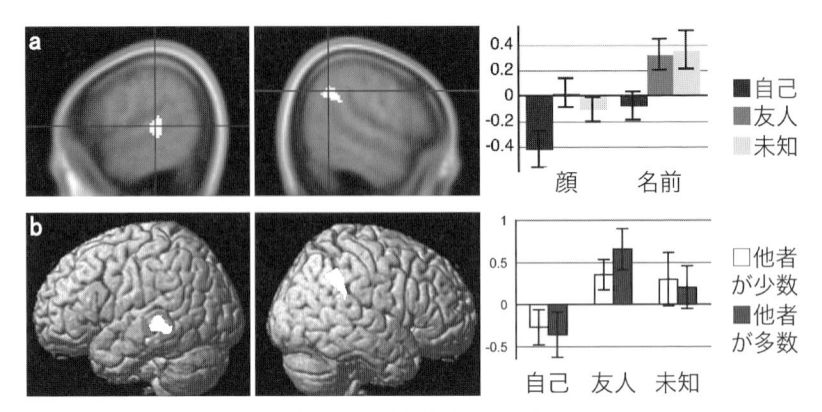

図 12-3　自己特異的活動低下

白か黒か

この知見は様々な意味で大変魅力的である．まず，この活動低下は顔に限らず自己認知に一般的な脳活動変化である可能性がある．実は右半球の自己顔特異的活動領域の活動上昇は，自分の名前の認知の際には見られない（Sugiura, et al., 2008）．しかし pSTS 近傍皮質の活動低下は自分の顔だけでなく名前に対しても見られる．そして，この活動低下は単なる低下ではなく積極的な抑制であるという解釈が可能である．

pSTS は意図や心情などの社会的情報処理の初期段階に関わることが知られている（Allison et al., 2000; Saxe, 2006）．他者の顔・名前に対してはこの処理が自動的に作動すると仮定することに無理はなかろう．この領域の活動低下は，その社会的情報処理が自己の顔や名前に対しては抑制されるということを示唆している．この仮説は，脳の効率的な情報処理という視点からは極めて合理的である．動物や幼児の鏡像自己認知が出現する前に，それまで存在していた自己鏡像への社会的反応が消失する事実（Gallup, 1982; Plotnik et al., 2006）も，この仮説と整合するように見える．

さらに，この領域と自己認知の関係について，発達神経科学的な証拠も存在する．幼児の大脳皮質の発達と自己認知発達との関連を調べた研究で，左半球の pSTS 近傍領域（厳密には側頭頭頂接合部）の灰白質の厚さと様々な自己表象（鏡像自己認知・人称代名詞の使用・「ふり」遊び）の発達が正相関することが示さ

れている（Lewis & Carmody, 2008）.

ただ，この知見はわれわれの最新の fMRI 実験データ（未発表）では再現されていない．何らかの課題文脈によって影響を受ける活動低下なのかもしれない．また，これらの活動低下領域が，社会的情報処理に関わる実験で示される典型的な pSTS からは，多少ずれていることも気になる．さらに，社会的情報処理に関わる pSTS 近傍皮質の機能解剖についてもアップデートが続いており（Jastorff & Orban, 2009），それにしたがってこの活動低下の解釈も変わるかもしれない．

それでも，この活動上昇ではなく実は活動低下が重要だったというコロンブスの卵的な展開，あるいは裏世界の香り，は自己顔認知のような因果なテーマに手を染める種類の人間（われわれ）には非常に魅力的である．果たしてこの知見は自己顔認知の脳メカニズムの本質究明に至る道なのか，あるいはまたも魔窟の眩惑なのか，わからない．本当にわからない．

6 むすび

魔窟の恐ろしさは十分に伝わったであろうか．不用意に興味本位で研究テーマを選ぶとどうなるか，実際にあった一研究者の悲劇としてお楽しみいただけたならば幸いである．

すでに手遅れの読者，すなわちすでに魔窟の住人である同志には多少の補足が必要であろう．動物の鏡像自己認知については，ハト（Epstein *et al.*, 1981）やカササギ（Prior *et al.*, 2008）の鏡像自己認知に関する興味深い話題もあるが，紙幅の関係で割愛した．本章では自己顔認知メカニズムの脳機能イメージング研究における様々な喫緊の研究課題を指摘しているが，決して網羅的ではない．本章では主に鏡についての知識あるいはエージェンシー感との関連や，間主観性（自己と友人）や自己特異的活動低下に関わる今後の展望について，思いつくままに課題をほのめかした．他にも例えば自己顔特異的反応について様々な文脈の効果（Oikawa *et al.*, 2012; Sugiura *et al.*, 2012）を調べる必要があるし，性格傾向と脳活動の関連を中心とした個人差への取り組み（Morita *et al.*, 2008; Oikawa *et al.*, 2012）もまだまだ不足している．

そして，脳における自己の問題．単一の自己特異的処理領域が脳に存在する

という仮説は明らかに旗色が悪い．では自己は脳でどのように統合されるのか．個人的には，出力とフィードバック入力の関連学習で形成される"スキーマ"を環境とのインタラクションの様々な側面に仮定すると，共通した処理過程としての入力ー予測比較やスキーマ更新あたりに「自己」を定義できそうな気がしている（杉浦，2010；Sugiura, 2011）．おっと，こんな妄言は魔窟の中でしか許されない．

あなたがこれから研究テーマを選ぼうと考えている研究者の卵だったら，悪いことは言わない，すぐにこの自己顔認知研究の魔窟から離れてほしい．世の中にはもっと建設的な，人々の役に立ったり出世やお金に結びついたりする研究テーマが，他にいくらでもあるのだから．

引用文献

Allison, T., Puce, A., & McCarthy, G. (2000). Social perception from visual cues: Role of the STS region. *Trends in Cognitive Sciences*, **4**(**7**), 267-278.

Arana, F. S., Parkinson, J. A., Hinton, E., Holland, A. J., Owen, A. M., & Roberts, A. C. (2003). Dissociable contributions of the human amygdala and orbitofrontal cortex to incentive motivation and goal selection. *Journal of Neuroscience*, **23**(**29**), 9632-9638.

Biringer, F., Anderson, J. R., & Strubel, D. (1988). Self-recognition in senile dementia. *Exp Aging Res*, **14**(**4**), 177-180.

Blakemore, S. J., Wolpert, D. M., & Frith, C. D. (1998). Central cancellation of self-produced tickle sensation. *Nature Neuroscience*, **1**(**7**), 635-640.

Bologna, S. M., & Camp, C. J. (1997). Covert versus overt self-recognition in late stage Alzheimer's disease. *J Int Neuropsychol Soc*, **3**(**2**), 195-198.

Breen, N., Caine, D., & Coltheart, M. (2001). Mirrored-self misidentification: Two cases of focal onset dementia. *Neurocase*, **7**(**3**), 239-254.

Cash, T. F., Cash, D. W., & Butters, J. W. (1983). Mirror, Mirror, on the Wall . . . Contrast Effects and Self-Evaluations of Physical Attractiveness. *Personality and Social Psychology Bulletin*, **9**(**3**), 351-358.

Cohn, J. F., & Tronick, E. Z. (1988). Mother infant face-to-face interaction-influence is bidirectional and unrelated to periodic cycles in either partners behavior. *Developmental Psychology*, **24**(**3**), 386-392.

Coltheart, M. (2007). Cognitive neuropsychiatry and delusional belief. *Q J Exp Psychol (Hove)*, **60**(**8**), 1041-1062.

Coltheart, M. (2010). The neuropsychology of delusions. *Ann N Y Acad Sci*, **1191**, 16-26.

Connors, M. H., & Coltheart, M. (2011). On the behaviour of senile dementia patients vis-a-vis the mirror: Ajuriaguerra, Strejilevitch and Tissot (1963). *Neuropsychologia*, **49**(**7**), 1679-1692.

Courage, M. L., Edison, S. C., & Howe, M. L. (2004). Variability in the early development of visual self-recognition. *Infant Behavior & Development*, **27**(4), 509-532.

David, N., Cohen, M. X., Newen, A., Bewernick, B. H., Shah, N. J., Fink, G. R., & Vogeley, K. (2007). The extrastriate cortex distinguishes between the consequences of one's own and others' behavior. *Neuroimage*, **36**(3), 1004-1014.

Devue, C., Collette, F., Balteau, E., Degueldre, C., Luxen, A., Maquet, P., & Bredart, S. (2007). Here I am: The cortical correlates of visual self-recognition. *Brain Research*, **1143**, 169-182.

Epstein, R., Lanza, R. P., & Skinner, B. F. (1981). Self-Awareness in the pigeon. *Science*, **212**(4495), 695-696.

Farrer, C., Franck, N., Georgieff, N., Frith, C. D., Decety, J., & Jeannerod, A. (2003). Modulating the experience of agency: A positron emission tomography study. *Neuroimage*, **18**(2), 324-333.

Feinberg, T. E., & Keenan, J. P. (2005). Where in the brain is the self? *Consciousness and Cognition*, **14**(4), 661-678.

Fink, G. R., Marshall, J. C., Halligan, P. W., Frith, C. D., Driver, J., Frackowiak, R. S. J., & Dolan, R. J. (1999). The neural consequences of conflict between intention and the senses. *Brain*, **122**, 497-512.

Frith, C. (2005). The neural basis of hallucinations and delusions. *C R Biol*, **328**(2), 169-175.

Frith, C. D., Blakemore, S. J., & Wolpert, D. M. (2000). Abnormalities in the awareness and control of action. *Philosophical Transactions of the Royal Society B-Biological Sciences*, **355**(1404), 1771-1788.

Gallagher, I. I. (2000). Philosophical conceptions of the self: Implications for cognitive science. *Trends Cogn Sci*, **4**(1), 14-21.

Gallup, G. G. (1982). Self-Awareness and the Emergence of Mind in Primates. *American Journal of Primatology*, **2**(3), 237-248.

Gergely, G. (2001). The obscure object of desire: 'Nearly, but clearly not, like me': Contingency preference in normal children versus children with autism. *Bulletin of the Menninger Clinic*, **65**(3), 411-426.

Gutierres, S. E., Kenrick, D. T., & Partch, J. J. (1999). Beauty, dominance, and the mating game: Contrast effects in self-assessment reflect gender differences in mate selection. *Personality and Social Psychology Bulletin*, **25**(9), 1126-1134.

Haxby, J. V., Hoffman, E. A., & Gobbini, M. I. (2000). The distributed human neural system for face perception. *Trends Cogn Sci*, **4**(6), 223-233.

Jastorff, J., & Orban, G. A. (2009). Human functional magnetic resonance imaging reveals separation and integration of shape and motion cues in biological motion processing. *Journal of Neuroscience*, **29**(22), 7315-7329.

Kanwisher, N., McDermott, J., & Chun, M. M. (1997). The fusiform face area: A module in human extrastriate cortex specialized for face perception. *J Neurosci*, **17**(11), 4302-4311.

Kaplan, J. T., Aziz-Zadeh, L., Uddin, L. Q., & Iacoboni, M. (2008). The self across the senses: An fMRI study of self-face and self-voice recognition. *Soc Cogn Affect Neurosci*, **3**(3), 218-

223.

Kaye, K., & Fogel, A. (1980). The temporal structure of face-to-face communication between mothers and infants. *Developmental Psychology*, **16**(5), 454-464.

Keenan, J. P., McCutcheon, B., Freund, S., Gallup, G. G., Jr., Sanders, G., & Pascual-Leone, A. (1999). Left hand advantage in a self-face recognition task. *Neuropsychologia*, **37**(12), 1421-1425.

Keenan, J. P., Nelson, A., O'Connor, M., & Pascual-Leone, A. (2001). Self-recognition and the right hemisphere. *Nature*, **409**(6818), 305.

Keenan, J. P., Wheeler, M. A., Gallup, G. G., Jr., & Pascual-Leone, A. (2000). Self-recognition and the right prefrontal cortex. *Trends Cogn Sci*, **4**(9), 338-344.

Keller, H., Kartner, J., Borke, J., Yovsi, R., & Kleis, A. (2005). Parenting styles and the development of the categorical self: A longitudinal study on mirror self-recognition in Cameroonian Nso and German families. *International Journal of Behavioral Development*, **29**(6), 496-504.

Kelley, W. M., Macrae, C. N., Wyland, C. L., Caglar, S., Inati, S., & Heatherton, T. F. (2002). Finding the self? An event-related fMRI study. *Journal of Cognitive Neuroscience*, **14**(5), 785-794.

Kircher, T. T., Senior, C., Phillips, M. L., Benson, P. J., Bullmore, E. T., Brammer, M., Simmons, A., Williams, S. C., Bartels, M., & David, A. S. (2000). Towards a functional neuroanatomy of self processing: Effects of faces and words. *Brain Research. Cognitive Brain Research*, **10**(1-2), 133-144.

Kircher, T. T., Senior, C., Phillips, M. L., Rabe-Hesketh, S., Benson, P. J., Bullmore, E. T., Brammer, M., Simmons, A., Bartels, M., & David, A. S. (2001). Recognizing one's own face. *Cognition*, **78**(1), B1-B15.

Leube, D. T., Knoblich, G., Erb, M., Grodd, W., Bartels, M., & Kircher, T. T. J. (2003). The neural correlates of perceiving one's own movements. *Neuroimage*, **20**(4), 2084-2090.

Lewis, M., & Carmody, D. P. (2008). Self-representation and brain development. *Dev Psychol*, **44**(5), 1329-1334.

Marino, L. (2002). Convergence of complex cognitive abilities in cetaceans and primates. *Brain Behavior and Evolution*, **59**(1-2), 21-32.

Mazziotta, J. C., Toga, A. W., Evans, A., Fox, P., & Lancaster, J. (1995). A probabilistic atlas of the human brain: Theory and rationale for its development. The International Consortium for Brain Mapping (ICBM). *Neuroimage*, **2**(2), 89-101.

McGuire, P. K., Silbersweig, D. A., & Frith, C. D. (1996). Functional neuroanatomy of verbal self-monitoring. *Brain*, **119**, 907-917.

Moretti, L., Dragone, D., & di Pellegrino, G. (2009). Reward and Social Valuation Deficits following Ventromedial Prefrontal Damage. *Journal of Cognitive Neuroscience*, **21**(1), 128-140.

Morita, T., Itakura, S., Saito, D. N., Nakashita, S., Harada, T., Kochiyama, T., & Sadato, N. (2008). The role of the right prefrontal cortex in self-evaluation of the face: A functional magnetic resonance imaging study. *Journal of Cognitive Neuroscience*, **20**(2), 342-355.

Nakamura, K., Kawashima, R., Sato, N., Nakamura, A., Sugiura, M., Kato, T., Hatano, K., Ito, K., Fukuda, H., Schormann, T., & Zilles, K. (2000). Functional delineation of the human occipito-temporal areas related to face and scene processing. A PET study. *Brain*, **123** (Pt9), 1903-1912.

Ochsner, K. N., Beer, J. S., Robertson, E. R., Cooper, J. C., Gabrieli, J. D. E., Kihsltrom, J. F., & D'Esposito, M. (2005). The neural correlates of direct and reflected self-knowledge. *Neuroimage*, **28**(4), 797-814.

Ogawa, K., & Inui, T. (2007). Lateralization of the posterior pariet al cortex for internal monitoring of self-versus externally generated movements. *Journal of Cognitive Neuroscience*, **19**(11), 1827-1835.

Oikawa, H., Sugiura, M., Sekiguchi, A., Tsukiura, T., Miyauchi, C. M., Hashimoto, T., Takano-Yamamoto, T., & Kawashima, R. (2012). Self-face evaluation and self-esteem in young females: An fMRI study using contrast effect. *Neuroimage*, **59**(4), 3668-3676.

Phillips, M. L., Howard, R., & David, A. S. (1996). "Mirror, mirror on the wall, who...?": Towards a model of visual self-recognition. *Cogn Neuropsychiatry*, **1**(2), 153-164.

Platek, S. M., Keenan, J. P., Gallup, G. G., Jr., & Mohamed, F. B. (2004). Where am I? The neurological correlates of self and other. *Brain Res Cogn Brain Res*, **19**(2), 114-122.

Platek, S. M., & Kemp, S. M. (2009). Is family special to the brain? An event-related fMRI study of familiar, familial, and self-face recognition. *Neuropsychologia*, **47**(3), 849-858.

Platek, S. M., Loughead, J. W., Gur, R. C., Busch, S., Ruparel, K., Phend, N., Panyavin, I. S., & Langleben, D. D. (2006). Neural substrates for functionally discriminating self-face from personally familiar faces. *Human Brain Mapping*, **27**(2), 91-98.

Platek, S. M., Wathne, K., Tierney, N. G., & Thomson, J. W. (2008). Neural correlates of self-face recognition: An effect-location meta-analysis. *Brain Res*, **1232**, 173-184.

Plotnik, J. M., de Waal, F. B. M., & Reiss, D. (2006). Self-recognition in an Asian elephant. *Proceedings of the National Academy of Sciences of the United States of America*, **103**(45), 17053-17057.

Preilowski, B. (1977). Self recognition as a test of consciousness in left and right hemisphere of "split-brain" patients. *Act Nerv Super (Praha)*, **19**, Suppl 2, 343-344.

Prior, H., Schwarz, A., & Gunturkun, O. (2008). Mirror-induced behavior in the magpie (Pica pica): Evidence of self-recognition. *Plos Biology*, **6**(8), 1642-1650.

Reiss, D., & Marino, L. (2001). Mirror self-recognition in the bottlenose dolphin: A case of cognitive convergence. *Proceedings of the National Academy of Sciences of the United States of America*, **98**(10), 5937-5942.

Rubin, E. H., Drevets, W. C., & Burke, W. J. (1988). The nature of psychotic symptoms in senile dementia of the Alzheimer type. *J Geriatr Psychiatry Neurol*, **1**(1), 16-20.

Saxe, R. (2006). Uniquely human social cognition. *Curr Opin Neurobiol*, **16**(2), 235-239.

Schnell, K., Heekeren, K., Schnitker, R., Daumann, J., Weber, J., Hesselmann, V., Moller-Hartmann, W., Thron, A., & Gouzoulis-Mayfrank, E. (2007). An fMRI approach to particularize the frontoparietal network for visuomotor action monitoring: Detection of incongruence between test subjects' actions and resulting perceptions. *Neuroimage*, **34**(1), 332-

341.

Sergent, J., Ohta, S., & MacDonald, B. (1992). Functional neuroanatomy of face and object processing. A positron emission tomography study. *Brain*, **115**(Pt 1), 15-36.

Shoshani, J., Kupsky, W. J., & Marchant, G. H. (2006). Elephant brain. Part I: Gross morphology, functions, comparative anatomy, and evolution. *Brain Res Bull*, **70**(2), 124-157.

Spengler, S., von Cramon, D. Y., & Brass, M. (2009). Was it me or was it you? How the sense of agency originates from ideomotor learning revealed by fMRI. *Neuroimage*, **46**(1), 290-298.

杉浦元亮（2010）．自己と他者──社会脳科学の新しい枠組み　*Brain and Nerve*, **62**(10), 1067-1074.

Sugiura, M. (2011). The multi-layered model of self: A social neuroscience perspective. In R. Kawashima, M. Sugiura, & T. Tsukiura (Eds.), *New Frontiers in Social Cognitive Neuroscience*. Sendai: Tohoku University Press, pp. 111-135.

Sugiura, M., Kawashima, R., Nakamura, K., Okada, K., Kato, T., Nakamura, A., Hatano, K., Itoh, K., Kojima, S., & Fukuda, H. (2000). Passive and active recognition of one's own face. *Neuroimage*, **11**(1), 36-48.

Sugiura, M., Mano, Y., Sasaki, A., & Sadato, N. (2011). Beyond the memory mechanism: Person-selective and nonselective processes in recognition of personally familiar faces. *J Cogn Neurosci*, **23**(3), 699-715.

Sugiura, M., Sassa, Y., Jeong, H., Horie, K., Sato, S., & Kawashima, R. (2008). Face-specific and domain-general characteristics of cortical responses during self-recognition. *Neuroimage*, **42**(1), 414-422.

Sugiura, M., Sassa, Y., Jeong, H., Miura, N., Akitsuki, Y., Horie, K., Sato, S., & Kawashima, R. (2006). Multiple brain networks for visual self-recognition with different sensitivity for motion and body part. *Neuroimage*, **32**(4), 1905-1917.

Sugiura, M., Sassa, Y., Jeong, H., Wakusawa, K., Horie, K., Sato, S., & Kawashima, R. (2012). Self-face recognition in social context. *Human Brain Mapping*, **33**(6), 1364-1374.

Sugiura, M., Watanabe, J., Maeda, Y., Matsue, Y., Fukuda, H., & Kawashima, R. (2005). Cortical mechanisms of visual self-recognition. *Neuroimage*, **24**(1), 143-149.

Synofzik, M., Vosgerau, G., & Newen, A. (2008). Beyond the comparator model: A multifactorial two-step account of agency. *Consciousness and Cognition*, **17**(1), 219-239.

Talairach, J., & Tournoux, P. (1988). *Co-planar Stereotaxic Atlas of the Human Brain: 3-Dimensional Proportional System-An Approach to Cerebral Imaging*. New York: Thieme Medical Publishers.

Uddin, L. Q., Kaplan, J. T., Molnar-Szakacs, I., Zaidel, E., & Iacoboni, M. (2005). Self-face recognition activates a frontoparietal "mirror" network in the right hemisphere: An event-related fMRI study. *Neuroimage*, **25**(3), 926-935.

Villarejo, A., Martin, V. P., Moreno-Ramos, T., Camacho-Salas, A., Porta-Etessam, J., & Bermejo-Pareja, F. (2011). Mirrored-self misidentification in a patient without dementia: Evidence for right hemispheric and bifrontal damage. *Neurocase*, **17**(3), 276-284.

*13*章　顔認知の進化

川合伸幸

　私たちヒトは，顔を見れば多くのことがわかる．性別はもちろん，およその年齢や，過去に逢ったことがあるかどうかや，逢ったことのある人ならそれはどの程度の知り合いかということのほかに，おおよその気分や情動までわかる．私たちヒトは，顔から様々な情報を読み取っている．

　瞬時に行われるこのような顔認識は，紡錘状回を中心とした特定の脳の領域によって処理されている．しかし，私たちは顔ならば何でも区別がつくわけではない．たとえば，サルや動物の顔を見分けられる人はほとんどいないだろう．動物だけではない．人種の異なる外国人の顔を区別することは案外難しい（川合，2007）．他人種効果として知られるこの現象は，顔を認識するうえで，経験が非常に重要であることを示している．

　私たちヒトが，他人の顔を認識する神経機構や発達の仕組みは，どのように獲得したのだろうか．1つの考えは，何らかの理由（社会的相互作用）で，ヒトは同じ社会のメンバーを顔でうまく認識できるようになった．そしてそれは，言語と同じようにヒトだけが利用できるというものである．もう1つの考えは，ヒトの顔認識は進化の産物で，進化の過程で他の種の動物も同種他個体の顔を認識できるようになり，それがヒトにも受け継がれているというものである．

　そのことを知るためには，動物たちが他個体の顔をどのように認識しているかを理解する必要がある．私たちは，動物の顔を区別できないが，はたして動物たちは自分の仲間たちを顔で見分けているのだろうか．もしそうなら，そのような能力はいつ頃芽生えたのだろうか．

　本章では，顔認識の能力を系統発生的に遡り，私たちの顔認識にかんする様々な能力がどの種に共有されているかを調べることで，その能力をいかに獲得したかを考察する．

1 霊長類の顔認知

類人猿やサルを含めた霊長類が，顔をどのように認識するかを調べた研究は数多く行われてきた．しかし，その大半はヒトの顔を刺激として用いており，サルがサルの顔をどのように認識するかを調べた研究は驚くほど少ない（Pokorny et al., 2009）．ヒトの場合は，顔画像が上下逆さに提示されると，とたんに誰の顔だか区別がつきにくくなる．この倒立効果が霊長類でも見られるかを調べた一連の研究（Parr et al., 2008）のほかには，倒立させた顔の眼の領域のみをさらに倒立させるサッチャー錯視の研究（Adachi et al., 2009），同一集団（Pokorny et al., 2009）や血縁（Parr & de Waal, 1999）を見分けられるかを調べた研究，顔から性別が認識可能かを調べた研究（Koba & Izumi 2006, 2008; Koba et al., 2009; Lacreuse et al., 2007）などが，いずれも馴化法か選好注視法を用いて行われてきたにすぎない．本節では，ヒト以外の霊長類（サルや類人猿の総称）の顔認識について述べる．

個体識別

顔認識でもっとも重要なことの1つは，それが誰であるかがわかることである．しかしかならずしもすべての動物が，顔で他個体を認識する必要はない．ほ乳類は，基本的に夜行性として進化したため，嗅覚や聴覚などでそれが誰であるかを識別することも可能である．さらに，社会性をもたず，なわばりもなく，また配偶者の選択も一生に一度，繁殖期に出会ったときだけですんでしまう動物ならば，そもそも他個体を識別する必要はない．

これまでに何種かの霊長類の顔認識が調べられてきたが，いずれも同種の他個体を顔で認識するようである．とくに，チンパンジーは，ヒトと同じような顔の認識をしているらしい．まず，チンパンジーは主に目の周りの領域に注目して，知らない個体を区別し（Parr et al., 2006），同様に知らない個体の顔も区別する（Parr & de Waal, 1999）．

顔の認知において，まずそれが「顔である」ということを認識するための基本的なパーツの配置情報（眼が左右に並んで2つあり，その中間の下部に口があり，全体として楕円形の輪郭である）を一次的配置という．ヒトが一人一人を区別す

るのは，眼のわずかな形の違いや，それらの距離，輪郭の描き方など微妙な違いにもとづいており，これらを二次的配置情報という．倒立効果が観察されるのは，顔を認識する際に，二次的配置情報の比重が大きいためであると考えられている．しばらくの間は否定的な研究結果もあったが，どうやらチンパンジーでは倒立効果が観察され（Parr *et al.*, 1998; Tomonaga, 2007），二次的配置を操作すると認識が悪くなることから，チンパンジーもヒトと同じような顔認識を行っていると考えられる（Parr *et al.*, 2006）．

大きな集団で暮らすマカクザル（ニホンザルやアカゲザル）も，集団内におけるそれぞれの順位が重要であるので，たがいを顔で区別する（Deaner *et al.*, 2005）．

ただし，サルがヒトやチンパンジーと同じように顔を認識しているかについては，議論がわかれる．ヒヒは二次的配置情報というより，一次的配置情報に注目して同種の顔を認識しているとの報告（Parron & Fagot, 2007）や，倒立効果が観察されないとの結果（Parr *et al.*, 2008）が示されているが，3頭中2頭は倒立効果を示すとのデータ（Gothard *et al.*, 2009）もあり，サルが二次的配置情報を利用しているかについて一貫した結果は得られていない．

自己認識

ヒトは，鏡や写真に映った自身の顔を見て，それが自分自身であることがわかる．しかし，ヒトは乳児期から自分の顔を認識できるわけではない．鏡に映った自分の顔を認識できるようになるのは，通常，1歳半頃以降である．

これまでにチンパンジー（Gallup, 1970）やオランウータンのほか，ゾウ（Plotnik *et al.*, 2006），イルカ（Reiss, 2001）などが鏡に映った自分の姿を認識できることが示されてきた．鏡映テストと呼ばれる方法で，鏡に映った自身の姿や顔を認識できるかが調べられる．通常，動物に麻酔がかけられ，その間に顔（眉や耳の上など，鏡を使わなければ見えない箇所）に染料が着けられる．麻酔から覚めた後に鏡を見せて，自分の顔の染料がついた箇所を触ろうとすれば，鏡に映った顔が自身のものであると認識したとされる．この能力は自己認識といわれる．

大型類人猿のなかでも，ゴリラの自己認識能力については，議論がわかれる．

長年にわたって言語訓練を受けたココというゴリラは，鏡を見て自身の口の中の様子を調べるので，自己認識をすると考えられる．しかし，実験室での研究では，確固たる証拠は示されていない．

　麻酔をしたゴリラの顔だけでなく，手首にも染料が着けられた（Suarez & Gallup, 1981）．麻酔から覚めたゴリラたちは，手首の染料を触って確認したが，鏡に映った自身の顔の染料には触らなかった．そのことは，染料を気にしないわけではないことを示している．

　ゴリラはもともとたがいに視線を合わそうとしない．また鏡映テストに失敗したのは，ゴリラは鏡映像と視線を合わそうとしなかったために，それらが彼ら自身であるということを学習しなかったことによるという可能性もある．そこで，鏡映像と視線を合わすことができない角度で組み合わされた鏡でテストされた（Shillito et al., 1999）．しかし，どのゴリラも自己認識の証拠を示さず，4年以上も鏡に馴れさせた個体でさえも何の反応もしなかった．

　これまで多くの試みがなされてきたが，サルも自己認識を示さない．Gallup & Suarez（1991）は，同じケージで育てた2頭のアカゲザルに17年間にわたって全身が映る鏡を見せ続けた（1年間で5000時間以上も鏡を見せた）．鏡について学習する機会が長時間あったにもかかわらず，どちらのサルも自己認識の証拠の兆しとなるものを示さなかった．しかし，実験者がそのサルの飼育されている部屋に入ったときに，サルが実験者の映った鏡映像を見つければ，ただちに入り口のほうに振り返り実験者を直接見た．したがって，アカゲザルが鏡に映った他の物体の情報を正しく解釈することを学習できないというわけではない．鏡に映った自身の姿と，自分の動きにあわせて動く鏡の中の像が一致（対応）していることが理解できないのである．

　ゾウやイルカが自己認識を示すので，この能力は類人猿以降になって獲得されたものではない．他の選択圧の結果，脳が大きくなったことの副産物であると考えられる．

既知性（同種効果・同集団認識・血縁認識）

（1）同種効果

　ヒトの場合，同じ人種の顔の区別はつきやすいが，他人種の顔は区別がつき

にくい (Malpass & Kravitz, 1969). サルでも同じようなことが観察されるのだろうか？　見慣れないものを長く見つめるという性質を使った選好注視法の実験で，ユーラシア大陸に分布する旧世界ザルの一種のトンケアンマカクと，中南米に生息する新世界ザルの一種のオマキザル，そしてヒトの顔写真が4枚1組として提示された (Dufour et al., 2006). 4枚のうち2枚は同種の写真で，残り2枚は他種の写真であった. 多くのセットを見せられた後に，その4枚セットのうちいずれか1枚が新たな写真に換えられた. その結果，同種の写真が新しいものと換えられたときには，その写真を長く見たが，他種の顔写真が新しいものに換えられても注視時間は変化しなかった (換えられたことに気づかなかった). このことは，同種の顔の違いには敏感に反応するが，他種の顔の違いの変化には気づきにくいことを示しており，ヒトでの他人種効果と同じ機構が作用していることが示唆される (川合, 2007). このことは，ヒトやサルの顔認識には経験や発達が重要であることを示している.

(2)　同集団認識

旧世界ザルと新世界ザルは，私たちが見てもあきらかに異なった顔をしている. 私たちは，よく知っている人の区別は容易であるが，あまり見たことのない人の顔の区別はつきにくい. はたしてサルたちは，同種の中でも，自分たちの仲間とそうでないメンバーを見分けているのだろうか？　集団で暮らすサルにとって，自分たちのなわばりによそ者が入り込むのは好ましくないが，ヒトのように顔で区別するのだろうか？

南米に暮らす新世界ザルの1種であるオマキザルは，自分の集団に属するメンバーであるかどうかを区別することができる (Pokorny et al., 2009). オマキザルはコンピュータ画面に提示された4枚の写真の中から1枚だけ含まれた同じ集団でないメンバーの写真を選ぶことが訓練された. この課題を十分な成績で遂行できるまで訓練された後に，初めて見た顔写真にも (異なる集団のメンバー／同じ集団のメンバー) という区別ができた. そのため，単なる試行錯誤学習で，特定の写真を覚えたのではなく，顔見知りとそうではない顔の区別が可能であることが示された.

(3) 血縁認識

ニホンザルをはじめとした旧世界ザルや新世界ザルは，ときとして200個体にもおよぶ大集団で暮らすが，類人猿は家族を単位とした比較的小さなグループで暮らすことが多い．そのような小さな集団の中で，とくに家族は重要である．長期間にわたって子育てをする母親は自分の子どもを区別しているが，ほかのメンバーは自分の家族を区別できるのだろうか？　マカクザルは，すでに知っている母親とその子どもを1つのペアーにすることができる (Dasser, 1988)．1頭のオトナのメスザルは，似ているものを組み合わせる訓練を習得した後に，14組すべての母子の写真を最初の試行から正しく組み合わせた．もう1頭のメスザルは，22組のうち20組の母子を正しく組み合わせた．ただし，子どもの写真があまりにも昔のものであるときには，成績はランダムに選んだときと差がなかった．このことは，マカクザルには母子を1組のまとまりとして認識する萌芽的な能力があることを示している．ただしそれは，それらの母子がペアーであることを知っているということに大きく依存している．

このような既知性の問題と血縁認識の問題を区別するために，Parr & de Waal (1999) は，実験に参加したチンパンジーが，それまでに出会ったことのないチンパンジー母子の写真を使って実験を行った．実験は見本合わせの手続きで行われた．まず最初に，母親の顔写真が提示される．続いて2枚の顔写真が提示されて，最初のものと対応するものを選ぶように訓練される．実験には4つの条件があった．同一個体の別の写真が正答である条件，その母親の息子が正答である条件，娘が正答である条件，任意に選ばれた血縁ではない個体が正答とされる条件であった．実験の結果，当然のことながら同一個体を選ぶ条件の正答率が高く，任意の非血縁個体は，ランダムに選んだときと同じ成績になった．興味深いことに，母と息子の正答率は高かったが，母と娘の関係を正しく見抜くことはできなかった．母親と息子の関係だけを見分けられるというバイアスの理由はよくわかっていないが，見たことのない母子でも，関係がある（似ている）と判断できることはたしかである．

アカゲザルも血縁を認識している可能性がある．見本合わせ手続きによる対応づけほどはっきりしていないが，アカゲザルは生後出会うことがないようにして育てられたにもかかわらず，同種の非血縁個体よりも血縁個体のほうを長

く見た (Wu et al., 1980).

発　達

　ヒトのように，他の霊長類も生後間もない時期から，線画の顔をよく見る (Kuwahata et al., 2004). 生後1か月で，チンパンジーは母親の顔を認識するが (Myowa-Yamakoshi et al., 2005), その後の経験は顔認識にとってさらに重要である．ヒトに育てられたチンパンジーは，チンパンジーの顔よりむしろヒトの顔の弁別のほうが優れていた (Martin-Malivel & Okada, 2007).

　生後6か月から24か月まで，サルの顔もヒトの顔もいっさい見られないようにして育てられたニホンザルでも，その後のテストで顔を長く注視した (Sugita, 2008). しかし，ヒトの顔かサルの顔のどちらかだけを見せるようにすれば，その経験に応じた顔の区別が優れるようになった（ヒトの顔だけを見て育ったサルは，サルの顔よりヒトの顔のほうが区別しやすかった）．

　これらのことは，いわゆる他人種効果と同じようなことが，種を超えて観察されること，またそれには生後の経験が重要であることを意味している (川合, 2007). ヒトも生後6か月くらいまでは，ヒトの顔とサルの顔を同じくらい区別できるが，その後にヒトの顔に過剰に暴露されることにより，ヒトの顔に対する知覚の狭小化が生じる (Pascalis et al., 2002). すなわち，ヒトもサルも生得的に顔を選好するが，ある時期までの過剰な経験により，どの顔の認識が優れるようになるかが決まる．

顔認識の神経基盤

　サルの顔認識にかかわる神経基盤の概要については別章に詳しいが（第3章参照），下側頭皮質のなかでも TE 野付近が顔の認識を担っている (Desimone et al., 1984; Eifuku et al., 2010). ほかにも，前頭眼窩皮質 (Rolls et al., 2006) や前頭腹背側皮質 (Wilson et al., 1993) なども関与している．これらは基本的に，ヒトの顔認識にかかわる領域と相同であるので，ヒトの顔認識の神経基盤は，少なくともサルの頃には基本的な回路ができていたと考えられる．

　皮質下の領域も顔認識にかかわっている．たとえば，扁桃体のニューロンは表情表出に選択的に反応する (Gothard et al., 2007). 扁桃体には網膜から上丘と

視床枕を介して直接入力があるため（Johnson, 2005），ヒト（Masataka et al., 2010）やサル（Shibasaki & Kawai, 2009）は怒り顔やヘビに対してすばやく反応することができる．生後，ほかの個体を見られないようにして育てられたアカゲザルは，初めて見た他個体の怒り顔に対する遂行中の行動がもっとも抑制されたので（Sackett, 1966），怒り顔の認識には経験は関与しないようである．皮質を介さない経路による表情認識は，生後の経験とは関係がないのかもしれない（川合, 2011a, 2011b）．

性別認識

オスとメスの違いが，身体の大きさや形，体毛や皮膚の色の違いによって容易に区別できない生物は，生殖器や顔によって性別を判断する必要がある．霊長類は概してオスのほうがメスより大きいが，あまり違いがない種もいる．オランウータンのように性別で大きく顔の形が異なる種もいるが，ほとんどはヒトにとって区別がつかないくらいよく似ている．しかし，アカゲザルは繁殖期には異性の顔を好むことから（Lacreuse et al., 2007），少なくとも，顔を性選択の信号としていると考えられる．実際サルは，性器付近の画像だけでは性別の区別は困難であるが，顔だけの画像では容易に性別を区別する（Koba & Izumi, 2006）．

顔の魅力

サルが性別を超えて，特定個体の顔を好むか（サルにとっての美男美女が存在するか）は不明である．ただ，ヒトと同じように，左右非対称な顔よりも，画像処理によって左右対称にされた個体の顔のほうを好む傾向があるとの報告（Waitt & Little, 2006）があるので，対称的な顔を好むようである．対称顔が好まれるのは，遺伝子表現型の質と発達に関連していると説明される．対称的であるほど，遺伝的な変異が少なく，また発達中にストレスが少なかったことを表現しており，そのためその個体が残す子孫の生存する確率が高くなる，という考えである．この考えにしたがえば，サルはある集団における遺伝的変動の少なさを表現している平均顔も好むはずであるが，そのような研究は筆者らが検討中の研究（川合, 2012）以外は見当たらない．

ニホンザルやアカゲザルは発情期になると身体の表面が赤色を増す．画像処理により赤みが増した写真と，オリジナルの写真の2枚をメスのアカゲザルに見せたところ，同じオスの写真であるにもかかわらず，赤みが増した写真のほうを長く見た（Waitt et al., 2003）．そのメスのパートナーであるオスは，メスの顔写真が赤いかどうかによっては注視時間に差はなかったが，陰部周りを赤くした写真はより長く注視した（Waitt et al., 2006）．オスの赤さは，その集団での地位や適応度と関連しているという報告もあるので（Setchell & Wickings, 2005），サルにとっては遺伝子の変異の少なさや発達時のストレスの少なさを示す平均顔や対称顔よりも，その集団での現実的な適応度を示す顔の赤さのほうが重要である可能性が考えられる．

霊長類の顔認知のまとめ

　これまで見てきたように，ヒト以外の霊長類とヒトの顔認識には共通点が多い．ヒトの顔認識にかかわる領域（紡錘状回）は，マカクザル（TE野）に比べれば腹側に位置するが，ほぼ相同とみなしてよい．これらのことは，旧世界ザルとの共通祖先の頃には，ヒトの顔認識メカニズムがすでにできあがっていたことを示唆している．これまでに，新世界ザルの顔認識にかかわる神経機構を調べた研究はほとんどないが，もし共通性が見出されれば，その起源はさらに古いことになる．

　では，なぜ霊長類は，顔の認識を高度に進化させたのだろうか．経験によって区別しやすい種の顔が変わるということは，両眼間の距離や口の形など，いわゆる二次的配置情報まで認識していることを意味する．ということは，最初に重要なのは，霊長類が非常に眼がよいということであろう．

　霊長類は，類人猿，旧世界ザル，新世界ザルのいずれもが高い視力をもっている．これについては，夜行性への適応との考え（Ross, 2000）と，ヘビなどの捕食動物への適応との考え（Isbell, 2009; Shibasaki & Kawai, 2009）がある．いずれにしても，視力がよくなったことで，視覚に頼った社会的コミュニケーションが可能になったと考えられる．

2　ほ乳類の顔認知（ほ乳類の顔認識研究）

　霊長類に比べれば，それ以外のほ乳類は，どちらかといえば視覚よりも嗅覚や聴覚に頼ってコミュニケーションを行う．とはいえ，多くのほ乳類は高い視力をもっており，それによって他個体の顔を認識する．ダーウィンによれば，ほ乳類は身体と顔で情動を表出するが，顔での伝達は身体の補完的に用いられる（Darwin, 1872）．イヌが「ヒトの」手振りや顔の方向，視線などをどのように認識するかという研究は多く行われてきたが（川合，2010），イヌがほかの「イヌの」顔をどのように認識しているかを調べた研究は，わずかな例外（Adachi et al., 2007）を除けばほとんどない．これまでのところ，霊長類以外のほ乳類の研究では，ヒツジの顔認識がもっとも進んでいる（Tate et al., 2006）．ヒツジは，霊長類やヒトと同じように他個体の顔を認識するようである．

個体識別

　ヒツジの視力は非常に良く，社会的認知にも長けているとされる．ヒツジは，両眼の間隔や鼻の幅をモーフィング技術によって変えても，コンピュータ画面に映し出されたその個体のオリジナルの顔を同定できる（Kendrick et al., 2001）．また，馴染みのある飼い主や牧羊犬の顔も見分けられる．

　ヒツジにとっても個体識別の際に特に重要なのが眼である（Kendrick et al. 1995）．しかしその際に，配置情報が正しく保たれている必要がある（Peirce et al., 2000）．そして，そのような二次的配置情報に基づく個体識別の熟達化は，自種（ヒツジ）に対するものに限られる（Perice et al., 2001）．

　興味深いことに，ヒツジもヒトと同じように左視野に顔が提示されたとき（大脳の右半球での処理）のほうが，他個体の顔の弁別が優れる（Peirce et al., 2000）．

　近年ではヒツジ以外のほ乳類の顔認知も調べられており，ウシ（Coulton et al., 2009）は同種他個体の顔を，イヌ（Adachi et al., 2007）は飼い主の顔を写真で区別できることが報告されている．家畜化と何らかの関連がある可能性もあるが，それを差し引いても霊長類以外のほ乳類は，顔で個体を区別できるようである．

自己認識

すでに述べたが，大型類人猿以外のほ乳類も，他個体を区別するだけでなく，鏡やビデオに映った自身の姿や顔を見て，それが自身であることを認識できる．ただし，ゾウでは顔に着けられたマークを鏡を見ながら触るという直接的な反応を示したが（Plotnik et al., 2006），バンドウイルカ（Marten & Psarakos, 1995）やシャチ（Delfour & Marten, 2001）の場合，ヒレでマークを触ることができないので，マークが着けられた腹部などを鏡で見るという間接的な結果しか得られていないため，これらの動物の自己認識能力に懐疑的な見解もある．

既知性

ヒツジは，他種の顔よりも同種の顔を好み，さらに同種の個体であれば，未知個体よりも既知個体の顔を好む．ほ乳類の性選択や血縁認知は，視覚以外の感覚に頼って行われることが多いが，ヒツジは視覚に頼って他個体の顔を認識し，なおかつ身体の大きさや特徴（角など）ではなく，顔によってある程度の好みがあることが示唆されている．しかし，単純に既知か未知かの違いを反映している可能性も考えられる．

後述するように，ヒツジの神経細胞は，既知個体と未知個体の顔に異なる反応を示す．さらに，同じような異なる反応はヒトや牧羊犬の顔に対しても見られる．

発 達

霊長類以外のほ乳類が，生後間もないころに，顔のような配置の図形パターンを好むかどうかを調べた研究は見当たらない．しかし，霊長類と同じように，ほかのほ乳類にとっても，生後にどの顔をよく見ていたかという経験が重要である．

生後間もないヤギをヒツジが母親となって育てさせ，逆に赤ちゃんヒツジをヤギが母親となって育てさせた実験で，オトナになってから，それぞれにヤギとヒツジの顔写真が見せられた．オトナになったオスのヤギとヒツジは，同種ではない育てられた母親の種のメスの顔を選んだ．さらに，実際に両種と交尾できる機会を与えると，母親の種のメスのほうへ向かった（Kendrick et al.,

1998).これらのことは,少なくともこれらの種の性選択に関しては,生後初期にどの種の顔に暴露されたかということが重要であることを示している.

神経基盤

霊長類以外のほ乳類で,顔を見たときの神経活動が調べられているのは,やはり今のところヒツジだけである.ヒツジの脳細胞から記録した活動電位は,特定の個体からあるカテゴリーまで,さまざまなレベルの顔に選択的な反応を示す (Kendrick, 1991, 2008; Kendrick & Baldwin, 1987).

たとえば,既知個体の顔写真は,未知個体の顔よりも強い神経細胞の反応を誘発する (Kendrick *et al.*, 2001).しかも,その既知か未知かによる神経細胞の活動の違いは,ヒツジの顔だけでなく,ヒトや牧羊犬の顔に対してまでも見られる.またヒツジは,他個体の顔を見たときに,側頭皮質での活動は左よりも右のほうが顕著になる (Broad *et al.*, 2000).さらに,サルの神経細胞と同じように,顔の見え方(視点)に依存して活動電位の頻度が異なる (Tate *et al.*, 2006).

このような顔に選択的に反応する神経細胞が側頭葉において見つかることは,おそらくヒトや霊長類と同じ神経機構に担われていることを示していると考えられる.

3　顔認知の進化

ヒトだけでなく,ヒト以外の霊長類やほかのほ乳類も,顔によって個体を識別し,その顔をかなりの期間おぼえている.このことは,ヒトの優れた顔認知システムは,ヒトとほかのほ乳類の共通の祖先から受け継いだ性質であることを意味しているのだろうか(すなわち,相同).あるいは,何らかの共通の選択圧により,異なる分類群(霊長類とヒツジなど)で,たまたま同じような機能を獲得したのだろうか(つまり収斂進化).

仮に,霊長類とほかのほ乳類が共通の祖先で芽生えた顔認知システムを受け継いでいるなら,解剖学的に同じような脳領域が顔認知に特化しているはずである.サルとヒツジの顔に反応する領域を見れば,よく似ているので,顔認知システムは初期のほ乳類がすでに獲得していたのかもしれない.しかし,ほ乳

類が大規模に適応放散したのは,恐竜が跋扈した時代であり,その当時のほ乳類はほとんどが夜行性であった.そのため,初期のほ乳類が同種の社会的手がかりとして顔を認知していたとは考えにくい.

いっぽうで,昼行性で社会性の高いほ乳類が,自然選択や性選択の結果として,一般的な視覚処理システムを独立に進化させた可能性もある.

もし白亜紀の初期ほ乳類がすでに萌芽的な顔認知システムをもっていたとしたら,昼行性,夜行性を問わず,げっ歯類,食肉類など,より多くの種のほ乳類で,霊長類のような顔認知能力が示されるはずである.しかしこれまでのところ,昼行性で大きな社会集団で暮らすほ乳類でしか,顔による個体の認知が可能であるとの証拠は示されていない.そのことから,ヒツジと霊長類の顔認知の類似性は独立に進化したものであり,われわれヒトの顔認知は,霊長類の進化のなかで育まれたものと考えるべきであろう.

引用文献

Adachi, I., Chou, D. P., & Hampton, R. R. (2009). Thatcher effect in monkeys demonstrates conservation of face perception across primates. *Current Biology*, **19**, 1270-1273.

Adachi, I., & Fujita, K. (2007). Cross-modal representation of human caretakers in squirrel monkeys. *Behavioural Processes*, **74**, 27-32.

Adachi, I., Kuwahata, H., & Fujita, K. (2007). Dogs recall their owner's face upon hearing the owner's voice. *Animal Cognition*, **10**, 17-21.

Broad, K. D., Mimmack, M. L., & Kendrick, K. M. (2000). Is right hemisphere specialization for face discrimination specific to humans? *European Journal of Neuroscience*, **12**, 731-741.

Coulon, M., Deputte, B. L., Heyman, Y., & Baudoin, C. (2009). Individual recognition in domestic cattle (*Bos taurus*): Evidence from 2D-images of heads from different breeds. *PLoS ONE*, **4(2)**, e4441.

Darwin, C. (1872). *The expression of the emotions in man and animals.* oxford, UK: Oxford University Press.

Dasser, V. (1988). A social concept in Java monkeys. *Animal Behaviour*, **36**, 225-230.

Deaner, R. O., Khera, A. V., & Platt, M. L. (2005). Monkeys pay per view: Adaptive valuation of social images by rhesus macaques. *Current Biology*, **15**, 543-548.

Delfour, F., & Marten, K. (2001). Mirror image processing in three marine mammal species: Killer whales (*Orcinus orca*), false killer whales (*Pseudorca crassidens*) and California sea lions (*Zalophus californianus*). *Behavioural Processes*, **53**, 181-190.

Desimone, R., Albright, T. D., Gross, C. G., & Bruce, C. (1984). Stimulus-selective properties of inferior temporal neurons in the macaque. *Journal of Neuroscience*, **4**, 2051-2062.

Dufour, V., Pascalis, O., & Petit, O. (2006). Face processing limitation to own species in primates: A comparative study in brown capuchins, Tonkean macaques and humans. *Behavioural Processes*, **73**, 107-113.

Eifuku, S., Nakata, R., Sugimori, M., Ono, T., & Tamura, R. (2010). Neural correlates of associative face memory in the anterior inferior temporal cortex of monkeys. *Journal of Neuroscience*, **30**, 15085-15096.

Gallup, G. G. (1970). Chimpanzees: Self-recognition. *Science*, **167**, 86-87.

Gallup, G. G., & Suarez, S. D. (1991). Social responding to mirrors in rhesus-monkeys (*Macaca-Mulatta*)-Effects of temporary mirror removal. *Journal of Comparative Psychology*, **105**, 376-379.

Gothard, K., Battaglia, F., Erickson, C., Spitler, K., & Amaral, D. (2007). Neural responses to facial expression and face identity in the monkey amygdala. *Journal of Neurophysiology*, **97**, 1671.

Gothard, K., Brooks, K., & Peterson, M. (2009). Multiple perceptual strategies used by macaque monkeys for face recognition. *Animal Cognition*, **12**, 155-167.

Isbell, L. (2009). *The fruit, the tree, and the serpent: Why we see so well*. Cambridge, MA: Harvard University Press.

Johnson, M. H. (2005). Subcortical face processing. *Nature Reviews Neuroscience*, **6**, 766-774.

川合伸幸(2007).顔認識の熟達化に関する最近の研究の紹介 認知科学,**14**,217-222.

川合伸幸(2010).動物はヒトをどのように認識しているか?——社会的手がかりに関するイヌとチンパンジーの比較研究 行動科学,**48**,133-142.

川合伸幸(2011a).怖いものほど早く見つけてしまう——生得的な脅威感知システム 行動科学,**50**,49-57.

川合伸幸(2011b).ヘビが怖いのは生まれつきか?——サルやヒトはヘビをすばやく見つける 認知神経科学,**13**,106-112.

川合伸幸(2012).顔の比較認知科学 *BRAIN and NERVE*,**64**,793-798.

Kendrick, K. M. (1991). How the sheep's brain controls the visual recognition of animals and humans. *Journal of Animal Science*, **69**, 5008-5016.

Kendrick, K. M. (2008). Sheep senses, social cognition and capacity for consciousness. *Welfare of Sheep*, **6**, 135-157.

Kendrick, K. M., Atkins, K., Hinton, M. R., Broad, K. D., Fabre-Nys, C., & Keverne, B. (1995). Facial and vocal discrimination in sheep. *Animal Behaviour*, **49**, 1665-1676.

Kendrick, K. M., & Baldwin, B. A. (1987). Cells in temporal cortex of conscious sheep can respond preferentially to the sight of faces. *Science*, **236**, 448-450.

Kendrick, K. M., da Costa, A. P., Leigh, A. E., Hinton, M. R., & Peirce, J. W. (2001). Sheep don't forget a face. *Nature*, **414**, 165-166.

Kendrick, K. M., Hinton, M. R., Atkins, K., Haupt, M. A., & Skinner, J. D. (1998). Mothers determine sexual preferences. *Nature*, **395**, 229-230.

Koba, R., & Izumi, A. (2006). Sex categorization of conspecific pictures in Japanese monkeys (*Macaca fuscata*). *Animal Cognition*, **9**, 183-191.

Koba, R., & Izumi, A. (2008). Japanese monkeys (*Macaca fuscata*) discriminate between pictures of conspecific males and females without specific training. *Behavioural Processes*, **79**, 70-73.

Koba, R., Izumi, A., & Nakamura, K. (2009). Sexual dimorphism in facial shapes and their discrimination in Japanese monkeys (*Macaca fuscata*). *Journal of Comparative Psychology*, **123**, 326-333.

Kuwahata, H., Adachi, I., Fujita, K., Tomonaga, M., & Matsuzawa, T. (2004). Development of schematic face preference in macaque monkeys. *Behavioural Processes*, **66**, 17-21.

Lacreuse, A., Martin-Malivel, J., Lange, H. S., & Herndon, J. G. (2007). Effects of the menstrual cycle on looking preferences for faces in female rhesus monkeys. *Animal Cognition*, **10**, 105-115.

Malpass, R. S., & Kravitz, J. (1969). Recognition for faces of own and other race. *Journal of Personality and Social Psychology*, **13**, 330-334.

Marten, K., & Psarakos, S. (1995). Using self-view television to distinguish between self-examination and social behavior in the bottlenose dolphin (*Tursiops truncatus*). *Consciousness and Cognition*, **4**, 205-224.

Martin-Malivel, J., & Okada, K. (2007). Human and chimpanzee face recognition in chimpanzees (*Pan troglodytes*): Role of exposure and impact on categorical perception. *Behavioral Neuroscience*, **121**, 1145-1155.

Masataka, N., Hayakawa, S., & Kawai, N. (2010). Human young children as well as adults demonstrate 'superior' rapid snake detection when typical striking posture is displayed by the snake. *PloS ONE*, **5**(**11**), e15122.

Myowa-Yamakoshi, M., Yamaguchi, M. K., Tomonaga, M., Tanaka, M., & Matsuzawa, T. (2005). Development of face recognition in infant chimpanzees (*Pan troglodytes*). *Cognitive Development*, **20**, 49-63.

Parr, L. A., & de Waal, F. B. (1999). Visual kin recognition in chimpanzees. *Nature*, **399**, 647-648.

Parr, L. A., Dove, T., & Hopkins, W. D. (1998). Why faces may be special: Evidence of the inversion effect in chimpanzees. *Journal of Cognitive Neuroscience*, **10**, 615-622.

Parr, L. A., Heintz, M., & Akamagwuna, U. (2006). Three studies on configural face processing by chimpanzees. *Brain and Cognition*, **62**, 30-42.

Parr, L. A., Heintz, M., & Pradhan, G. (2008). Rhesus monkeys (*Macaca mulatta*) lack expertise in face processing. *Journal of Comparative Psychology*, **122**, 390-402.

Parron, C., & Fagot, J. (2007). Baboons (*Papio papio*) spontaneously process the first-order but not second-order configural properties of faces. *American Journal of Primatology*, **70**, 415-422.

Pascalis, O., de Haan, M., & Nelson, C. A. (2002). Is face processing species-specific during the first year of life? *Science*, **296**, 1321-1323.

Peirce, J. W., Leigh, A. E., da Costa, A. P., & Kendrick, K. M. (2001). Human face recognition in sheep: Lack of configurational coding and right hemisphere advantage. *Behavioural Processes*, **55**, 13-26.

Peirce, J. W., Leigh, A. E., & Kendrick, K. M. (2000). Configurational coding, familiarity and

the right hemisphere advantage for face recognition in sheep. *Neuropsychologia*, **38**, 475-483.
Plotnik, J. M., de Waal, F. B., & Reiss, D. (2006). Self-recognition in an Asian elephant. *Proceedings of the National Academy of Sciences of the United States of America*, **103**, 17053-17057.
Pokorny, J., Webb, C., & de Waal, F. B. (2009). Monkeys recognize the faces of group mates in photographs. *Proceedings of the National Academy of Sciences of the United States of America*, **106**, 21539-21543.
Reiss, D. (2001). Mirror self-recognition in the bottlenose dolphin: A case of cognitive convergence. *Proceedings of the National Academy of Sciences of the United States of America*, **98**, 5937-5942.
Rolls, E. T., Critchley, H. D., Browning, A. S., & Inoue, K. (2006). Face-selective and auditory neurons in the primate orbitofrontal cortex. *Experimental Brain Research*, **170**, 74-87.
Ross, C. F. (2000). Into the light: The origin of anthropoidea. *Annual Review of Anthropology*, **29**, 147-194.
Sackett, G. P. (1966). Monkeys reared in isolation with pictures as visual input: Evidence for an innate releasing mechanism. *Science*, **154**, 1468-1473.
Setchell, J. M., & Wickings, E. J. (2005). Dominance, status signals, and coloration in male mandrills (*Mandrillus sphinx*). *Ethology*, **111**, 25-50.
Shibasaki, M., & Kawai, N. (2009). Rapid detection of snakes by Japanese monkeys (*Macaca fuscata*): An evolutionarily predisposed visual system. *Journal of Comparative Psychology*, **123**, 131-135.
Shillito, D. J., Gallup, G. G., & Beck, B. B. (1999). Factors affecting mirror behaviour in western lowland gorillas, *Gorilla gorilla*. *Animal Behaviour*, **57**, 999-1004.
Suarez, S. D., & Gallup, G. G. (1981). Self-recognition in chimpanzees and orangutans, but not gorillas. *Journal of Human Evolution*, **10**, 175-188.
Sugita, Y. (2008). Face perception in monkeys reared with no exposure to faces. *Proceedings of the National Academy of Sciences of the United States of America*, **105**, 394-398.
Tate, A. J., Fischer, H., Leigh, A. E., & Kendrick, K. M. (2006). Behavioural and neurophysiological evidence for face identity and face emotion processing in animals. *Philosophical Transactions of the Royal Society B: Biological Sciences*, **361**, 2155-2172.
Tomonaga, M. (2007). Visual search for orientation of faces by a chimpanzee (*Pan troglodytes*): Face-specific upright superiority and the role of facial configural properties. *Primates*, **48**, 1-12.
Waitt, C., Gerald, M., Little, A., & Kraiselburd, E. (2006). Selective attention toward female secondary sexual color in male rhesus macaques. *American Journal of Primatology*, **68**, 738-744.
Waitt, C., & Little, A. (2006). Preferences for symmetry in conspecific facial shape among *Macaca mulatta*. *International Journal of Primatology*, **27**, 133-145.
Waitt, C., Little, A., Wolfensohn, S., Honess, P., Brown, A., Buchanan-Smith, H., & Perrett, D. I. (2003). Evidence from rhesus macaques suggests that male coloration plays a role in fe-

male primate mate choice. *Philosophical Transactions of the Royal Society B: Biological Sciences*, **270**, S144-S146.

Wilson, F. A., Scalaidhe, S. P., & Goldman-Rakic, P. S. (1993). Dissociation of object and spatial processing domains in primate prefrontal cortex. *Science*, **260**, 1955-1958.

Wu, H. M., Holmes, W. G., Medina, S. R., & Sackett, G. P. (1980). Kin preference in infant *Macaca nemestrina*. *Nature*, **285**, 225-227.

*14*章　顔と社会

野村理朗

　顔から得られる情報は実に多様で多彩である．その社会的価値に関わる評価，これに続く処理を担う脳の前頭前野を中心とした機構は，知覚的処理を担うそれと比較して個人間の分散が大きく，複雑な様相を呈する．そうした個人差は生体内に存在する遺伝子によって方向づけられており，多種類の神経細胞からなる複雑なネットワークにおいて高精細化を達成するとともに，社会・物理的環境からの刺激によって刻々と変化する．この生体の内外環境の入出力のインタフェースとして，脳は生命活動の基本的な機能を維持し，高度な心理過程の基礎をなす点において，顔認知に関わる機構を多面的に理解するための有力な手掛りとなる．

　本章では，顔表情の認知過程における制御的過程に焦点化し，これに関わる脳領域の基礎知見を概観するとともに，その働きの調整に関わる遺伝，環境的要因について展望する．

1　感情の認識

扁桃体と社会的評価

　自然界における適応はいうまでもなく，生体にとって知覚刺激が安全で報酬的あるか，脅威をもたらすものか否かを速やかに評価することは，社会適応の基底をなすものである．その初期評価過程に関わる扁桃体（amygdala）は，各感覚モダリティからの入力のもとで刺激の新奇性・曖昧性を評価し，速やかな情動的反応を導く（Adolphs *et al.*, 1994; Ledoux, 1996; Morris *et al.*, 1998）．こうした機能を持つ扁桃体は，主に外界の脅威（恐怖表情，クモ，ヘビなど）をはじめ，幸福表情等の検出にも関わることが広く知られている（Adams *et al.*, 2003）．その処理は主に自動的・非意識的に進行し，例えば恐怖などの脅威表情は，意識的な知覚が困難なごく短時間（30 ms 程度）であっても扁桃体において検出さ

れ（Sheline *et al.*, 2001），後続する意識的な認知情報処理にも影響しうる（Nomura *et al.*, 2004）．扁桃体は，こうした刺激の知覚的特徴の分析を担うのみならず，次に述べるように社会的価値評価次元の基底となる．

　扁桃体が，知覚者と同じ人種と比較して他人種の顔に対してより強く反応する例を見てみよう（Hart *et al.*, 2000）．従来，同人種の顔の認識が，他人種のそれと比較して容易であるとする「他人種効果」の根拠の一つとして，同人種に対する紡錘状回（fusiform gyrus）の高い弁別性が指摘されているが，Hart ら（2000）の実験結果は，扁桃体において生じる情動反応において，むしろ他人種の顔がすばやく検出される可能性を示すものである．他人種のような外集団は意識的な修正に先立ってネガティブに評価されることが知られているが（Devine, 1989），扁桃体の活性値は人種ステレオタイプに関するネガティブな潜在的態度と正相関する（Hart *et al.*, 2000）ことからも，否定的なバイアスの生起メカニズムに対して示唆的であるといえよう．

　このほかに扁桃体は，相貌などにより得られる印象評価（ここでは信頼性）にも関与することが知られている（Winston *et al.*, 2002）．興味深いのは，顔の信頼性（信頼の可否）を意識的に評価せずとも，個別に評価された顔の信頼性に応じた活性を示すことである．実際に，扁桃体を損傷したり，非定型発達に伴う左扁桃体の機能低下により，一般的に「近寄り難く信用できない」と評される顔に対し，これを「好ましい」とするポジティブシフトが生じうる（Adolphs *et al.*, 1998; Adolphs, *et al.*, 2001）．

オキシトシンの影響

　扁桃体はそれ自体の機能が低下せずとも，ペプチドホルモンのオキシトシン（Oxytocin）を作用させると知覚情報のポジティブシフトを生ずる．例えば，鼻にオキシトシンを含む気体を吹きかけると，他者の顔をより魅力的に評価するようになったり，自身に起こりうるリスクに対して寛容になる（Theodoridou *et al.*, 2009）．このことは「経済ゲーム」中のオキシトシンの影響を検討した Kosfeld ら（2005）の研究成果において明快に示されている．一例として，彼らの行った実験を以下に見よう．

　まずはじめに投資者である参加者が，自身の金銭をその受託者であるゲーム

のペアに委ねる．次に預かった受託者は，これを再び投資者に返金するのか，あるいは自身の懐に入れるのかのいずれかを選択する．前者の場合，投資者・受託者ともにボーナスとして新たな資金が与えられるため双方を利する選択となる．他方，このボーナスは投資額よりも小さい額であるため，受託者においては，投資者を裏切り，預かった金銭をそのまま懐に入れるほうが（短期的に見て）有利である．すなわち，こうしたルールのもとでは，投資者において他者に資金の行く末を委ねるというリスクを内包するが，オキシトシンの混じった気体をスプレーで嗅がされた投資者は，受託者に委託する金額が増加したのである（Kosfeld et al., 2005）．

このように，顔の魅力，信頼感の評価，心理的紐帯といった一見すると高次の心理過程に対し，旧皮質として位置づけられる扁桃体が深く関わるのである．近年，ヒトを対象として成果の挙がりつつあるこうした知見が，東日本大震災以降において問われている他者との社会的関係を理解する一つの手掛りとなることが期待される．

2 他者への共感

ミラーニューロン

共感（empathy）は，他者との心理的紐帯において，その起点足りうる原初的な機能を担う．その脳内基盤の一つとして他個体の目標志向的な動作の観察，および知覚運動刺激の模倣時の両者において反応するミラーニューロン（mirror neuron）は，ヒトにおいては下頭頂小葉（inferior parietal lobule）等に備わるとされており，これと運動前野，補足運動野と大脳基底核（basal ganglia）において組織化される運動系の制御機構が，観察学習や模倣学習を実現することが知られている．顔表情のような感情的要素が加わる動きに対しては，上記の領域に加えて，扁桃体，前部島皮質（anterior insula），前頭前野内側部（medial prefrontal cortex），前部帯状皮質（anterior cingulate cortex）が関与する．例えば，顔表情を知覚すると活動する各領域においては，表情の模倣に伴ってその活動はさらに顕著となる（Carr et al., 2003）（図14-1）．

模倣という，知覚情報の符号化と運動情報のプランニングの両者を伴うプロセスにおいて活動が増大するという事実は，上述の領域が感情の理解と表出の

IV・顔と社会

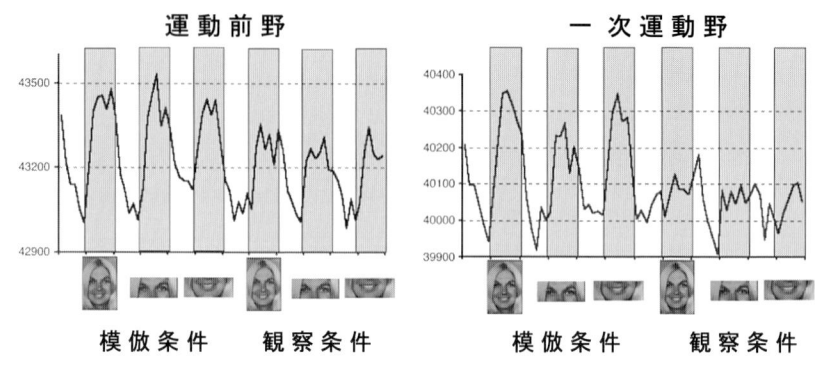

図14-1 顔表情の観察,および模倣時に活性化をする運動前野と一次運動野(Carr *et al.*, 2003 より改編)

両者に関わる可能性を示唆する.本章のキーワードである「社会」から逸れるためこれ以上の議論は割愛するが,こうしたミラーニューロンから派生した「自他共有表象」の在り方に関わる議論は現在も活発に行われており注目に値するだろう(12章を参照).

自他を架橋する機構

他者に生じる痛みを実感を持って理解することができるのは,われわれに痛みの表象機構(pain network)が備わるためである.このネットワークは脳の外側溝深部に位置する島皮質(insula),前部帯状皮質(anterior cingulate cortex)等により形成され,自他の両者に関する痛みを共通に処理する.特に,島皮質は嫌悪表情の認識等への関与が示されてきたように,末梢の身体情報を視床(thalamus),体性感覚野(somatic sensory areas),前部帯状皮質などを介して受容し,統合する点において,まさに中枢と末梢由来の情報を統合する要所であるといえよう(Craig, 2003).

こうした「痛み関連領域」の活動は,痛みを感じている他者の顔表情によって調整される(Han *et al.*, 2009;図14-2, 14-3)とともに,親近性,社会的競合の有無,さらには所属する集団の内外といった社会文脈的関係性に応じて異なる反応を示す(Singer *et al.*, 2004).

例えば,自身と親しいパートナーに痛み(電気刺激)が加わるのを見ると,

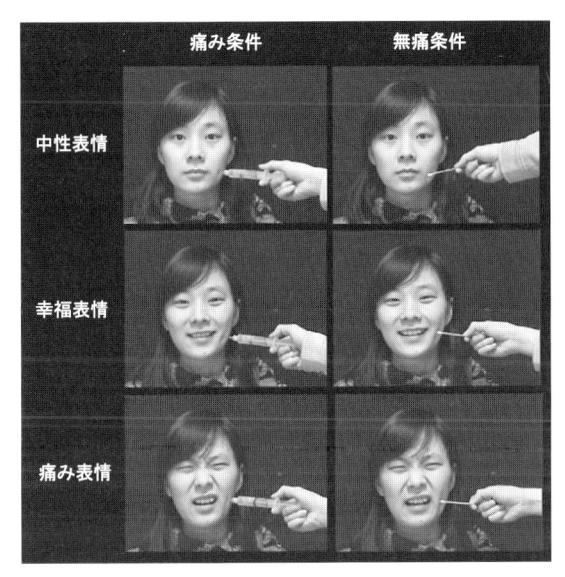

図 14-2 顔表情と痛み喚起に関わる視覚的刺激（注射器ないし綿棒）(Han *et al.*, 2009 より改編)

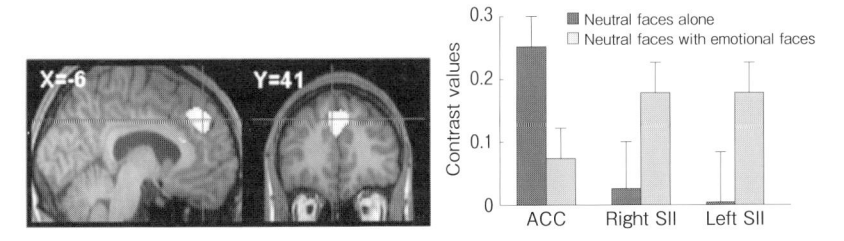

図 14-3 顔表情により調整される「痛み関連領域」の活動 (Han *et al.*, 2009)
左図　前部帯状回の活動
右図　痛み刺激とともに提示される情動表情（幸福ないし痛み表情）により活動の低下する「前部帯状回」，および活動の高まる「左右の第二次体性感覚野」

前部島皮質から前部帯状皮質に至る「痛み関連領域」が強く活性化し，その活動の程度は，主観的質問紙指標により評価される共感性と正相関する．親しい他者の苦痛を目にすると，共感的な個人であるほど「痛み関連領域」の関与が高まるのである．逆に，"好まざる他者"に痛みが加わるのを見てもその活動は低度にとどまるとともに，特に男性においては，むしろ報酬系の回路をなす側座核（nucleus accumbens）の活動が上昇する．ここでの他者とは，痛み刺激に先立って行われるゲームにおいて非協力的であった人物であり，上記の活性値は「不正なパートナーに対して報復したい」という主観的な想いの程度とも正相関するようである．

なお，ここで見たような物理的痛み（physical pain）に加えて，近年注目されているのが，社会的痛み（social pain）である．社会的痛みとは，物理的刺激を伴わない心理的な痛みであり，仲間はずれ，いじめなどの他者からの排斥によって生ずるものである．この社会的痛みの生起に関わる神経ネットワークは「痛み関連領域」と多くを共有する可能性が指摘されている（Eisenberger et al., 2003）．実際に鎮痛剤（アセトアミノフェン：Acetaminophen）を投与すると，物理的な痛みとともに社会的痛みが緩和されるように（DeWall et al., 2010），両者の痛みを共通に表象するこれらの領域は，自他を架橋する共感性に関わる重要な基盤であることが推察できよう．

3　顔表情と自己制御

私たちは知覚した他者の表情への反応を非意識的に表出するのみならず，社会的文脈に応じて，これを抑制，維持，あるいは強調することができる．例えば，感情を喚起するビデオやスライドなどの視聴により喚起された感情を抑制すると，前頭前野背外側部（dorsolateral prefrontal cortex）が活性化し，扁桃体への抑制的作用が生じる（Ochsner et al., 2002; Ohira et al., 2006）．あるいは，前頭前野腹外側部（ventrolateral prefrontal cortex）が物理・社会的な痛みの緩和に関与する，といったように，近年，制御的プロセスにおける前頭領野の背外側部，腹外側部に関する知見が多く蓄積されている（Wager et al., 2004; Tabibnia et al., 2008; Yanagisawa et al., 2011a, 2011b）．

他者の視点と前頭前野腹外側部

　他者の視点に立ち，これに共感するためには，ときに自身の衝動やネガティブな感情を柔軟に制御する必要がある．筆者らは，こうした視点取得スキル（perspective taking）の個人差，ならびに他者との関係性が感情制御過程に及ぼす影響について近赤外線分光法（near-infrared spectroscopy: NIRS）を用いて検討した（Nomura et al., 2010）．実験では，はじめに方向づけ課題として「囚人のジレンマゲーム」を行った．ゲーム中，参加者の反応選択（協力または非協力）に応じて，ペアとなる人物の顔表情（笑顔・怒り・中性のいずれか）が呈示された．次に，参加者はペアとなった人物の顔から推測する相手の心情（他者視点条件），ないし自身の心情（自己視点条件）のそれぞれについて評価した．課題中の脳活動を解析した結果，不公平な他者の心情に立つと，視点取得のスキルの高い個人（High-PT）においては，それが低い個人（Low-PT）と比較して前頭前野腹外側部の活動が有意に高まることが見出された（図14-4，14-5）．

　他方，行動指標においては視点取得の個人差が示されず，このことから，同様の主観評価の結果が異なる中枢神経系のプロセスによって担われることがわかった．特に前頭前野腹外側部は感情の抑制プロセスに深く関与することから，視点取得のスキルの高い個人においては，自身に生起する不快感情への抑制的作用のもとで，不公平な他者の心情に立ち，これを理解する可能性が示唆された．

前頭前野と扁桃体との相互抑制機構

　社会的文脈において表出される顔表情は，多義的かつ曖昧であることが多い．しかしながら，われわれはこれを速やかに検出・認知し，表出者の心情を巧みに推測することができる．例えば，複雑で曖昧な表情から感情を読み取る場合，扁桃体において処理・出力された粗い感情情報はおよそノイズとなる．曖昧な表情を認知する場合は，社会的文脈の参照，ならびに自身の長期記憶を検索し，これを精妙に判断することが必要となるだろう．こうしたプロセスにおいては，扁桃体の活動は抑制される一方，前部帯状回，前頭前野内側部・背外側部の機能的結合が強まる（Nomura et al., 2003）．したがって，複雑で曖昧な表情から感情を読み取る場合，前頭前野の活動が優位となり，扁桃体の活動が抑制される

Ⅳ・顔と社会

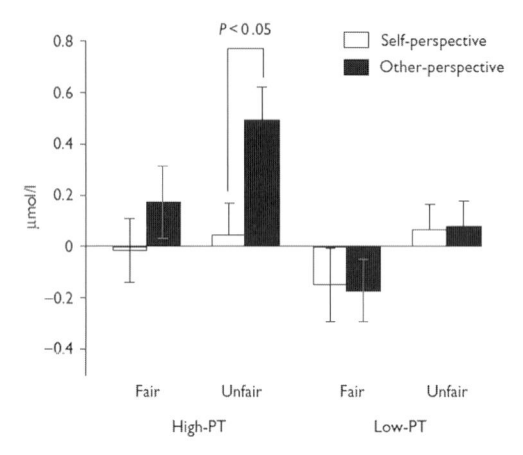

図14-4　共感性と前頭前野腹外側部：視点取得スキルの高い個人（high-PT）が，不公平な他者（unfair）の視点に立つと前頭前野腹外側部の活動が上昇する（Nomura et al., 2010）

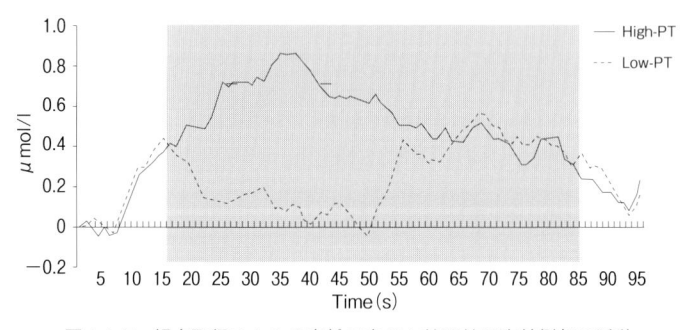

図14-5　視点取得スキルの高低に応じた前頭前野腹外側部の活動

という相互抑制的機構が関与するのであろう．逆に，扁桃体の感受性が高まると，外部刺激の評価過程において生起した粗い感情を手掛りとした自動的な情報処理が優位となり，大雑把ではあるが速やかな判断が導かれる（Nomura et al., 2004）．こうした前頭前野と扁桃体との相互抑制的なダイナミズムにおいて，知覚対象に応じて行動が柔軟に調整されうるのだろう．

4 遺伝子の影響

 ここで新たな問いが浮上する．上記のような脳活動の個人差はいかにして生じるのであろうか？ 顔の認知に伴う様々な情報処理が，これまでに述べてきた脳領域（システム）間の相互作用により発現するものと捉えると，システム間の情報伝達により生じる個人差の機構は解明すべき重要な課題である．そうした機構は，細胞内外の情報伝達を担うタンパク質をはじめ，そのはたらきを規定する遺伝子によって影響されているためである．本節ではその前者の，感情との関わりの深い神経修飾物質の一つであるセロトニン（5-HT: 5-hydroxytryptamine）ならびにドパミン（dopamine）に注目し，それらが感情や扁桃体に及ぼす影響について概説する．

遺伝子多型——個人差の遺伝的基盤

 同一環境における遺伝的影響，あるいは遺伝子に対する環境の影響に関する知見は，家系研究や双生児研究，養子研究において蓄積されてきた．こうした動きに加えて，近年はゲノム科学の進展を受け，ヒト健常を対象とした遺伝子多型（gene polymorphism）を個体内要因とする研究が端緒につき，進展している．

 ヒトの遺伝情報は，性別を決定する2種類の性染色体（X染色体，Y染色体）と，22種類の常染色体に記録されている．この遺伝情報は，DNA（デオキシリボ核酸）を構成するアデニン（A），グアニン（G），シトシン（C），チミン（T）という4種類の塩基が基本であり，ヒトを構成する細胞の核の中には約30数億ともいわれる塩基対が構成されている．遺伝子多型とは，一つの種における個体間に存在する塩基配列の違いを指し，配列の個人間の差異は人口あたり0.1％以上の頻度で生ずるとされる．その相違には様々なパターンがあり，特定疾患への罹患率をはじめ，身体的特徴，あるいは顔の認識，社会的認知などの機能に影響を及ぼしうる個人差の生物学的基盤となるとされている．

セロトニン神経系遺伝子と表情認知

 縫線核より大脳皮質，視床下部，小脳などを中心に多領域に投射されるセロ

トニンの神経終末は扁桃体においても存在し，扁桃体の活動を調整する．神経終末よりシナプス間隙に放出されたセロトニンは後シナプス受容体に結合する一方で，遊離されたセロトニンの一部は，セロトニン・トランスポーター（5-HT transporter: 5-HTT）により神経終末に再び取り込み・除去されることで神経伝達が終了する．このセロトニン・トランスポーターには，遺伝子のプロモーター領域における機能性多型（5-HTT LPR: 5-HTT linked polymorphic region）が存在する．プロモーター領域とはデオキシリボ核酸（DNA: deoxyribo nucleic acid）からメッセンジャー・リボ核酸（mRNA: messenger ribonucleic acid）への転写を制御する領域であり，特定の塩基配列から作られるタンパク質をコードする領域であるエクソン（exon）と区別される．それらの機能の詳細は割愛するが，後者は主に発現するタンパク質に付随する機能を規定し，前者のプロモーター領域は量的な側面，すなわち発現の分量の制御に関わる．

　その発現には主に3種のタイプの塩基配列（SS型，SL型，LL型）が関与し，所有するタイプに応じて生体内のセロトニン伝達効率が異なってくる．例えば，SS型を有する個人の塩基配列は相対的に短く，セロトニン・トランスポーターの発現量も少ない．こうしたSS型の個人は一般的に不安が高く，抑うつの罹患率が高いと報告されている（Caspi et al., 2003; Hariri & Holmes 2006）．このことは，SS型の扁桃体の活動は，特に恐怖表情をターゲットとする見本照合課題においてLL型を有する個人と比較して高いこととも符合する（Hariri et al., 2002）．

　なお，扁桃体は刺激の評価に基づいて運動反応指令を大脳基底核へ出力することが知られており，例えばこの扁桃体をより強く活性化する恐怖表情は，知覚者の回避性を高め，運動反応を抑制するが（Hare et al., 2005），こうした回避性がセロトニン・トランスポーターのSS型において，恐怖表情知覚時に促進される可能性があることから（Nomura et al., in prep），顔表情を介した個体間行動の違いは，セロトニン・トランスポーター遺伝子の機能的差異において予測しうる可能性が示唆される．

ドパミン神経系遺伝子と自他の相同性

　ドパミンの前駆物質であるL-DOPA（L-3, 4-dihydroxyphenylalanine）の代謝物

質である COMT (catechol-O-methyltransferase) は，血中に存在する L-DOPA を分解する酵素である．実際に，COMT の機能を制限する阻害剤を投与することにより L-DOPA の半減期は延長され，その血中濃度は維持される．これをラットに投与すると前頭前野におけるドパミン濃度が上昇し，ワーキングメモリが改善することも報告されている (Liljequist et al., 1997; Tunbridge et al., 2004)．L-DOPA は脳血液関門を通過するため，その血中濃度を維持・亢進することにより，末梢から脳に流入する L-DOPA の量が増え，中枢神経系におけるドパミン機能が亢進されるのである．こうした COMT 遺伝子多型には，バリン (valine) を塩基配列の特定箇所 (val 158 met) に有する Val 型とこれがメチオニン (methionine) に置換されている Met 型とが存在する．Val 型を有する個人の COMT 活性は高く，そのドパミンの代謝効率は Met 型の 3-4 倍となる (Lotta et al., 1995)．

この Val 型保有者の，表情認知や心の理論などの他者の心情の推測に関わる課題成績が Met 多型と比較して優れていることが知られている (Bassett et al., 2007)．他方，自身に加わる身体的痛みに対しては，Met 型の感受性のほうが高いことが報告されている (Zubieta et al., 2003)．先述したように，もし自他の痛みに関わる共通の神経基盤が存在するのであれば，この Met 型保有者は，自身のそれと同様に他者の痛みに対しても敏感であることが予想される．この可能性を検討するため，筆者らのグループは次の実験を行った (Himichi et al., 2012)．

はじめに，日常的なアクシデントを映した画像（図 14-6）を参加者に呈示し，これにより自身に生起する主観的な痛みの評価を求めた．続いて，アクシデントからの回復ないし非回復（包帯の巻かれた指など）を呈示した．

この怪我の治療経過を示す画像に続いて，当事者の顔表情（笑顔，中性，悲しみ）が呈示され，これより感ずる安堵感等が評定された．その結果，特に Val 型は Met 型保有者と比較して痛みに対する評定値が高いことが明らかとなった（図 14-7）．

自身の痛みに敏感である Met ホモ多型保有者 (Zubieta et al., 2003) が，他方，他者の痛みの知覚においては相対的に敏感でないことを示すという事実は，自他の痛みを処理する神経基盤が一部重複すること (Singer et al., 2004) のみなら

Ⅳ・顔と社会

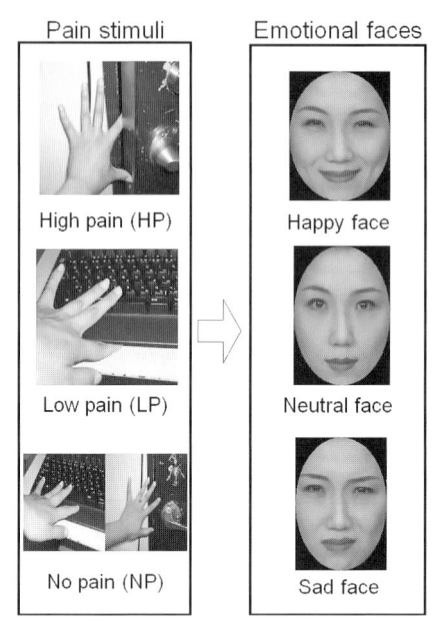

図14-6 痛み喚起に関わる視覚的刺激（ドアに指を挟む等の場面）と顔表情（Himichi *et al.*, 2012）

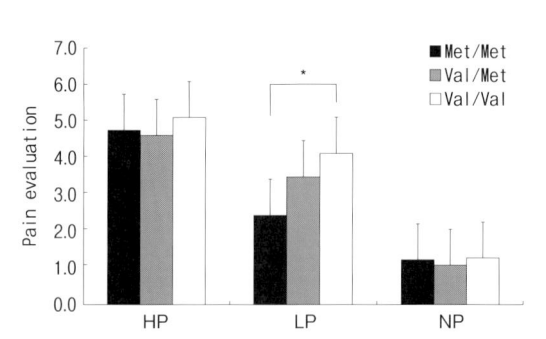

図14-7 COMT遺伝子多型と他者の痛みに対する主観的評価（Himichi *et al.*, 2012）

ず,前部および中部島皮質ないし前頭前野等の関与が自他のそれにおいて異なる (Ochsner et al., 2008) ように,自他の知覚の分水嶺として,その相同性に影響しうることを示唆する興味深い結果に思われる.

5 環境の影響

前節で見た個体内要因をはじめ,外部環境としての環境攪乱入力,心理社会的環境による顔認知過程への影響も無視できないだろう.特にセロトニン神経系のはたらきは,発達神経における細胞増殖や分化,シナプス形成に欠かせない点において,脳の可塑性,あるいは心的機能の可塑性を考える上での貴重な視点を提供する.本節では,こうしたセロトニンが顔表情の認知に及ぼす影響について,化学的環境と心理社会的環境の両者の観点から概観する.

セロトニン——化学的環境の影響

トリプトファン急性枯渇法 (ATD: acute tryptophan depletion) は,セロトニンの前駆物質,すなわちセロトニンの生成に必要となる必須アミノ酸のL-トリプトファン (L-tryptophan) 量を低減させる手法である.この手続きにより生体内のセロトニンの前駆物質(トリプトファン)を増減させることで,セロトニンが神経活動や行動に及ぼす因果関係を検討することが可能となる.このATDを行うと恐怖表情に対する扁桃体の反応性が上昇したり,強化学習課題において自身にもたらされる罰への感受性が上がるなど (Cools et al., 2005; Cools et al., 2007; Van der Veen et al., 2007),セロトニンが脅威関連刺激の処理過程に影響しうる可能性が示されてきた.

こうした動向を背景に,筆者らのグループは運動反応出力に及ぼす顔表情の影響についてATDにより検討した (Nomura et al., in submission).実施したGo/Nogo課題における正反応については,例えば「中性表情」が出たらボタンを押し (Go反応),「恐怖表情」が出たらボタンを押さない (Nogo反応) といったように,個々のターゲットとなる表情が条件ごとに指定される.実験の結果,ATDにより,本来は回避性を喚起し,運動反応の抑制が比較的容易である恐怖表情に対するNogoエラー(衝動的反応)が観測された.他方,従来,ATD群と統制群(偽薬(プラセボ)を投与した群)のGo/Nogo課題の成績に有

意差はなく（Crockett *et al.*, 2009），セロトニンの再取り込み阻害薬として使用されるシタロプラム（citalopram）を投与してもやはり運動制御への影響は見出されない（Chamberlain *et al.*, 2006）など，運動反応の制御過程そのものへのセロトニンの関与否定的な知見が報じられていること併せて考えると，運動反応の制御過程そのものにセロトニンが関与せずとも，表情の感情的評価を通じた影響がこれに及ぶものといえるだろう．

文化──心理社会的環境の影響

セロトニン・トランスポーターの SS 型を有する個人は不安が高く，抑うつの罹患率が高い可能性が指摘されている（Caspi *et al.*, 2003; Hariri & Holmes 2006）．ネガティブデータも一部報じられているため注意を要するが，先に述べたように，SS 型における扁桃体の脅威刺激への反応性が高いということは，社交不安等のリスク要因となるであろうことも理解できる．従来，SS 型についてはこうしたネガティブな見解が主流であったが，近年，認知機能の促進に関わるポジティブな側面も報告されつつある（詳しくは Homberg & Lesch, 2010）．例えば，衝動性や社会的逸脱はセロトニン神経系遺伝子多型に影響されるが，セロトニン・トランスポーターの SS 型においてはむしろ運動衝動性が低減しており，その傾向は誤反応に対してリスクが伴う文脈において顕著となる（Nomura *et al.*, 2006; Nomura & Nomura, 2006; Nomura, 2012）．

なお，日本人におけるセロトニン・トランスポーター遺伝子多型の分散は SS 型 63%，SL 型 31%，LL 型 6% であり（Kumakiri *et al.*, 1999），米国においてはその分散が逆転する（SS 型 19%，SL 型 49%，LL 型 32%；Lesch *et al.*, 1996）．不安感受性の高いとされる SS 型の割合が日本において高いことは，日本における社会的逸脱に対する多罰的傾向（Cultural tightness; Gelfand *et al.*, 2011），あるいは個人が互いに結びつき，協調性に重きをおく相互協調的自己観（interdependent construal of the self: Markus & Kitayama, 1991）が優位であることとも無縁ではないだろう．日本におけるそうした規範，慣習，伝統は，SS 型の適応にフィットするように，また社会構造・規範の淘汰圧による双方向の作用のもと，ある程度の時間スケールで共進化（co-evolution）したのかもしれない．

6 まとめ

以上，本章で概観してきたように，個々の階層における試みを通じて，顔表情の認識を担う心理・生物学的処理機構，あるいはこれを調整する遺伝的・環境的要因の一端が明らかとなってきた．顔表情は，分子から脳，社会に至るそれぞれの階層の協奏のもとにおいて認識されるのである．しかしながら，それらの双方向性のメカニズムの多くが未解明であり，ミクロの領域をターゲットとする分子生物学から，神経細胞のマクロのふるまいをシステムとして捉える認知神経科学，さらには神経の情報表現を解明する計算論的神経科学に至る多岐にわたるアプローチより，これらを総合的に解明することが今後の重要な研究課題の一つとなるだろう．

引用文献

Adams, R. B., Jr., Gordon, H. L., Baird, A. A., Ambady, N., & Kleck, R. E. (2003). Effects of gaze on amygdala sensitivity to anger and fear faces. *Science*, **300**, 1536-1537.

Adolphs, R., Sears, L., & Piven, J. (2001). Abnormal processing of social information from faces in autism. *J Cogn Neurosci*, **13**, 232-240.

Adolphs, R., Tranel, D., & Damasio, A. R. (1998). The human amygdala in social judgment. *Nature*, **393**, 470-474.

Adolphs, R., Tranel, D., Damasio, H., & Damasio, A. (1994). Impaired recognition of emotion in facial expressions following bilateral damage to the human amygdala. *Nature*, **372**, 669-672.

Bassett, A. S., Caluseriu, O., Weksberg, R., Young, D. A., & Chow, E. W. (2007). Catechol-O-methyltransferase and expression of schizophrenia in 73 adults with 22q11 deletion syndrome. *Biol Psychiatry*, **61**, 1135-1140.

Carr, L., Iacoboni, M., Dubeau, M. C., Mazziotta, J. C., & Lenzi, G. L. (2003). Neural mechanisms of empathy in humans: A relay from neural systems for imitation to limbic areas. *Proc Natl Acad Sci USA*, **100**, 5497-5502.

Caspi, A., Sugden, K., Moffitt, T. E., Taylor, A., Craig, I. W., Harrington, H., McClay, J., Mill, J., Martin, J., Braithwaite, A., & Poulton, R. (2003). Influence of life stress on depression: Moderation by a polymorphism in the 5-HTT gene. *Science*, **301**, 386-389.

Chamberlain, S. R., Müller, U., Blackwell, A. D., Clark, L., Robbins, T. W., & Sahakian, B. J. (2006). Neurochemical modulation of response inhibition and probabilistic learning in humans. *Science*, **311**, 861-863.

Cools, R., Calder, A. J., Lawrence, A. D., Clark, L., Bullmore, E., & Robbins, T. W. (2005). Individual differences in threat sensitivity predict serotonergic modulation of amygdala re-

sponse to fearful faces. *Psychopharmacology*, **180**, 670-679.
Cools, R., Robinson, O. J., & Sahakian, B. J. (2007). Acute tryptophan depletion in healthy volunteers enhances punishment prediction but does not affect reward prediction. *Neuropsychopharmacology*, **33**, 2291-2299.
Craig, A. D. (2003). Interception: The sense of the physiological condition of the body. *Curr Opin Neurobiol*, **13**, 500-505.
Crockett M. J., Clark, L., & Robbins, T. W. (2009). Reconciling the role of serotonin in behavioral inhibition and aversion: Acute tryptophan depletion abolishes punishment-induced inhibition in humans. *J Neurosci*, **29**, 11993-11999.
Devine, P. (1989). Stereotypes and prejudice: Their automatic and controlled components. *J Pers Soc Psychol*, **56**, 5-18.
DeWall C. N., MacDonald, G., Webster, G. D., Masten, C., Baumeister, R. F., Powell, C., Combs, D., Schurtz, D. R., Stillman, T. F., Tice, D. M., & Eisenberger, N. I. (2010). Acetaminophen reduces social pain: Behavioral and neural evidence. *Psychological Science*, **21**, 931-937.
Eisenberger, N., Lieberman, M., & Williamson, K. D. (2003). Does rejection hurt? An fMRI study of social exclusion. *Science*, **302**, 290-292.
Gelfand, M. J., Raver, J. L., Nishii, L., Leslie, L. M., Lun, J., Lim, B. C., Duan, L., Almaliach, A., Ang, S., Arnadottir, J., Aycan, Z., Boehnke, K., Boski, P., Cabecinhas, R., Chan, D., Chhokar, J., D'Amato, A., Ferrer, M., Fischlmayr, I. C., Fischer, R., Fülöp, M., Georgas, J., Kashima, E. S., Kashima, Y., Kim, K., Lempereur, A., Marquez, P., Othman, R., Overlaet, B., Panagiotopoulou, P., Peltzer, K., Perez-Florizno, L. R., Ponomarenko, L., Realo, A., Schei, V., Schmitt, M., Smith, P. B., Soomro, N., Szabo, E., Taveesin, N., Toyama, M., Van de Vliert, E., Vohra, N., Ward, C., & Yamaguchi, S. (2011). Differences between tight and loose cultures: A 33-Nation study. *Science*, **332**, 1100-1104.
Han, S., Fan, Y., Xu, X., Qin, J., Wu, B., Wang, X., Aglioti, S. M., Mao, L. (2009). Empathic neural responses to others' pain are modulated by emotional contexts. *Hum Brain Mapp*, **30**, 3227-3237.
Hare, T. A., Tottenham, N., Davidson, M. C., Glover, G. H., & Casey, B. J. (2005). Contributions of amygdala and striatal activity in emotion regulation. *Biological Psychiatry*, **57**, 624-632.
Hariri, A. R., & Holmes, A. (2006). The serotonin transporter and the genetics of affect regulation. *Trends Cogn Sci*, **10**, 182-191.
Hariri, A. R., Mattay, V. S., Tessitore, A., Kolachana, B., Fera, F., Goldman, D., Egan, M. F., & Weinberger, D. R. (2002). Serotonin transporter genetic variation and the response of the human amygdala. *Science*, **297**, 400-403.
Hart, A. J., Whalen, P. J., Shin, L. M., McInerney, S. C., Fischer, H., & Rauch, S. L. (2000). Differential response in the human amygdala to racial outgroup versus ingroup face stimuli. *NeuroReport*, **11**, 2351-2355.
Himichi, T., Kaneko, M., Nomura, J., Okuma, Y., Nomura, Y., & Nomura, M. (2012). COMT Val 158 Met influences the perception of other's pain. *Psychology Research*, **2**, 185-195.
Homberg, J. R., & Lesch, K. -P. (2010). Looking on the bright side of serotonin transporter

gene variation. *Biological Psychiatry*, **15**, 513-519.

Kosfeld, M., Heinrichs, M., Zak, P. J., Fischbacher, U. & Fehr, E. (2005). Oxytocin increases trust in humans. *Nature*, **435**, 673-676.

Kumakiri, C., Kodama, K., Shimizu, E., Yamanouchi, N., Okada, S., Noda, S., Okamoto, H., Sato, T., & Shirasawa, H. (1999). Study of the association between the serotonin transporter gene regulatory region polymorphism and personality traits in a Japanese population. *Neuroscience Letters*, **263**, 205-207.

LeDoux, J. E. (1996). *The emotional brain: The mysterious underpinnings of emotional life.* New York: Simon and Schuster.

Lesch, K. P., Bengel, D., Heils, A., Sabol, S. Z., Greenberg, B. D., Petri, S., Benjamin, J., Muller, C. R., Hamer, D. H., & Murphy, D. L. (1996). Association of anxiety-related traits with a polymorphism in the serotonin transporter gene regulatory region. *Science*, **274**, 1527-1530.

Liljequist, R., Haapalinna, A., Åhlander, M., Li, Y. H., & Männisto, P. T. (1997). Catechol-O-methyltransferase inhibitor tolcapone has minor influence on performance in experimental memory models in rats. *Behavior Brain Research*, **82**, 195-202.

Lotta, T., Vidgren, J., Tilgmann, C., Ulmanen, I., Melén, K., Julkunen, I., & Taskinen, J. (1995). Kinetics of human soluble and membrane-bound catechol O-methyltransferase: A revised mechanism and description of the thermolabile variant of the enzyme. *Biochemistry*, **34**, 4202-4210.

Markus, H., & Kitayama, S. (1991). Culture and the self: Implications for cognition, emotion, and motivation. *Psychological Review*, **98**, 224-253.

Morris, J. S., Friston, K. J., Buchel, C., Frith, C. D., Young, A. W., Calder, A. J., & Dolan, R. J. (1998). A neuromodulatory role for the human amygdala in processing emotional facial expressions. *Brain*, **121**, 47-57.

Nomura, M. (2012). The interplay of genetic and environmental influences on prefrontal function and self-regulation of impulsivity. *Psychologia: An International Journal of Psychological Sciences*, **54**, 241-251.

Nomura, M., Iidaka, T., Kakehi, K., Tsukiura, T., Hasegawa, T., Maeda, Y., & Matsue, Y. (2003). Frontal lobe networks for effective processing of ambiguously expressed emotions in humans. *Neuroscience Letters*, **348**, 113-116.

Nomura, M., Kusumi, I., Kaneko, M., Masui, T., Daiguji, M., Ueno, T., Koyama, T., & Nomura Y. (2006). Involvement of a polymorphism in the 5-HT2A receptor gene in impulsive behavior. *Psychopharmacology*, **187**, 30-35.

Nomura, M., & Nomura Y. (2006). Psychological, neuroimaging and biochemical studies on functional association between impulsive behavior and the 5-HT2A receptor gene polymorphism in humans. *Ann N Y Acad Sci*, **1086**, 134-143.

Nomura, M., Ohira, H., Haneda, K., Iidaka, T., Sadato, N., Okada, T., & Yonekura, Y. (2004). Functional association of the amygdala and ventral prefrontal cortex during cognitive evaluation of facial expressions primed by masked angry faces: An event-related fMRI study. *NeuroImage*, **21**, 352-363.

Nomura, Y., Ogawa, T., & Nomura, M. (2010). Perspective taking associated with social relationships: A NIRS study. *Neuroreport*, **21**, 1100–1105.

Ochsner, K. N., Bunge, S. A., Gross, J. J., & Gabrieli, J. D. E. (2002). Rethinking feelings: An fMRI study of the cognitive regulation of emotion. *J Cogn Neurosci*, **14**, 1215–1229.

Ochsner, K. N., Zaki, J., Hanelin, J., Ludlow, D. H., Knierim, K., Ramachandran, T., Glover, G. H., & Mackey, S. C. (2008). Your pain or mine? Common and distinct neural systems supporting the perception of pain in self and other. *Soc Cogn Affect Neurosci*, **3**, 144–160.

Ohira, H., Nomura, M., Ichikawa, N., Isowa, T., Iidaka, T., Sato, A., Fukuyama, S., Nakajima, T., & Yamada, J. (2006). Association of neural and physiological responses during voluntary emotion suppression. *NeuroImage*, **29**, 721–733.

Sheline, Y. I., Barch, D. M., Donnelly, J. M., Ollinger, J. M., Snyder, A. Z., & Mintun, M. A. (2001). Increased amygdala response to masked emotional faces in depressed subjects resolves with antidepressant treatment: An fMRI study. *Biological Psychiatry*, **50**, 651–658.

Singer, T., Seymour, B., O'Doherty, J. P., Kaube, H., Dolan, R. J., & Frith, C. D. (2004). Empathy for pain involves the affective but not the sensory components of pain. *Science*, **303**, 1157–1161.

Tabibnia, G., Satpute, A. B., & Lieberman, M. D. (2008). The sunny side of fairness: Fairness preference activates reward circuitry (and disregarding unfairness activates self-control circuitry). *Psychological Science*, **19**, 339–347.

Theodoridou, A., Rowe, A. C., Penton-Voak, I. S., & Rogers, P. J. (2009). Oxytocin and social perception: Oxytocin increases perceived facial trustworthiness and attractiveness. *Hormones and Behavior*, **56**, 128–132.

Tunbridge, E. M., Bannerman, D. M., Sharp, T., & Harrison, P. J. (2004). Catechol-o-methyl-transferase inhibition improves set-shifting performance and elevates stimulated dopamine release in the rat prefrontal cortex. *J Neurosci*, **24**, 5331–5335.

Van der Veen, F. M., Evers, E. A. T., Deutz, N. E. P., & Schmitt, J. A. J. (2007). Effects of acute tryptophan depletion on mood and facial emotion perception related brain activation and performance in healthy women with and without a family history of depression. *Neuropsychopharmacology*, **32**, 216–224.

Wager, T. D., Rilling, J., Smith, E. E., Sokolik, A., Casey, K., Kosslyn, S. M., Davidson, R. J., Rose, R. M., & Cohen, J. D. (2004). Placebo-induced changes in FMRI in the anticipation and experience of pain. *Science*, **303**, 1162–1167.

Winston, J. S., Strange, B. A., O'Doherty, J., & Dolan, R. J. (2002). Automatic and intentional brain responses during evaluation of trustworthiness of faces. *Nat Neurosci*, **5**, 277–283.

Yanagisawa, K., Masui, K., Furutani, K., Nomura, M., Ura, M., & Yoshida, H. (2011a). Imagining the distant future insulates against immediate social pain. *Soc Neurosci*, **6**, 190–197.

Yanagisawa, K., Masui, K., Furutani, K., Nomura, M., Ura, M., & Yoshida, H. (2011b). Does higher general trust serve as a psychosocial buffer against social pain?: A NIRS study of social exclusion. *Soc Neurosci*, **6**, 377–387.

Zubieta, J. K., Heitzeg, M. M., Smith, Y. R., Bueller, J. A., Xu, K., Xu, Y., Koeppe, R. A., Stohler,

C. S., & Goldman, D. (2003). COMT val158met genotype affects mu-opioid neurotransmitter responses to a pain stressor. *Science*, **299**, 1240-1243.

V
顔認知の応用と未来

15章　顔研究から生まれるコミュニケーションシステム

武川直樹・中野有紀子

1　コミュニケーションシステムにおける顔の役割

　近年，人を模したヒューマノイドロボットや擬人化エージェントなど，顔を持つ機械の研究開発が活発に行われている．本節では，機械が顔を持つ必要性について明らかにした上で，それを具現化するため，ロボット・エージェントの顔の動作設計の方法論と研究事例を紹介する．

　人は，道具や機械を使いこなす．道具を使うためにはその使い方やスキルを学ぶ必要がある．もし，鍋，釜，ほうき，ハンマーなどの道具の使い方を知りたいならば，他の人の使い方のまねをしたり，人に尋ねればよい．一方，銀行のATM，鉄道の券売機，飲み物の自動販売機などについては状況が異なる．

　例えば，数十年前まで乗車券の販売は，切符売り場において鉄道会社の社員と乗客との間で，行き先，枚数，料金などの情報の伝達，確認の会話とお金，乗車券のやり取りによりなされていた．現在の券売機は，人対人で行っていた乗車券を売る手順を，人と機械のやり取りに置き換えたものであるが，券売機には，ボタンやディスプレイがあるだけで，行き先，枚数，料金の情報はお客が自ら調べて購入し，またその中から適切なボタンや料金投入口を探すなど，人とは全く異なる手順となっている．そのため，例えば，新型の券売機が駅に導入された時には鉄道会社の社員が券売機の前でお客に使い方を説明していることがあるが，これは，初めての人には券売機を使いこなすことが難しく，人に聞くことが必要であること，券売機が人のサービスを置き換えた機械として満足できるレベルに達していないことを露呈しているものと考えられる．

　この欠点を改善するためには機械をさらに人間に近づけ，対面の会話による支援ができることが有用であるとされる．例えば，「いらっしゃいませ」から始まり，行き先，指定席か自由席かなど必要な情報を人から聞きだし，乗車券

の料金，乗り口など必要な情報を提供し，乗車券とお金のやり取り，「ありがとうございます」，までの一連の流れをこなすことができれば，人は駅員に聞くことなしに自然に券売機を使いこなせると考えられる．また，現在は，券売機を使っての購入時のトラブルへの対処，例えばサービスの種類をユーザが間違えた時などのエラー回復のプロセスは，人の対応にゆだねられているが，人との対応と同じ設計で券売機だけで対応できることが要請される．これを解決すると考えられるシステムが人型のロボットや擬人化エージェントである．

　擬人化エージェント，ロボットは人に近い姿を持ち，人に近い振る舞いをする．そのため，人はそれまで自分が行ってきた人と人とのコミュニケーションの経験や知識，ルールを踏襲でき，使いやすいインタフェースとなることが期待できる．近い将来，会話ができるエージェント，ロボットが開発され，これまでの券売機に取って代わって発券手続きを実行することはもちろん，さらにエンターテイメント，介護福祉などの多様な場面で使われることが期待される．

　近年，ロボットや擬人化エージェントの研究は大きく発展しつつあり，さらに人とエージェントや人とロボットの間のコミュニケーションについても多くの研究者の興味を集めている．今すぐ，ロボットが人と同じ高い能力を持つことは不可能であり，開発の最初のステップとしては，人が，他の人の説明の助けなしに，ロボットに向き合って必要なやり取りをするため，ロボットや擬人化エージェントの機能や動作を人が予想可能なように，またその行動の意図が人に理解可能なようにデザインすることが必要である．しかしながら，コミュニケーションをする機械に対する設計論は未だ確立されていない．

　人の姿を持ったロボット，エージェントをコミュニケーションインタフェースとする際には，その機械に持たせる顔の役割が大きい．人の顔はコミュニケーションのために重要な視覚，聴覚などの入力機能，表情，視線，発話などの出力機能が集中しているところである．その結果，人は，話しかける時は自然に相手の顔に向かう．そこで，インタフェース機器に顔を持たせると人は自然にその顔に向かって指示，質問，応答をする．

　例えば，エレベータが故障して閉じ込められたとしよう．その時利用者は助けを求めるために，リフト内部にマイクがあるかどうかを探し，それを使って外部に連絡して助けてもらうであろう．もし見つからなければ大声を出して外

部の人を直接呼ぶであろう．一方，リフト内部に人型の擬人化エージェントがあって常に対応できるようになっていれば，マイクを探すことなく，人は自然にそのエージェントに助けを依頼するであろう．機械に顔を持たせることは，人が自然に機械の顔を相手にして働きかける行動を可能にすると予想できる．すなわち空間の中でコミュニケーションを行う空間をわかりやすく限定する役割も持っている．

さらに顔に含まれる情報として顔の向き，表情，視線に着目すると，顔の向きや視線は，人の注意や興味の方向を表現しており，表情は，コミュニケーションに対する興味，満足度などの評価を表していると考えられる．人と機械の間で，視線，顔の向き，表情のインタラクションを相互に交わすことにより，機械の状態，人間の状態についての情報が双方で整理されたコミュニケーションが実現できる．

このように，人とロボット・エージェントとの間で顔を仲立ちとしたコミュニケーションの必要性が明らかになったと考えるが，具体的にロボット・エージェントが人の顔から読み取るべき情報の種類とその認識方法，また人に伝えるための顔の動作設計の方法については明らかになっていない．例えば人の喜怒哀楽の表情を認識するための認識アルゴリズムの研究が続けられているが，その評価方法は認識率によってのみなされており，その表情を認識することが人と機械のコミュニケーションに寄与するのか，またその認識率がその目的に合致しているかは明らかでない．また表情生成の研究についても人とそっくりな表情を精密に表現するだけでなく，コミュニケーションの自然さを，コミュニケーションの目的に合致しているかの観点から議論することが必要である．

そのため，以下では，まず顔による表現がコミュニケーションにおいてどのような機能を持つのかを整理し，それをロボット・エージェントに実装する方法を解説する．さらに，表情をはじめとする様々な身体的非言語情報を表出するエージェントを設計するための方法論について述べ，それに基づいてデザインされたエージェントの研究事例を紹介する

表15-1　表情によるコミュニケーション機能

機能		顔，表情
統語的機能	発話の強調 文構造の明示化 話題転換の明示化	眉の上下動，目の開閉 眉の上下動，目の開閉 眉の上下動，目の開閉
意味的機能	言語表現の補完	頷き，左右の首振り エンブレム
会話調整機能	Back-channel 話者の順番交替	頷き，笑顔 視線
感情表現	言語表現の補完，意味の増強 発話者の意見・評価のフィードバック	悲しみ，驚き，嫌悪等の表情

2　コミュニケーションシグナルとしての顔表現

対面コミュニケーションにおける顔の役割

対面コミュニケーションでは，発話による言語情報に加え，表情や頭部の動きによる非言語シグナルが重要な役割を担っている．例えば，両口角を上げた笑顔の表情は幸福感を表現し，相手に肯定的なフィードバックを与える．また，比較的小さい頭部の上下動は頷きと捉えられるであろう．眉の位置，口の形状，頭部の動きや視線の方向等の変化によるこれらの顔表現は，会話参加者の感情や性格を表現するとともに，発話中の特定の位置で用いられることにより発話の意味や言語構造を明示化する機能を持つ．コミュニケーションにおける顔表現の機能を表15-1にまとめる．以下本節では，ここに示された各機能について解説する．

統語的機能

顔表現は，発話と共起することにより，言語表現を補完，強調する機能を持つ．Chovil (1992) は，顔表現の表出と言語表現との関係を分析し，発話中に表出する顔表現の27%が言語の構造を示す統語的シグナルであると述べている．

統語的シグナルは，重要な単語や節を強調する，文の構造を明確化する，談話の構造を示す，の3つに分類される．統語的シグナルを表現するために最も多く用いられる顔表現は眉の上げ下げである．例えば，「これは［非常に］重要な問題です」という発話において，強調の副詞である「非常に」が発話される際に眉を上げる顔表現が共起することにより，「非常に」という言葉が強調される．同様の機能を持つものとして，目を大きく見開いたり，目を閉じる顔表現が用いられることも多い．手によるジェスチャも強調の機能を持つため，重要な概念を強調する際にはジェスチャと眉を上げる表情が同時に用いられることが多い．

また，談話の構造を明示するシグナルとして，話題の転換時に眉を上げる表情が用いられる．例えば，「［それでは］，実際にどうなっているのでしょうか」という発話において，眉を上げる表情が「それでは」という話題転換を示す接続詞に伴って現れることにより，話題が転換したことが強調される．

このように顔表現は単語を強調するミクロなレベルから，談話構造の表示に至るまで，様々なレベルで言語の構造を明確化する機能を持つ．

意味的機能

顔表現は言語により表される意味を補完する機能も有する．Chovil（1992）の分析によると，意味を伝達する顔表現は会話中に出現する顔表現の35%を占める．例えば，「はい」と言う代わりに頷けば，それは同意や承認を，首を左右に振ることは拒否や不承認を表し，言語表現の代替となる．

このような多くの文化に共通した意味を持つ顔表現に加え，エンブレムと呼ばれる言語や文化によってその意味が異なるものがある（Ekman & Friesen, 1969）．エンブレムにおける形と意味の関係は恣意的であり，社会の慣習として定まっている．また，エンブレムは発話を伴わずに単独で意味を表現する（喜多，2002）．これは顔表現だけでなくジェスチャにも多く見られる非言語表現であり，例えば，親指と人差し指でまるい形を作る"OK"サインは，他の文化ではゼロを意味する．顔表現のエンブレムにおいても言語や文化によって意味が異なることが多く，例えば，ウィンクは「私の言いたいことはわかってるよね」という意味を伝えるために欧米で用いられることが多いが（Knapp &

Hall, 2010),日本ではほとんど使われず,意味も必ずしも同じではない.

会話調整機能

聞き手が表出する顔表現の半数以上は,頷きや笑顔に代表される back-channel response と呼ばれる話し手へのフィードバックである (Chovil, 1992).聞き手は頷きを表出することにより,話し手の発話に注意を向けて聞いていることを示す.

視線 (gaze) によるシグナルも会話の調整において不可欠である.会話において話し手が替わることを話者の順番交替 (turn-taking) という (Sacks et al., 1974).対面会話の場合,この順番交替において話し手と聞き手の間で交わされる視線による非言語行動が重要な役割を担っている.最も典型的な順番交替時のシグナルのやり取りは次のようなものである.まず,話し手が発話の終了間際に次の発話者となる者に視線を向けることにより発話権譲渡のシグナルを送る.一方,次の話し手は,現在の話し手と視線を合わせて発話権譲渡のシグナルを受け取った後,発話を開始する直前に一瞬相手から視線を逸らし,その後に発話を開始する (Kendon, 1967; Duncan, 1974).このような発話開始直前に視線を逸らす行動は,次に何を言うかを考えている時や,記憶の中の情報を探索している場合に顕著に現れる行動であるが,これを観察した会話相手にとっては,相手が次の番を引き受けてくれたことを確認するシグナルとなる.

このように,顔表現により聞き手の会話への参加態度が示され,次の話者が暗黙に決められる.顔表現による会話調整機能は,会話を円滑に進める上で非常に重要な役割を担っている.

感情の表出

感情やそれに対応する表情の分類については多くの議論があるが,Ekman (1982) により提案された,怒り,悲しみ,恐れ,驚き,嫌悪,幸福感の6つの基本感情は,比較的観察者間の判断の一致率が高く,多くの研究で採用されている.例えば,「幸福感」の表情では,両口角が上がり,鼻から口角にかけてしわが見られ,頬が上がっている.下まぶたが上がりその下にはしわが見られる.「悲しみ」の表情では,両眉の内側の端が上がり,眉の下には三角形の

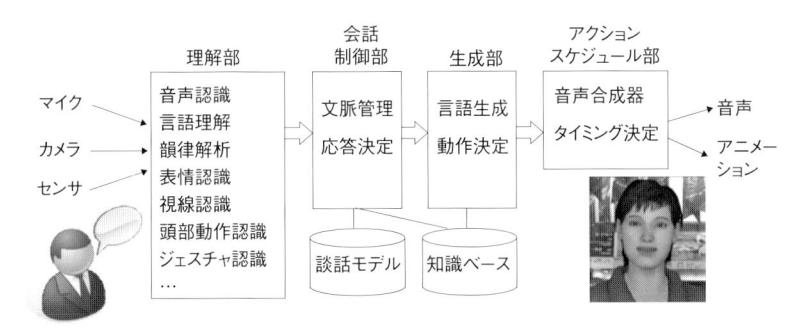

図 15-1　会話エージェントのシステム構成

くぼみが見られ，両上まぶたの内側の端は上がっている．また，口角は下がり，唇は震えていることもある．

　このような感情を表す表情がコミュニケーションシグナルになることがある．その一つが意味的機能である．例えば，「私は甘いものが嫌いです」と言いながら嫌悪の表情が表出された場合，言語表現と重複した意味が表情により表現されている．意味的機能を有する表情のうち60%は，言語表現と重複する意味を表すものである（Chovil, 1992）．

　会話調整機能の一つである話し手へのフィードバックが，感情を伴って表出されることもある．頷きは相手の発話への承認を表すが，笑顔を伴う頷きであれば，話し手に対しさらに発話を促す効果を持つであろう．また，単に話者の発話を承認するだけではなく，聞き手の反応が表情により表現されることも多い．

　「92点を取ったのに，お母さんたらなんで100点じゃないのって……」

　ここで聞き手が，眉を上げ，眼を大きく見開き，顎を下げる表情を見せると，話し手の発話を聞いていることを示すだけでなく，聞き手が驚いていることも伝えるフィードバックとなる．

3　エージェントによる顔表現の表出

　本節では，前節で述べた顔表現による様々なコミュニケーションシグナルが，会話エージェントシステムにどのように取り入れられているのかを解説する．

図15-1に会話エージェントの一般的なシステム構成を示す．まずユーザの発話音声，視線，身体動作等がそれぞれマイク，カメラ，各種センサに入力される．これらは理解部でそれぞれ処理され，コミュニケーションにおいて意味のある情報が抽出される．例えば，発話音声を音声認識装置で処理することにより，ユーザ発話の言語情報を，韻律解析のプログラムにより，抑揚，声の大きさ，間合い等の非言語情報を得ることができる．また，画像処理技術により，カメラの画像から頭部の動き，表情，視線等を計測することができる．これらのマルチモーダルな理解結果は会話制御部に送られる．

　会話制御部では，会話の履歴や文脈の管理を行うとともに，次にエージェントが取るべき行動を決定する．生成部では，エージェント行動の具体的な言語・非言語表現を決定してゆく．最後にアクションスケジュール部において，音声とアニメーションを同期させるためのタイムスケジュールが計算される．そして，ここで決定されたスケジュールにしたがってアニメーションシステムと音声合成器からアニメーションや音声が出力される．

　以下では，このようなエージェントシステムにおいて前節で述べた各種コミュニケーションシグナルがどのように実現されているのかを詳しく述べる．

統語的・意味的機能の実現

　会話エージェントの顔によって，統語的・意味的機能を表現することは，言語情報に応じた適切な表情・顔動作を選択・決定した後，それをキャラクタアニメーションにより表現し，音声言語と同期して適切なタイミングで顔表現を出力するマルチモーダル生成の研究に帰着される (Cassell et al., 2001; Nakano et al., 2004)．

　具体的には，図15-1の生成部がエージェントの行動命令を受け取ると（プレゼンテーションエージェント等，一方向的なシステムの場合は，理解部や会話制御部は必要とせず，直接生成部に発話文を入力することもできる），生成部では具体的な発話の言語表現が決定されるとともに，強調すべき単語が決められる．次に，その単語を強調するための顔表現が選定される．その際，顔表現の選択ルールが必要となるが，ここで，前節（表15-1）で述べた対面コミュニケーションの知見が参考になる．例えば，「これは［非常に］重要な問題です」の［非常に］

を強調するために，眉の上下動，目の開閉を行う，などの具体的な行動が選択される．さらに，決定した言語表現と顔動作とを同期させて出力する必要がある．まず発話文「これは非常に重要な問題です」が音声合成器に送られ，そこで音声ファイルが作成されると同時に音素単位でのタイムスケジュールが計算される．これに基づき「ヒジョウニ」の音素列の開始時間が推定され，これに基づき，眉や目のアニメーションを実行するタイミングが決定される．このスケジュールにしたがってアニメーションが実行されることにより，音声と同期した出力が得られる．

このような方法により，眉を上げる等の表情を用いてアクセントやリズムをつけながら話すエージェントが実現する．

会話調整機能の実現

顔表現による会話調整機能を有する会話エージェントを実現するには，ユーザの音声入力を受け付け，それに応じて適切な応答を生成する必要がある．つまり，会話調整機能を有するエージェントは，ユーザの音声入力や身体動作を認識する機構と，アニメーションと音声によるマルチモーダル生成機構の両方をあわせ持つ高度なシステムである．

会話調整機能を持つ会話エージェントの例として，MIT メディアラボで開発された REA がある (Cassell et al., 2000)．REA は音声認識や言語理解機構を有し，エージェントの行動決定を全てリアルタイムに行う自律的エージェントシステムであり，ユーザが音声で質問をすると，それに答えることができる．ユーザの質問に答える時には，REA が次のターンをとる準備をしていることを示すために，話者の順番交替のシグナルである視線を逸らす行動を表出する．

また，ユーザの発話中に相槌や頷きによるフィードバックを表出することも重要な会話調整機能である．これらの非言語行動はエージェントがユーザの発話に注意を向けていることを示し，ユーザが発話を継続することを承認する機能を持つ．Gratch ら (2006) は，ユーザの音声入力の韻律的特徴（声のピッチと大きさ）と，頭部の位置，回転角度，頭部動作（頷き，首を左右に振る）の情報から，エージェントによるフィードバックを自動的に決定・生成する聞き手エージェントを開発している．彼らの提案するフィードバック決定ルールを表

表 15-2 フィードバック生成ルール

話者の行動	生成されるフィードバック
ピッチの下降	頷き
音量の増大	頷き
流暢でない発話	姿勢・視線の移動
姿勢移動	模倣
視線そらし	模倣
頷き,首を左右に振る動作	模倣

15-2に示す.これらはコミュニケーション科学の知見に基づき作成されている.

さらに,最近では,ユーザの笑顔を画像処理技術により検出し,ユーザが笑顔である場合には,エージェントが笑顔で頷き等のフィードバックを返すシステムも提案されている(Huang et al., 2011).

感情の表現

1990年代前半にスウェーデン王立工科大学(KTH)で開発されたAugustシステムでは,EkmanとFriesen(1978)による顔動作記述システムFACS(Facial Action Coding System)で定義されている表情を構成する顔面の動きをアニメーションのパラメータとして利用し,パラメータの値を変更することによりEkman(1982)の6つの基本表情を生成している.このシステムは,頭部のみのアニメーションが音声合成と同期して動作するトーキングヘッド(talking head)であり,音声と口の動きを同期させたリップシンクも実現している.

その後,単に表情のアニメーションを作成するだけでなく,感情モデルをシステムの内部状態として管理し,これに基づき表情を自動的に決定・生成するエージェントの研究が進められた.Becker-AsanoとWachsmuth(2008)によるMAXエージェントでは,システムの内部状態をPAD(Pleasure-Arousal-Dominance)尺度(Mehrabian, 1996)による多次元空間上にマッピングし,それに対応した表情を出力するシステムを提案している.また,ヨーロッパのSEMAINEプロジェクト(Schröder et al., 2011)では,コミュニケーションスタイルの異なる聞き手エージェントを設定し,back-channelフィードバックを行

う際の表情をコミュニケーションスタイルの違いに応じて決定するシステムを実装している．例えば，肯定的なコミュニケーションスタイルのエージェントは笑顔で頷きを表出するのに対し，悲観的なエージェントは眉を下げたり，首をかしげる表情を頻繁に行う．

4　エージェントが顔表現を持つことによる効果

　第2節では，対面コミュニケーションにおける表情や頭部動作の機能について述べ，第3節では，このようなコミュニケーションシグナルを表出することができる会話エージェントシステムについて概説した．では，エージェントが顔表現を持つことは，人と会話エージェントとのコミュニケーションにおいてどのような効果をもたらすのだろうか．

　ReevesとNass（1996）はメディアの等式という概念を提唱し，人は無意識のうちにコンピュータやメディアを社会的存在として扱っていることを一連の心理学実験により示している．会話エージェントは人と類似した顔を持つことにより，より社会的存在として認知されやすく，ユーザの自然な反応を引き出す潜在力を持つ．しかし，コミュニケーションにおいて重要な点は，単に顔を持つということではなく，表情や頭部動作による適切な形態のコミュニケーションシグナルを適切なタイミングで表出することである．会話エージェントがコミュニケーションの相手としてユーザに認められるには，エージェントとユーザとの間に信頼関係（rapport）を築くことが重要であるが，エージェントによる笑顔や頷き等のフィードバック（Clark, 1996）の適切な表出が信頼関係の構築に有効であることがわかっている（Gratch et al., 2006; Huang et al., 2011）．さらに，これらの顔表現により，エージェントとのインタラクションがより長く継続し，ユーザからより流暢に多くの発話が引き出される（Gratch et al., 2007; Wang & Gratch, 2010），エージェントとのアイコンタクトが増える（Wang & Gratch, 2010），ユーザの否定的な表情が少なくなる（Wang & Gratch, 2009）等の効果が得られることも示されている．

　さらに，物理的状況を含む会話の文脈を考慮したシステムとして，OnoとImai（2000）は，視線や表情による語用論的な機能を実装している．語用論は，人と人の関係を考慮に入れつつ，人の言葉の表現，言葉を表現する人，文脈の

V・顔認知の応用と未来

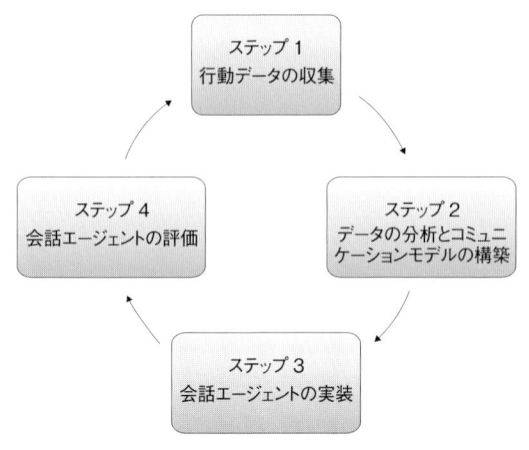

図15-2　会話エージェント設計方法

関係を研究対象にするものである．会話において人は自分の意図・気持ちが相手に伝わるよう，言葉を選択し，表情やジェスチャを表出し，また，他人の意図や気持ちを言葉や表情などから読み取っている．OnoとImaiの開発したロボットは，荷物を持って進んでいる進行方向に障害物があった時，まず近くの人を見て，人と相互に見つめ合った後に進行方向の障害物を見るという動作をする．人はロボットの動作から，ロボットの「前に進みたい」という意図を読んで，ロボットのために障害物を取り除く行動を行う．これは，直接言葉に出すことなしに表情と状況を統合的に利用し，人間の行動を引き出す効果を持たせたものである．

5　顔を持つシステムの設計アプローチ

従来の会話エージェント研究では，心理学やコミュニケーション科学における観察研究で明らかになった知見に基づき，エージェントの行動決定ルールを作成するのが一般的であった．このような研究アプローチに対し，近年では，画像処理やセンサ技術を用いて人間の行動を高速かつ詳細に計測し，大量の計測データに基づき，人間のコミュニケーション行動をモデル化するデータ駆動型の研究アプローチが可能になってきた．

図15-2に示すように，データ駆動型のエージェント設計アプローチは，主に4つのステップから構成される．以下，各ステップについて説明する．

ステップ1：行動データの収集

まず，人間の行動データを大量に収集する必要がある．アイトラッカ，ヘッドトラッカ，モーションキャプチャ等の計測技術を用いると，30-100 Hz前後で視線や，頭部の動き，顔面動作の計測が可能である．また，最終的に実装されるエージェントシステムに近い環境でデータを収集するためには，実験者がユーザの言語・非言語による行動を理解し，エージェントを操作するWizard-Of-Oz法による実験が有効である．

ステップ2：データの分析とコミュニケーションモデルの構築

データ分析では，まず収集したデータ間に何らかの共起関係や相関関係があるかを調べる．着目している行動が多く見られるのはいつか，それが出現するタイミングを規定する要因は何であるのか，特定の言語情報と共起するのか等について丁寧に検討する．次に，これらの分析により洗い出した要因を予測や推定のパラメータとし，機械学習や確率推論等の手法を用いて統計モデルを確立する．

ステップ3：会話エージェントの実装

ステップ2で得られたモデルを実装し，図15-1に示した会話エージェントのシステム構成における，各種理解部，会話制御部，生成部に組み込む．

ステップ4：会話エージェントの評価

最後に，実際にユーザに実装した会話エージェントとインタラクションしてもらい，モデルの有効性とシステムの有用性を評価する．その際，アンケートによる主観的評価に加え，ユーザの無意識の行動・反応をデータとした，客観的な評価指標があると望ましい．

以上に述べたコミュニケーションデータの収集，データ分析に基づくモデル

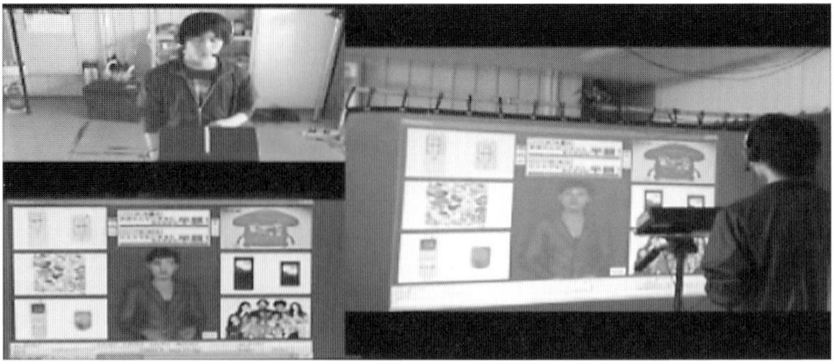

V・顔認知の応用と未来

図15-3　エージェントシステム
左下：アイトラッカによる計測，右：実装システム

化，エージェントシステムの実装と評価という一連のステップを繰り返すことにより，エージェントシステムの改良，さらなる高度化を進めることができる．

6　研究事例紹介

NakanoとIshii（2010）は顔表現の中でも特に視線に注目し，エージェントと会話を行っているユーザの視線情報からユーザが会話に積極的に参加しているか否かを自動的に判断するエージェントを提案している．例えば，ユーザがエージェントの説明をあまり聞いていない様子である時，話題を転換してくれるシステムであれば，ユーザはエージェントとの会話に飽きることなくインタラクションを進めることができると期待できる．以下では，同研究の流れを第4節で示した会話エージェント研究のステップにしたがって説明する．

まず，ステップ1の行動データの収集を行う．Wizard-of-Ozシステムを作成し，アニメーションキャラクタを実験者が操作することにより，被験者とエージェントとの会話を実施した．ここでは，エージェントが新機種の携帯電話を説明する店員であるという想定で会話を行ってもらった．また非接触型のアイトラッカを用いて，実験中の被験者の視線データを収集した．

次に，ステップ2において，収集したデータを分析し，会話に飽きている状態の時に，それを何らかの視線情報から検出可能であるかどうかを調べる．分析に先立ち，複数の人たちにエージェントの説明を聞いている被験者のビデオ

を見てもらい，会話に飽きている様子が見受けられる箇所を報告してもらった．このようにして得た人間の直感による会話参加態度の判定とどのような視線データが相関するのかを分析した結果，以下の点が明らかになった（石井ら，2011）．

(a) 注視対象（説明対象を見る／エージェントを見る／その他のものを見る）の遷移パタンには，会話に飽きている様子が見られる時に出現しやすいパタンと，積極的に会話に参加している時に頻繁に見られるものがある．

(b) 注視対象の遷移パタンに注視時間長を合わせて考慮することにより，より会話参加態度との相関が明確になる．

(c) 会話に飽きている様子が見られる時には，頻繁に，かつ大きく視線が動く傾向がある．

(d) 会話に飽きている様子が見られる時には，瞳孔径が小さくなる．

(a) の注視対象遷移パタンについては，会話に飽きている様子の時には，頻繁に説明対象以外のものを見たり，あるいはエージェントだけをぼんやり見るといった行動が観察された．また，(b) に示すように，これらの傾向はパタンの継続長が長いほど明確になることがわかった．(c) は会話に集中できなくなると，いろいろな所に注意が分散することを示している．人は興味のある対象を見る時に瞳孔径が大きくなる傾向があり，(d) はこれを会話参加態度の逆指標として利用可能であることを示している．

以上の分析結果より，これらの視線データは会話参加態度を推定する有用なパラメータであると考え，決定木学習の手法を用いて，注視対象の遷移パタン，注視時間，視線移動量，瞳孔径の大きさに関する視線情報から会話参加態度（会話に飽きているか否か）を判定するモデルを確立した．

ステップ3では，ステップ2で作成した会話参加態度推定モデルを図15-1に示した会話エージェントのシステム構成図中の理解部の一部として実装し，ユーザの会話参加態度を察知する会話エージェントを実装した（図15-3）．

最後にステップ4では，実装した会話エージェントの有効性，有用性を評価する．同研究では，エージェントがユーザの非積極的な態度を察知した時に，「ここまでよろしいですか」，「次の説明に移りますか」のような問いかけを行うことによる効果を評価した．そのために，次の2種類のシステムを用意し，

ユーザである被験者の反応の違いを比較した．

　① 実装システム：会話参加態度推定機構によってユーザが逸脱した会話参加態度であると推定された時，次発話で問いかけを行う．
　② 対照条件：10発話ごとに定期的に問いかけを行う．

　評価実験中の被験者の視線や言語行動，また実験後のアンケートから次のような結果を得た．

　実装システムでは対照条件と比べて，非積極的な会話参加態度の出現頻度が低下することが確認された．これは，エージェントが適切なタイミングで問いかけを行うことにより，被験者の注意を再び引き付け，積極的な会話参加態度に戻すことに成功しているためであると考えられる．

　エージェントの問いかけに対して被験者が質問や話題移行の依頼を行う頻度が，実装システムとのインタラクションにおいてより高かった．これも，エージェントの問いかけのタイミングが適切であったことを示唆する結果である．

　アンケートによる主観評価では，対照条件のエージェントに比べて実装システムのほうが，被験者の会話参加態度への気付き，エージェントの行動の適切さ，会話の円滑性，知性，においてより高い評価を得た．被験者はエージェントが自分の態度に反応していることに気付き，そのようなエージェントの行動が適切であり，会話が円滑であったと感じていた．また，エージェントの発話は全く同じであったにもかかわらず，より知的であるという印象を持ったことは興味深い結果である．

　武川，徳永，湯浅らは，前節のアプローチにしたがった会話エージェントの研究を進めている．彼らは，井戸端会議のような会話そのものを楽しむインフォーマルな多人数の会話における話者の順番交替に注目した．このような会話は，多人数が参与しながら司会者を必要としないこと，また結論を出すことを目的としないことから，議論の進め方のルールが一見存在しないように見える特徴がある．しかし，このような会話の形態でも数人が同時に発話（オーバーラップ現象）したり，全員が長時間沈黙（サイレンス現象）したりする現象が起こることはほとんどなく，滞りない順番交替がなされる．これは，発話の内容から話者の発話の終了時点が予想できること，会話中の話者の視線や顔の向き，表情などのノンバーバル情報から次に誰が話すべきかをお互いが読み取って，

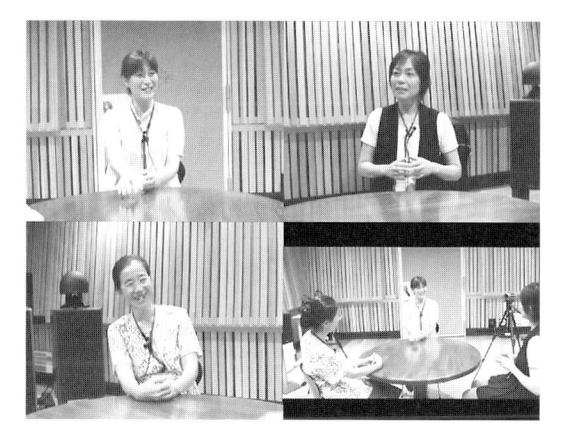

15章 顔研究から生まれるコミュニケーションシステム

図 15-4 3人の会話シーン

発話の交替・継続が調整されていることなどから説明されている．

　一方，現状の会話エージェントは，話者の発話が終わったら話し始める，視線を向けられたら話す，次に話してほしい人を向いて話す，など，実装されている発話の順番交替は未だ機械的なものにとどまっている．そこで筆者らは，Sacks ら（1974），榎本（榎本・伝，2003）らの研究により得られた知見に加えて，さらに聞き手の話したい／話したくない意図の表出や，会話の場における状況が次の発話開始を要請すると考えて，実際の会話の行動を観察し，その結果を会話エージェントに適用する研究を進めている．

　まず，図 15-4 のような多人数会話を映像に収録し，その収録映像を観察しながら 0.1 秒単位で視線，表情，発話の有無，発話内容，ジェスチャ，視線を書き起こす作業を人手で行う．人が書き起こすことで，物理情報のみならず文脈に依存する意図，感情情報も同時にタグ付けできるなどのメリットがある．書き起こされた映像のデータに基づき，視線，表情，姿勢の変化などの非言語行動の生起と発話の有無との共起，相関を分析している．この分析により，視線や表情の動作によって特定の参与者の発話が引き起こされることが示され，また引き起こされる場合にその生起する時刻を確率として記述して，順番交替の空間的，時間的構造のモデルが記述される（徳永ら，2009a）．しかし，このモデルだけでは，行動と発話の行動の関係が確率的な状態遷移で記述されたに

とどまり,その場にふさわしい行動を確率的に選択する自動機械にすぎない.実際には話者や聞き手の非言語行動が,次の発話の行動に向けての意図や欲求につながる態度として他の人に解釈され,その解釈が参与者の次の発話開始の行動開始に寄与するという,人の持つ意図や感情を含めて順番交替を考えるべきであろう.そこで筆者らは,表情など非言語行動として表出される発話したい/話したくないと解釈される「発話志向態度」に着目し,コミュニケーションには「発話志向態度」の表出,理解が重要であることを主張している(徳永ら,2009b).

筆者らが発話志向態度について複数の第三者によって主観的に評定し,発話志向態度と非言語行動の関係を調べた結果,「話したい」と評定される時の行動は,顔が相手を向き,さらに視線が相手に向かう,表情が明るい,眉が上がる,姿勢がよいなどの特徴があった.次にこれらの非言語行動と発話志向態度,さらに順番交替との関係を分析した結果,複数人の参与者の表出する「態度」の場にふさわしい次話者選択が行われることを明らかにしている(徳永ら,2010).すなわち,ある参与者が話したいという態度を表出すると次に話者になり,話したくないという態度を表出すると聞き手になる頻度が高いことが明らかになった.また,聞き手が全員話したくないという態度を表出した場合には,それぞれの参与者の態度通りの次話者選択は不可能となる.しかしその場合には,場が沈黙にならないように,はじめは話したくないと考えていた参与者の誰かが自発的に次の話者になるなど,参与者の話したくないという意図と会話の場から要請される話すべきという義務の間で発話が実行される様子が観察されている.これらの会話の分析の結果からは,視線や表情の表出と次話者選択の関係が確率で表現できるとともに,場などのコンテキストに応じた次話者選択の仕組みが明らかになりつつある.これらの結果は,会話ロボットや会話エージェントなどに組み込むことにより,人の会話に近い会話行動の実現につながることが期待できる.

湯浅ら (2009) は,人の順番交替を分析して得られた結果を擬人化エージェントに組み込み,エージェント同士が順番交替している場面を人に評価させて,分析の妥当性を評価している.そのためテレビ番組記述言語 TVML (NHK 放送技術研究所, 1996-) をもとにして擬人化エージェントの順番交替のシミュレ

15章　顔研究から生まれるコミュニケーションシステム

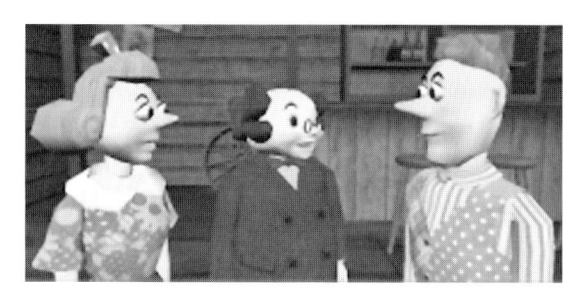

図 15-5　エージェントによる順番交替評価映像

ーションシステム ARABAHIKA（湯浅ら，2007）を開発し，このシステムを用いて非言語の動作による順番交替の評価を行っている．図 15-5 は評価映像の一例であり，3 体のエージェントが向き合って会話を行っている．エージェントは，人の声を分解合成した無意味音声を話すため観察者からは 3 体のエージェントが未知の言語で話をしているように見える．また，これらエージェントの頭部の位置・角度，眉毛の位置・角度，口の開き度合，発話のタイミングなどを自在に制御できるようになっている．例えば，中央のエージェントが発話をしている時に，右のエージェントの眉が上がり，続いて，中央のエージェントが右のエージェントを見たあと右のエージェントが次に話し出す，などの動作が実現できる．なお，右のエージェントの眉が上がる，口元が上がりつつ，わずかに口が開くなどの変化は，「話したい」という態度と解釈でき，これによる順番交替は積極的に会話に参画している場として解釈されると予想される．システムを用いた評価の結果，話し手エージェントの聞き手エージェントに向けての視線は聞き手エージェントに発話の義務を課す効果があった．また，聞き手の眉上げなどは「話したい」態度と解釈され，その表情の表出後に実際に発話があると，その発話は会話の場に対して協力的な行動であると解釈された．

　これらの評価結果に基づき，筆者らは図 15-6 のような人とエージェントの会話システムの構築を進めている．このシステムでは，人と会話をするために人がどちらのエージェントを見ているかを，視線検出装置を用いて推定し，これまでの分析で得られた順番交替モデルをエージェントの順番交替動作に取り入れている．さらに，カメラを複数台用いて人の顔の位置・方向，手の位置や

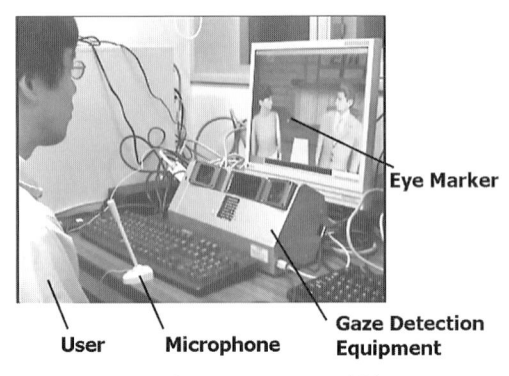

図15-6 人とエージェントの会話シーン

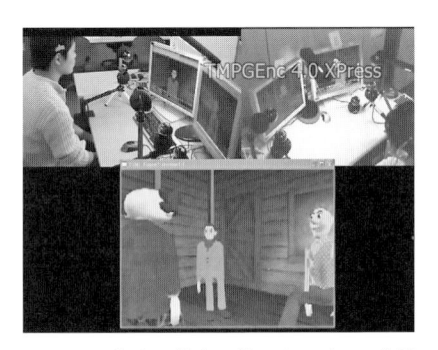

図15-7 顔向き推定に基づくアバター会話システム

向きを自動的に検知し，その結果から人の姿勢，顔の向き，表情を推定し，画面上に人がアバターになって会話をする図15-7のシステムも開発している．今後これらを組み合わせて順番交替エージェントとしての機能向上を目指している．

7 将来のコミュニケーションシステムの研究に向けて

人の表情，視線，顔の向きなどコミュニケーション中の動作を観察分析してその知見をロボットやエージェントの行動に埋め込む研究が現在精力的に進められ，より自然でわかりやすいインタラクションに向けて発展しつつあること

を述べた．

　現在，ロボットやエージェントの顔や体の外見，表情動作，行動などの物理的な性能向上は著しい．しかし，そのような動作表現のレベルだけではなく，ロボットの意図が人にとって理解できるように行動することが実現されなければならない．さらに，ロボットは，自分のとろうとしている行動がその場に適切であるか，周囲にとって受け入れられるものかを判断して行動できなければならない．人は，自分の意図や感情のままに行動するのではなく，また他人の意に合わせて従属的に行動するものでもない．これは文化やマナーの制約を前提としている人同士であればほとんど無意識に行動できるものであるが，擬人化エージェントやコミュニケーションロボットにおいても，顔の表情や視線などから相手の意図を読む技術，また自分の意図を表出する技術，さらに自分と他人の対立する欲求を調整して，その場にふさわしい行動をするエージェントの行動を生成する技術が必要となるであろう．

　そのために今後取り組むべき研究として言語学の一分野である語用論の顔研究への適用があると考える．語用論では，言語表現が果たす機能として4つの会話の公理からなる協調の原理（Grice, 1991）を提唱している．例えば，「飲みに行かない？」と聞いて「明日試験なんだ」と言われた場合，相手が会話に協力的であると考えるならば，この答えは問いに対して合理的な関連性を持つはずであり，試験が飲みに行けない理由であることが推論される．話し手の発話が会話の公理に沿って解釈できない場合は，会話に協力的でないとみなされる．表情など非言語的な行為も協調の原理のもとでは合理的な関連性を持つと考えられる．

　また，スペルベルとウィルソン（1996）は，意図的な情報伝達とは，それが最適な関連性によって，すなわちできるだけ少ない労力で最大の情報が得られるようになされるとする関連性理論を提唱した．これを表情の例で考えれば，相手の親切に対して普通に笑顔でお礼をするのでなく，その場に不適切なほど大げさな表情でお礼を表現することは，これに反し，逆に相手を見下しているなどの表現外の情報を伝えることになる．

　将来のロボットは，相手の話したい，聞きたいなどの意図の推定ができる能力を持つことが期待され，また自分の話すべき状況を理解した上で，話したい

意図の表情を表出する必要がある．例えば，人がロボットに向けて順番交替のたびに「次，どうぞ」とわかりやすく（大げさに）手を差し出すような表現をすることは，語用論の理論においてはロボットの能力が低いことを前提とするものであり，将来は，人が自然に行っている顔の表情（例えば，眉上げ，口の半開きなど）や視線，顔の向きなどのさりげないしぐさをロボットに対してすれば，ロボットに通じる能力を持たせることが要求される．状況に応じ，相手をチラッと見て話してほしいことを伝える程度の表現から，相手に「どうぞ」と手を差し出して発話を促す強い表現までを認識，表現できることが期待される．さらに，自分の意図と相手の意図は常に一致するわけでなく，時には自分と相手の期待が一致しないこともあり，この時には互いを尊重しながら，協調，妥協，調整が必要な場面もある．マナーなどの社会的な制約にしたがうロボットの設計も重要な観点になると考えられる．

　今後はさらに，その背景となる意図，欲求，感情，社会的な規範を共有できる行動生成，行動認識の課題も大きな研究テーマになると考えられ，そのために，顔の表情に対する広範な知見の累積を期待したい．

引用文献

Becker-Asano, C. & Wachsmuth, I. (2008). Affect Simulation with Primary and Secondary Emotions. In *8th International Conference on Intelligent Virtual Agents (IVA 2008)*. Tokyo: Springer, pp. 15-28.

Cassell, J. et al. (2000). Human Conversation as a System Framework: Designing Embodied Conversational Agents. In J. Cassell et al. (Eds.), Embodied Conversational Agents. Cambridge, MA,: MIT Press, pp. 29-63.

Cassell, J., Vilhjalmsson, H., & Bickmore, T. (2001). BEAT: The Behavior Expression Animation Toolkit. In *SIGGRAPH 01*. ACM Computer Graphics Press, pp. 477-486.

Chovil, N. (1992). Discourse-Oriented Facial Displays in Conversation. *Research on Language and Social Interaction*, **25**, 163-194.

Clark, H. H. (1996). *Using Language*. Cambridge: Cambridge University Press.

Duncan, S. (1974). On the structure of speaker-auditor interaction during speaking turns. *Language in Society*, **3**, 161-180.

Ekman, P. (1982). *Emotion in the Human Face*. Cambridge: Cambridge University Press.

Ekman, P. & Friesen, W. V. (1969). The Repertoire of Nonverbal Behavior: Categories, Origins, Usage, and Coding. *Semiotica*, **1**(1), 49-98.

Ekman, P. & Friesen, W. V. (1978). *Facial Action Coding System: A Technique for the Measurement of Facial Movement*. Palo Alto: Consulting Psychologists Press.

榎本美香・伝康晴（2003）．3人会話における参与役割の交替に関わる非言語行動の分析　人工知能学会研究会資料，SIG-SLUD-A301-02.

Gratch, J. et al. (2006). Virtual Rapport. In *6th International Conference on Intelligent Virtual Agents (IVA 2006)*. Springer, pp. 14-27.

Gratch, J. et al. (2007). Creating rapport with virtual agents. In *7th International Conference on Intelligent Virtual Agents (IVA 2007)*. Springer, pp. 125-138.

Grice, H. P. (1991). *Studies in the Way of Words*. Cambridge, MA: Harvard University Press.

Huang, L., Morency, L. P., & Gratch, J. (2011). Virtual Rapport 2.0. In *11th International Conference on Intelligent Virtual Agents (IVA 2011)*. pp. 68-79.

石井亮・大古亮太・中野有紀子・西田豊明（2011）．視線と頭部動作に基づくユーザの会話参加態度の推定　情報処理学会論文誌，**52**（12），3625-3636.

Kendon, A. (1967). Some Functions of Gaze Direction in Social Interaction. *Acta Psychologica*, **26**, 22-63.

喜多壮太郎（2002）．ジェスチャー——考えるからだ　金子書房

Knapp, M. L. & Hall, J. A. (2010). *Nonverbal Communication in Human Interaction*. USA: Wadsworth.

Mehrabian, A. (1996). Pleasure-arousal-dominance: A general framework for describing and measuring individual differences in temperament. *Current Psycho*, 14(4), 261-292.

Nakano, Y. I. et al. (2004). Converting Text into Agent Animations: Assigning Gestures to Text. In *Human Language Technology Conference of the North American Chapter of the Association for Computational Linguistics (HLT-NAACL 2004)*, Companion Volume, pp. 153-156. Boston.

Nakano, Y. I., & Ishii, R. (2010). Estimating User's Engagement from Eye-gaze Behaviors in Human-Agent Conversations. In *2010 International Conference on Intelligent User Interfaces (IUI2010)*, pp. 139-148.

NHK放送技術研究所（1986-）．TVML（TV Program Markup Language）: http://www.nhk.or.jp/strl/tvml/

Ono, T., & Imai, M. (2000). Reading a Robot's Mind: A Model of Utterance Understanding based on the Theory of Mind Mechanism. In *AAAI 2000*, pp. 142-148.

Reeves, B., & Nass, C. (1996). *The Media Equation: How People Treat Computers, Televisions and New Media Like Real People and Places*. Uk: CSLI Publications.

Sacks, H., Schegloff, E. A., & Jefferson, G. (1974). A Simplest Systematics for the Organization of Turn-Taking for Conversation. *Language*, **50**, 696-735.（西阪仰（訳）（2010）．会話分析基本論集——順番交替と修復の組織　世界思想社）

Schröder, M., Bevacqua, E., Cowie, R., Eyben, F., Gunes, H., Heylen, D., ter Maat, M., McKeown, G., Pammi, S., Pantic, M., Pelachaud, C., Schuller, B., de Sevin, E., Valstar, M. & Wöllmer, M. (2011). Building Autonomous Sensitive Artificial Listeners. *IEEE Transactions of Affective Computing*, pp. 134-146.

Sperber, D. & Wilson, D. (1996). *Relevance: Communication and Cognition*. Blackwell Publishing

徳永弘子・湯浅将英・武川直樹（2009a）．3人会話の視線と発話マインド分析——話者と聞き

手の発話マインドは話者交替に際しどう調整されるか？　電子情報通信学会技術研究報告書，**108**(487)，85-90.
徳永弘子・湯浅将英・寺井仁・武川直樹（2009b）．3人会話の話者交替における発話志向態度分析——参与者の発話志向の「場」が作る話者交替　電子情報通信学会技術研究報告書，**109**(264)，31-36.
徳永弘子・武川直樹・寺井仁・湯浅将英（2010）．発話志向態度の表出・理解と発話調整に基づく話者交替分析——3人会話における「話したい／聞きたい」態度表出の効用　電子情報通信学会技術研究報告書，**110**(185)，49-54.
Wang, N., & Gratch, J. (2009). Rapport and Facial Expression. In *The International Conference on Affective Computing and Intelligent Interaction*（ACII 2009). pp. 1-6.
Wang, N., & Gratch, J. (2010). Don't Just Stare at Me. In *28 th Annual CHI Conference on Human Factors in Computing Systems*. pp. 1241-1250.
湯浅将英・徳永弘子・武川直樹（2007）．順番交替シミュレーションシステム ARABAHIKA ——人間観察に基づく自律的順番交替エージェントの提案　情報処理学会インタラクション 2007 論文集，87-88.
湯浅将英・徳永弘子・武川直樹（2009）．発話マインドに基づく順番交替モデル——気持ちが読める会話インタフェースを目指して　情報処理学会インタラクション 2008 論文集，1-8.

16章 コンピュータによる顔の印象の分析と合成

赤松　茂・金子正秀

1 顔の物理的特徴と印象の関係のモデル化

われわれは知っている人の顔を見れば，多くの場合，それが誰であるかを正しく認識できる．知らない人の顔であっても，顔の印象から，性別，年齢，人種などの生物的属性だけでなく，職業，地位などの社会的属性，相手の性格や自分にとっての好ましさなどについても，かなり正確に推定できることは日常的にも経験しているとおりである．同じ顔であっても，観察者が受ける印象は個人差によってさまざまに異なることは確かである．一方，多数の人が共通して感じる印象は，顔の形や色合いなど物理的な特徴と何らかの関係がありそうなことは，物理的特徴が様々に異なる顔画像を視覚刺激として印象の主観評定を行ったいくつかの実験によって，これまでにも示唆されていた（Bruce, 1988；山口ら，1996）．

これに対して，3次元物体である顔を様々な工学的手法によって計測・生成することで数値化された物理的特徴から，その見え方の多様性を表現するパラメータを抽出し，同時に，様々な見え方をする顔から人間によって認知される印象を実験心理学的な手法によって定量化することで，図16-1に示すように，両者の関係を定式化したモデルを求めようとする試みが進められている（小林ら，2004; Walker & Vetter, 2009）．このようなモデルが構築できれば，人間によって知覚される異なる次元の印象相互間の関係を，顔の見え方を規定している物理的特徴によって求められるパラメータを媒介とすることで，定量的に明らかにできるようになり，視覚コミュニケーションにおける人間の視覚感性の特性を科学的に理解することに大きく貢献するものと考えられる．同時に，画像データベースやネットワークから収集した大量の顔画像データの中から，その印象がユーザの好みにマッチするものを分類・選別したり，人工的に合成され

V・顔認知の応用と未来

> 個人差による顔の見かけの静的変化に加えて，観察時の姿勢や視点の違い，表情の表出，加齢や化粧の効果などによる見かけの動的変化を生じさせている顔の物理的な特徴要因が，魅力や品性などの高次視覚印象の心理量に与える影響の定式化を試みる

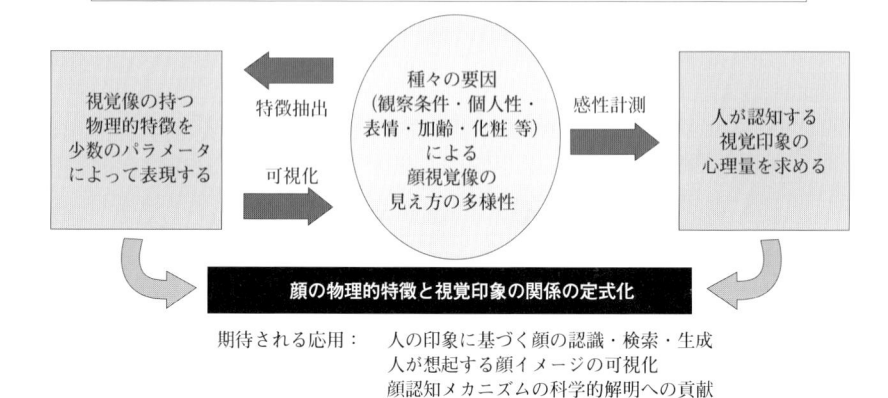

```
[視覚像の持つ物理的特徴を      ←特徴抽出―   (種々の要因      ―感性計測→   [人が認知する
少数のパラメータによって表現する]   可視化→    観察条件・個人性・              視覚印象の
                                        表情・加齢・化粧 等)              心理量を求める]
                                        による
                                        顔視覚像の
                                        見え方の多様性
                          ↓                               ↓
                    【顔の物理的特徴と視覚印象の関係の定式化】
```

期待される応用： 人の印象に基づく顔の認識・検索・生成
人が想起する顔イメージの可視化
顔認知メカニズムの科学的解明への貢献
（印象が統制された顔の視覚刺激の提供）

図 16-1　顔の物理的特徴と印象のモデル化

た顔を持つアバターの印象を自在に操作・変換するイメージ処理などの工学的応用も期待されている．

2　顔の持つ物理的な特徴の記述とその操作

顔画像を数学的に表現する

個々の顔は構造的な共通性を持ちながらも，極めて複雑で微妙な形状や色合いの違いによってその人物の個性を表現しているので，顔を数値によって記述するための特徴は量的に膨大なものとならざるを得ない．そこで顔の物理的特徴をモデル化するにあたっての数学的な取扱いには多変量解析法による次元圧縮が不可欠となる．その前提として，顔パターンを多数の数値で表現する多次元の特徴は，互いに加減算のできるベクトル量によって表されている必要がある（Beymer & Poggio, 1996）．このためには顔を表現する多次元特徴を構成する個々の成分は，異なる顔の間で同一の意味（例えば，鼻の頂点の位置座標など）を表していなければならない．

顔の物理的特徴を表現する方法としては，一定の姿勢で撮影した顔のディジタル画像を用いるのが一般的である．ディジタル画像は各画素の濃淡値を並べた配列で表せるので，それ自体を多次元特徴とみなすことはできるが，顔画像上で特定の位置にある画素は，異なる顔で同一の部位に対応しているわけではないので，前記の条件を満足してはいない．これは2枚の顔画像を単純に重ね合わせた（画素値を加算した）時，その結果はもはや一つの顔を表現した顔画像ではなくなることからも明らかであろう．

　顔を記述する多次元特徴でベクトルとみなせるものの一例として，全ての顔に共通して存在するパーツを構成している特徴点を幾つか定義し，各特徴点に対応する画素の画像上の座標値を成分として並べた特徴が考えられる．この座標値成分によって位置が指定されている特徴点のうち，隣接する点同士を線で結べば，線画で表された似顔絵を生成できる．このような似顔絵は，顔形状に関する大まかな情報を表現することはできるが，個々の顔の持つ微妙な差異を表現するためには，やはり写真のように各部位の色合いや濃淡値の空間分布の情報（以後，テクスチャと呼ぶ）が必要となる．

　そこで顔の形状とテクスチャ双方をともにベクトルの性質を持つ多次元特徴によって表現するため，テクスチャを形状から分離して表現する手法が提案されている（Vetter & Poggio, 1997）．ここでは，任意の顔画像に共通して検出される特徴点をあらかじめ基準顔画像上で求めておき，与えられた顔画像の形状を表す形状特徴として，各特徴点が基準顔画像上の対応する特徴点からどれだけ変位しているかの値を用いる．そして，与えられた顔画像の各点での濃淡値を基準顔画像上で対応する点へとマッピングすることによって，その形状が基準顔画像と同じに規格化され，テクスチャの違いのみを表現した画像が得られる．これを shape free 画像と呼んでおり，その濃淡値の配列として得られたテクスチャ特徴はベクトル空間を構成する多次元特徴となっている．ここで，与えられた顔画像と基準顔画像との間の対応付けは，顔画像を構成している個々の画素ごとに行うのが望ましい（Beymer & Poggio, 1996）．

　これに対して，顔パーツに基づいて抽出された特徴点の任意の3点を結んで求められる三角形の領域（以後，三角パッチと呼ぶ）を，基準顔画像上での対応する三角パッチに一致させるような幾何学的変換を求め，この変換式によって，

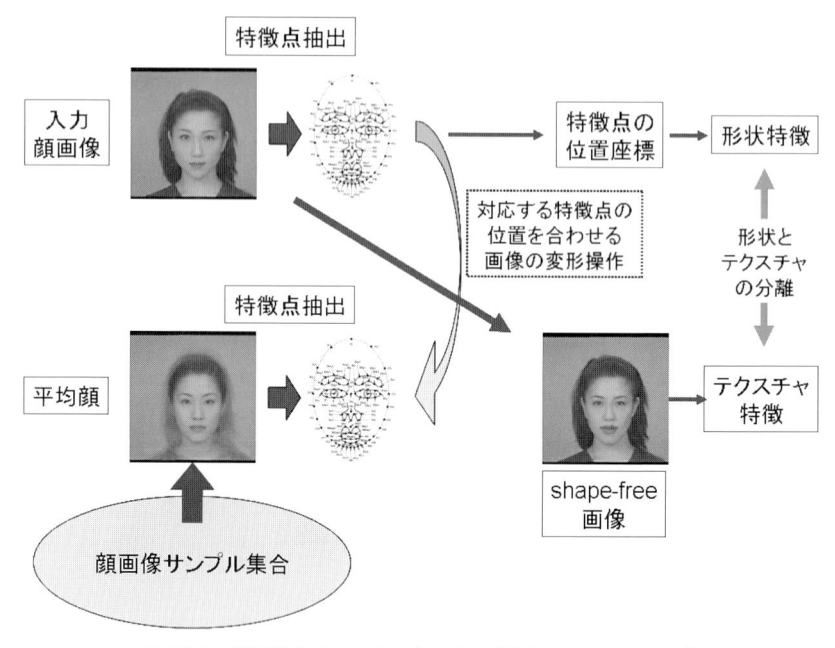

図16-2 顔画像のshape-free化による形状とテクスチャの分離

　与えられた顔画像上の三角パッチ内の画素値から，基準顔画像上での対応する三角パッチ内の画素値を補間計算することで，shape-free画像を近似的に求める方法も提案されている（蒲池ら，1998）．その一例として，顔パーツから定まる83個の特徴点を用いて形状特徴を定義するとともに，顔画像サンプル集合から求められる平均顔を基準顔画像とすることでshape-free画像を求め，形状とテクスチャの分離を行う過程を図16-2に示す．顔の形状特徴と，shape-free画像から得られたテクスチャ特徴とは，それぞれ個別に操作することができ，その両者を組み合わせることによって新たな顔画像を合成することができる．

モーフィングによる顔画像の合成とその応用

　2つの異なる顔を顔1，顔2とし，それぞれの形状特徴がベクトル S_1, S_2，テクスチャ特徴がベクトル T_1, T_2 で表されるものとすると，次式によって導

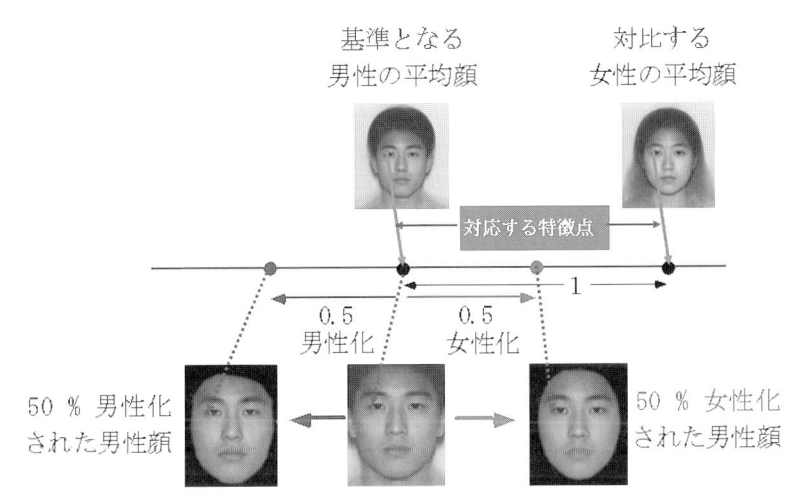

16章 コンピュータによる顔の印象の分析と合成

図16-3 性差による顔貌の変化のシミュレーション

かれる形状特徴 S とテクスチャ特徴 T から生成される顔画像は，顔1と顔2をパラメータ α_s, α_t によって指定された割合で中割り合成したモーフィング顔画像となる．

$$S = \alpha_s \cdot S_1 + (1-\alpha_s) \cdot S_2 \cdots \text{(1a)}$$
$$T = \alpha_t \cdot T_1 + (1-\alpha_t) \cdot T_2 \cdots \text{(1b)}$$

ここで $\alpha_s = \alpha_t = 0.5$ とした時，S, T は顔1と顔2の平均顔を表しており，これを多数の顔に拡張することで，与えられた顔画像のサンプル集合の平均顔を合成することができる．

顔1と顔2の選び方，ならびに，パラメータ α_s, α_t をどのように変化させるかによって，顔の持つ物理的な特徴を様々な観点で段階的に変化させた合成顔画像を求めることができる．パラメータとして与える値を制御することで，見え方を意図的に変化させた合成顔画像サンプルが自在に得られるので，これらの合成顔画像を視覚刺激として主観評定実験を行うことによって，人間が顔から認知する様々な情報が顔の見え方を規定している物理的特徴にどのように影響されるかを明らかにしようとする幾つかの研究が行われてきた．

その具体例として，男女の性差に起因する顔形状の特徴分布の違いと顔の魅力との関係を取り上げた研究を紹介する．多数の男女の顔画像をそれぞれ平均

化して得られた男女別の平均顔に対して，図16-3に示すようにモーフィングによる中割り画像を合成することによって，性ホルモンの作用によるとされる性差による顔の物理的特徴の相違を近似的にシミュレーションすることができる．例えば，男性の平均顔を女性の平均顔に近づける方向に，その形状特徴ならびにテクスチャ特徴を50%内分して合成される顔を50%女性化した男性顔とみなした．逆に女性の平均顔から遠ざける方向に50%外分して合成される顔を50%男性化した男性顔とみなした．英国で収集された西洋人の顔についても同様に，男女の平均顔を男性化・女性化した合成顔画像を作成し，それらを視覚刺激として日・英双方の被験者に顔の魅力判断を行わせた．その結果，男女の顔のいずれについても，平均顔を女性化した顔の方がより魅力的に判断されるという傾向が，日本人と西洋人という人種・文化の違いを越えて共通に認められた．また，このような顔の魅力判断が，生物学的な視点からは重視される子孫を残す力の強弱に関する印象よりも，社会性に関わる印象により強く影響されることも，実験を通じて明らかにされた (Perrett *et al.*, 1998)．

このようなモーフィングによる合成顔画像を用いた心理実験によって，このほかにも，顔パタンの平均らしさと対称性の特徴が，洋の東西を越えて，顔の魅力の普遍的要因となっていることなどの比較文化論的な知見も得られている (Rhodes *et al.*, 2001)．

以上では，画像として与えられた2次元顔パタンのモーフィングによる合成操作について紹介した．しかし顔はそもそも立体的な構造を持つ3次元物体であるので，その自然な延長として，モーフィングによる顔の3次元的な形状操作の実現が期待される．3次元顔のモーフィングは，レンジファインダなどの3次元計測装置で取得される距離画像データから顔の3次元形状を多次元ベクトルとして表現できれば，2次元パタンの場合と同様の原理によって容易に実現できる．そのために解決すべき課題は，異なる3次元形状を持つ顔の間で特徴点の対応付けを実現することであり，これに関しては，例えば顔の距離画像と同時にカラー画像を取得して，画像処理によって抽出される顔の幾何学的特徴点を基準点として，顔表面の計測点の再サンプリングを行うなどの方法が提案されている (Okada *et al.*, 2006)．このようにして任意の顔の3次元パターンが，表面をサンプリングした各測定点の3次元座標値と各点での色情報とを成

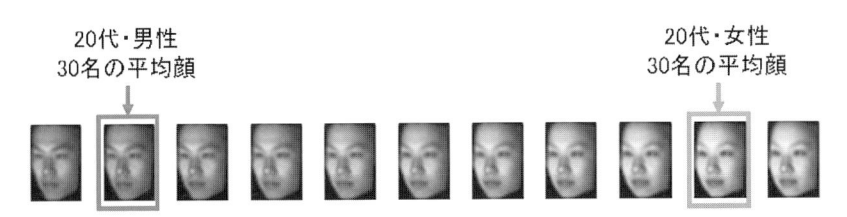

図 16-4 性差による3次元顔の違いのシミュレーション

分とする多次元ベクトル X で表現されると,この X に対して式(1)と同様の中割り演算を行うことで,顔の3次元パタンのモーフィングが実現される.図16-4に,その一例として,男性と女性の3次元の平均顔の間を中割りすることで,性差による顔の3次元形状の違いを可視化した例を示す.

主成分分析による顔のモーフィングモデル

多数の人物の顔パタンのサンプルを集めて,それぞれの顔の形状ならびにテクスチャを表現している多次元ベクトルの集合に対して主成分分析を行うことによって,サンプル集合内における個々の顔パタンの特性を少数のパラメータによって記述した顔の数学的表現モデルが求められる(金谷,2003).

M 個の顔パタンを表現している多次元ベクトルの集合を $\{X_m\}$ ($m=1, 2, \cdots, M$) とし,その分散共分散行列

$$K = \frac{1}{M}\sum_{m=1}^{M}(X_m - \mu)(X_m - \mu)^t \quad \cdots (2)$$

の固有ベクトルのうち,対応する固有値の大きさの順に並べた上位 K 個を $\{U_k\}$ ($k=1, 2, \cdots, K<M$) とする.ここで μ はサンプル集合 $\{X_m\}$ ($m=1, 2, \cdots, M$) の標本平均を表す.この $\{U_k\}$ は,主成分分析によって得られる K 次元の特徴空間の正規直交基底となっており,「固有顔」とも呼ばれている.この固有顔を用いることで,多次元ベクトル X_m で表された任意の顔パタンは,式(3)にしたがって,$f_m = (f_{m1}, \cdots f_{mk}, \cdots f_{mK})$ のように K 次元ベクトルに次元圧縮して表現される.

$$f_{mk} = U_k^t \cdot (X_m - \mu) \quad (k=1, 2, \cdots, K<M) \quad \cdots (3)$$

逆に,この固有顔 $\{U_k\}$ ($k=1, 2, \cdots, K$) を用いて式(4)のような線形結合を求

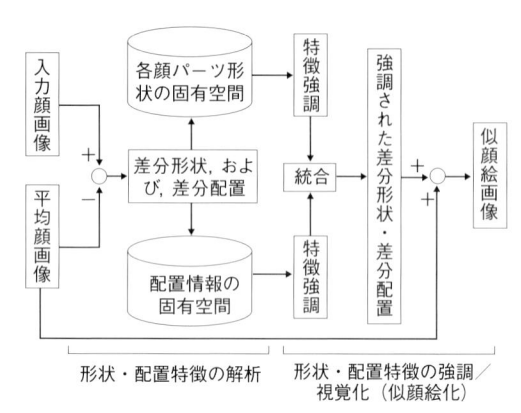

図 16-5　主成分分析に基づく顔特徴の解析および
似顔絵生成システムの枠組み

め，この時の重み係数 $\hat{f}_k$ を任意に変化させることによって，元のサンプル集合 $\{X_m\}$ ($m=1, 2, \cdots, M$) が定める部分空間内に分布する多様な容貌を持つ顔パタンを生成することができる．

$$\hat{X} = \mu + \sum_{k=1}^{K} \hat{f}_k \cdot U_k \quad \cdots (4)$$

このように顔の見え方の多様性を少数のパラメータで表現したモデルを顔のモーフィングモデルと呼んでいる．

3　主成分分析に基づく顔特徴の解析および似顔絵生成ツール

主成分分析に基づく顔特徴の解析および似顔絵生成ツールを紹介する（徐ら，2001；金子ら，2003；西野・金子，2005）．図 16-5 に，本ツールの枠組みを示す．処理の対象となるのは，実写顔画像から抽出した，眉，目，鼻，口，顔輪郭の形状，および，これらの顔パーツの配置情報である．各顔パーツの形状は，輪郭線上の特徴点の座標の組で表現される．特徴点数は，眉 10 点×2，目 12 点×2，鼻 30 点，口 44 点，顔輪郭 38 点である．顔パーツの配置情報は，各顔パーツの基準点の組である．基準点は，眉と目については眉頭，目頭の点，口については両端点の中点，鼻については鼻の下の点とする．

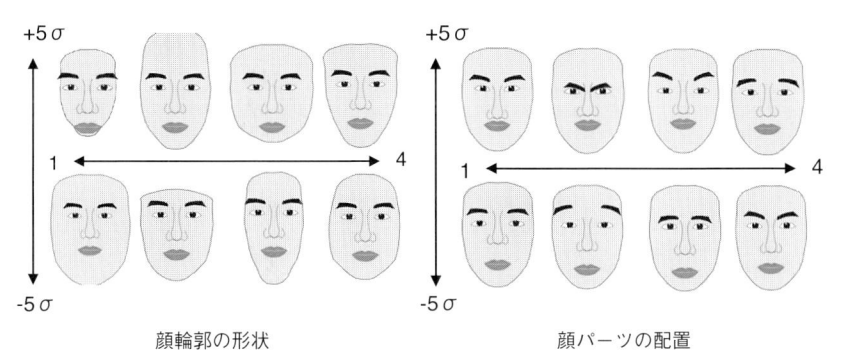

16章 コンピュータによる顔の印象の分析と合成

図16-6 各主成分が表現する特徴（左から右の順に第1〜4主成分）

左：顔輪郭の形状　右：顔パーツの配置

 まず，多数の顔画像に対して各顔パーツの輪郭形状および配置の平均を求め，平均顔とする．個人の顔特徴は平均顔とのずれで評価する．すなわち，多数の顔画像における顔パーツの形状および配置について，平均顔における形状，配置との差を求めた結果に対して主成分分析を行い，各顔パーツの形状，配置の各々に対する固有空間を求める．次に顔特徴を解析しようとする対象顔画像に対して，各顔パーツの形状，配置の各々について平均顔との差を求めた上で，各々の固有空間の基底（主成分）への直交展開を行う．直交展開により求められた各主成分の得点の組によって，形状や配置の特徴が数値的に記述される．さらに，各主成分の得点にしたがって主成分ごとの強調倍率を決め，主成分に対する強調処理を施す．これらの結果に平均形状，平均配置を加えることにより，顔特徴が誇張された似顔絵を得ることができる．

 この手法は，各顔パーツの形状と配置の特徴を各々独立に扱うことができ，柔軟性，拡張性が高いという特長を有している．また，これらの特徴が主成分に対する重みの組という形で数値化されるため，定量的な取扱いが可能になる．主成分分析による顔特徴の分析結果を視覚的に観察できるように，各主成分の得点を対話的に操作できるスライダを備えたインタフェース画面（西野・金子，2005）を利用する．入力顔画像に対して平均顔との差分形状，差分配置の情報を各々の固有空間に展開した結果が個々のスライダの値に反映され，さらに，スライダの値を操作するとそれに応じて顔画像の形状がリアルタイムに変化する．

図16-6は顔輪郭の形状と顔パーツの配置の各々について，各主成分がどのような顔特徴に対応しているかを見るために，寄与率の大きい上位4つの主成分の重みを±5σ（σは標準偏差）まで変化させた場合の顔形状を示したものである．ベースとなる顔は平均顔である．各主成分が担っている顔輪郭形状や配置特徴の違いを見て取ることができる．実際の個々の顔については，各顔パーツ，顔輪郭の形状および配置のそれぞれに対するこのような主成分の組み合わせで表現されることになる．各主成分に対する重みの組が，個々の顔を数値的に記述する情報となる．

4　似顔絵生成ツールを用いた類似顔検索

前節で紹介したシステムにおいては，顔特徴や顔印象が各顔パーツの形状や配置情報に関する各主成分の重みの組（顔特徴ベクトルと呼ぶ）という形で定量的に記述されている．この点に着目すると，各主成分に対する重みの組を介して，指定された顔特徴を有する顔画像をデータベースから検索することが可能である（小林ら，2007）．

入力顔画像から得られる顔特徴ベクトル$\vec{v}_1$とデータベース内の顔画像に対する顔特徴ベクトル$\vec{v}_2$の類似度を計算することで判定を行う．多次元ベクトルの類似度判定の方法としては様々な方法があるが，基本的な評価量として式(5)のコサイン相関値を用いる．「・」は内積を表す．

$$Sim(\vec{v}_1, \vec{v}_2) = \frac{\vec{v}_1 \cdot \vec{v}_2}{|\vec{v}_1||\vec{v}_2|} \quad \cdots (5)$$

各顔パーツの形状および配置の各々について類似度 s_i（$i=1\sim6$：眉，目，鼻，口，顔輪郭，配置）を求め，さらに，

$$S = \frac{\sum_i w_i s_i}{\sum_i w_i} \quad \cdots (6)$$

により，顔全体の類似度を求める．ここで，w_i（$i=1\sim6$）は，眉，目，鼻，口，顔輪郭，配置の各々の類似度に対する重みである．$w_i=0$とすれば，対応する顔パーツの形状あるいは配置の情報は顔全体の類似度の判定から除外される．特定の顔パーツに対して得られた類似度のみを比較することで，顔パーツ別での検索にも対応できる．

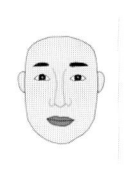

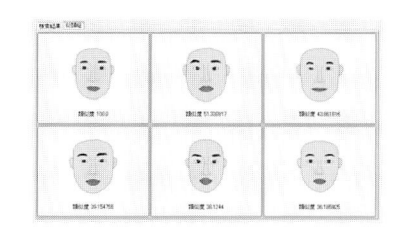

16章 コンピュータによる顔の印象の分析と合成

(a) 検索キー　　　　　　　　(b) 類似顔検索結果

	全体	目	眉	鼻	口	顔輪郭	配置
2位	51.3	42.5	44.7	64.1	24.9	50.1	81.8
3位	43.9	-1.3	65.8	51.5	54.9	64.1	28.1

(c) 第2,3位の顔画像に対する顔パーツ・配置毎の類似度

図16-7　似顔絵を介した類似顔検索結果の例

　人は顔を見る時，どこかの顔パーツに強い印象を持ち，その印象をその人の顔印象だと判断することがある．また，検索する際に重みを付けるべき顔パーツは人それぞれ違うと考えられる．例えば，目が他の顔パーツに比べて3倍重要だと人間が判断した場合，式(6)において目のw_iを他の顔パーツや配置に対するw_iの3倍の値にする．このように各顔パーツあるいは配置に対応した重みを調整することで，着目した顔特徴を持つ顔画像の検索を効果的に行うことができる．

　まず，入力顔画像から抽出した顔パーツの形状や配置情報を固有空間に展開した主成分得点の組そのもの（特徴が強調されていない）を検索キーとして類似顔画像検索を行うことができる．図16-7に検索結果の例を示す．(a)は検索キーに対応した似顔絵，(b)は検索結果であり，類似度の高い順に上位6人分の顔画像を似顔絵の形で表示したものである．各似顔絵の下に類似度の値が示されている．(c)は顔全体の類似度が高い順に第2, 3位の顔画像について，顔パーツ・配置ごとの類似度の値をまとめたものである．類似度が40以上の場合に網掛けで表示してある．なお，最上位は検索キーとして使用した本人で

ある.第2,3位の顔画像において,検索キーとの類似度が高い顔パーツ・配置の数が多く,顔全体の類似度が高くなっている.この手法によれば,各顔パーツおよび配置の各々の類似度,顔全体としての類似度という形で,細かく類似度を評価することができる.顔特徴を誇張した上での検索も容易である.また,特定の顔パーツの形状特徴のみに着目して,その特徴を有した顔画像を検索することもできる.

5　言葉で記述された顔印象に基づく顔画像の生成・検索

検索キーとして顔写真を直接用意できない場合に,顔印象語(優しい,厳しい,のんきなど)を入力としてその印象を持った顔の検索を行うことを考える(高橋ら,2009).顔印象語には,個々の顔パーツの形状に関する印象を表現したものや,顔の全体的雰囲気に係るものなど,様々なものがあるが,多くは,表す顔印象に曖昧さを含んでいる.一方で,人間は日常的に顔印象語を用いており,顔印象語による顔画像検索を行うことができれば,顔画像検索の幅が大きく広がる.

顔印象語による顔画像検索を実現するための方法の一つとして,あらかじめ印象情報を各顔画像にメタデータ(言葉)として付与しておけば,キーワード検索で該当の印象を持った顔画像を検索することができる.しかし,顔印象語付与の基準が明確でない,メタデータとして付与された顔印象語でしか検索できないなどの問題がある.これに対し,各顔印象語に対応した典型顔を似顔絵生成システムを用いて作成し,その典型顔に対応する主成分得点の組を検索キーとして類似顔検索を行うことを考える.典型顔は,代表的な顔印象語に対してあらかじめ作成しておく.必要に応じ,似顔絵生成システム(徐ら,2001;金子ら,2003;西野・金子,2005)を用いて,対話的に任意の印象に対する典型顔を生成することができるため,検索可能な顔印象語の種類に制約がない.

この方法では個々の主成分の重みを対話的に操作することにより任意の印象の顔画像を生成できるが,生成者の嗜好,イメージに依存してしまうため,印象語に対応した典型的な顔画像であることを保証することが難しい.これに対して,対話型遺伝的アルゴリズム(中洲ら,2007)を用いて,主成分の重みの値を遺伝的に変化させることにより,ある特定の印象を持った顔画像群を安定

16章 コンピュータによる顔の印象の分析と合成

顔印象	(a) 検索キー	(b) 検索結果（左から右の順に第1〜3位）
Ⅰ.「のんき」	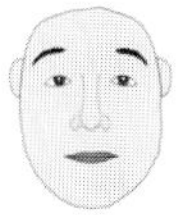	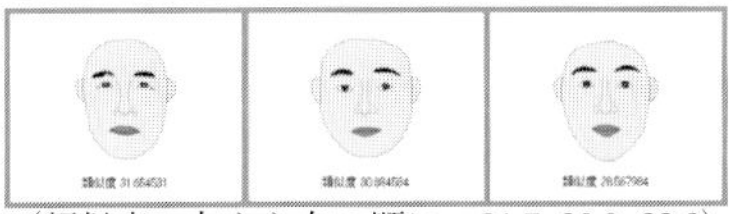 （類似度：左から右の順に，31.7, 30.9, 28.6）
Ⅱ.「やさしい」	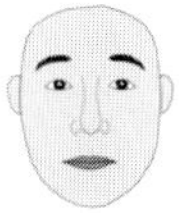	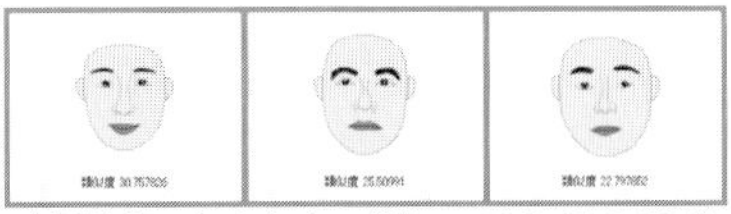 （類似度：左から右の順に，30.8, 25.5, 22.8）
Ⅲ.「怒っている」（目，眉の形状のみに着目）	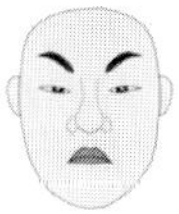	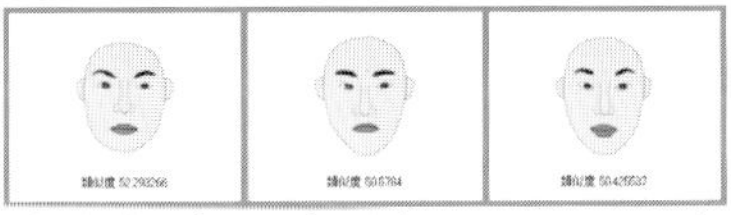 （類似度：左から右の順に，52.3, 50.6, 50.4）

図 16-8　顔印象語に対応した顔画像検索結果例

して生成することができる．

　図16-8は「のんき」，「やさしい」，「怒っている」印象の典型顔を検索キーとして類似顔検索を行った結果の例である．各々において，(a)は検索キーに対応した似顔絵，(b)は検索結果であり，該当する顔印象を持った度合いが高い順に上位3人分の顔画像を似顔絵の形で左から右の順に表示したものである．いずれの場合も，検索キーで表現された顔全体に対する印象を担った顔画像が検索されていることがわかる．

　顔全体から受ける印象とは別に，われわれは，顔パーツ形状や配置について，長さ，太さといった直感的に把握しやすい言葉によって表現することも多い．顔パーツの形状特徴を主成分分析した場合，一般的には個々の主成分は，長さや太さを独立に表現できるわけではない．しかし，複数の主成分の組み合わせによって，例えば顔パーツの長さだけ，太さだけを変化させることが可能である．これにより，眉，目，鼻，口，顔輪郭の長さ，太さ（幅），大きさ，角度，さらに，眉，目，鼻，口の顔輪郭に対する配置の上下，内外の型について，各々対応する複数の主成分の組み合わせ全体に対する重みの値として数値による記述が可能となる．これを，例えば「長い，やや長い，平均的，やや短い，短い」の言葉（5段階）と対応付ける．最終的に，顔の特徴を，「眉は太くてや

299

や短い」,「目の長さは平均的, 少し目じりが下がっている」といった言葉で記述し, 言葉による特徴記述結果が一致する顔パーツ, 配置が多ければ, 顔が似ているという判断を行うことができる (宮本ら, 2011).

6　モーフィングモデルを利用した顔の印象変換システム

顔画像の印象を人為的に操作する方法については幾つかの試みがある. その一つとして, 顔の物理的特徴の主成分分析によって得られたモーフィングモデルを用いて, 任意の顔の見かけの印象を操作する印象変換ベクトル法を紹介する (小林ら, 2004; Okada et al., 2006; Sakurai et al., 2007; Inaba et al., 2011).

任意の顔パタンの物理的特徴 X がモーフィングモデルによってパラメータ f で表されるとする. この f を式 (7) によって f' に変換することで, 元の顔パタンの印象を意図した方向に変化させた顔パタンが生成されるようにしたい.

$$f' = f + a \cdot e \quad \cdots (7)$$

ここでベクトル e はモーフィングモデルによって特定の印象変化を生成させるパラメータの変位を表しており, 印象変換ベクトルと呼んでいる. a は e に対する重み係数である. この操作で意図する印象変化の方向は, 相対する両端の印象ペアによって定義する. 印象変換ベクトル e の決定は, 印象ペアのそれぞれに該当する顔パタンの学習サンプルが多数用意された時, モーフィングモデルのパラメータ f によって定まる部分空間内でこの 2 つの印象に該当するサンプルを最もよく識別する方向を, パタン認識の識別理論に基づいて求める. 基本的な事例として, Fisher の線形識別関数 (石井ら, 1998) によって定まる射影軸の方向を用いる.

上記のような方法で顔パタンの印象変換を実施し, また, その効果を検証するにあたっては, 個々の顔パタンから多くの人によって知覚される印象を定量化する必要がある. ここでは様々な印象の定量化に用いられている Semantic Differential 法 (以下, SD 法と略す) (行場・箱田, 2003) による印象評定を実施した.

複雑な要因からなる高次の印象に対して SD 法で得られた評定値に因子分析を行うと, 一般に, 『活動性』,『力量性』,『評価性』の 3 つの因子に集約されることが知られている. 男女各 10 名からそれぞれ 10 表情を収集した 200 枚の

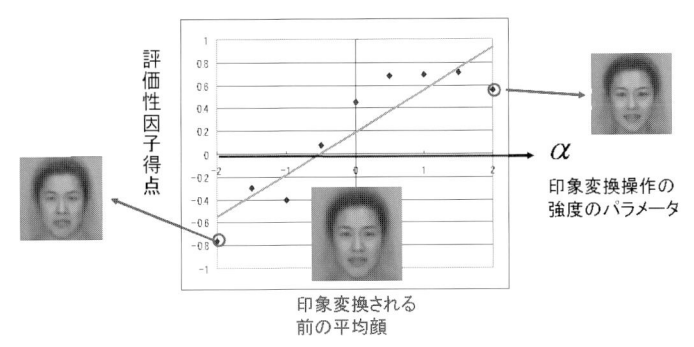

16章 コンピュータによる顔の印象の分析と合成

図 16-9　印象変換操作の強度と『評価性』の因子得点の関係

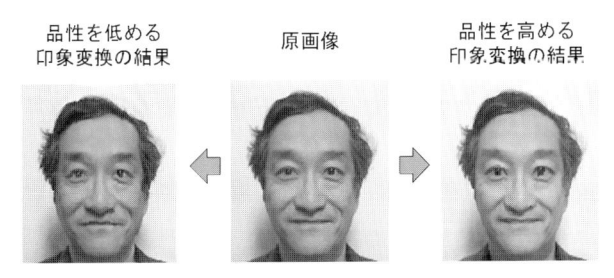

図 16-10　新規の顔画像に対する印象変換結果の例

顔画像からなる ATR 表情データベース（蒲池，2001）を対象としたここに紹介する実験でも同様な傾向が観察されている．そこでここでは，品性の印象を反映しているとも思われる『評価性』の因子得点に着目し，その大小によって顔画像サンプルを2群に分類し，品性の印象を高めることに寄与すると期待される印象変換ベクトル e を求める．

なお，式 (7) において f, f' で示したモーフィングモデルのパラメータは，顔パタンの物理的特徴 X の主成分を固有値の大きさの順に選択したものであるが，そのような顔の物理的な多様性をよく表現し得る主成分が必ずしも人による印象の生成によく寄与するとは限らない．そこで，パラメータ f の各成分を個別に変化させた時に得られる合成顔画像の集合に対して，あらかじめ SD 法での印象評定を行っておき，その評定値を因子分析して得られる『評価性』の因子得点の変動に大きく寄与する成分を選択し，それらの成分だけを用いて

品性の印象を高めるような，印象変換ベクトル e を求める（Sakurai et al., 2007）．

200 枚の顔画像から求めた平均顔に対して，式（7）における α の値を変化させて得られた顔画像に対して，SD 法による『評価性』の因子得点を求めた結果を図 16-9 に示す．合成顔画像が観察者に与えた品性印象の高低は概ね印象変換操作の意図に沿った結果となっている．また，印象変換ベクトルの算出には用いていない新規の顔画像に対して，品性を高める/低める印象変換の操作を行った結果の一例を図 16-10 に示す．

以上は 2 次元の顔画像にモーフィングモデルを適用して印象変換を行った例であるが，一方，個々の顔の 3 次元形状と表面の色情報をレンジファインダで計測した 3 次元データに対して同様の手法によって印象変換を試みた実験の結果を示す（Inaba et al., 2011）．

男女各 30 名，計 60 名の 3 次元顔データを対象に，モーフィングモデルの作成と SD 法による印象評定を行う．印象評定は，個々の顔の 3 次元データを 2 次元に投影した画像を対象としているが，印象判断時での視点の影響を排除するため顔の向きを±90 度の範囲で変化させたアニメーションを提示刺激とする．SD 法による『評価性』の因子得点に基づいて，2 次元顔の場合と同様の手続きでまず品性を高める印象変換ベクトル e を求め，式（7）に示した重み係数 α を変化させることによって，60 名の 3 次元顔の平均顔に対して品性を高める/低める方向にそれぞれ 6 段階の印象変換操作を行って計 13 段階の 3 次元合成顔を求めた．これらの合成顔において，意図したとおりの品性印象の変化が表現されているかを確かめるため，合成顔の任意のペアに対して Thurston の一対比較法を適用して品性印象の高さについて主観評定実験を行い，各合成顔について知覚された品性印象の評価値を求める．各合成顔を生成する印象変換の強度（重み係数 α）に対して，品性印象の評価値をプロットした結果を図 16-11 に示す．これにより，3 次元顔についても品性を高める/低めるという印象変換が適切に実現されていることがわかる．

7　むすび

顔が担っている情報は，大きく次の 3 つに分けられる．(a) 個人識別情報；個人を他の人と識別するための情報．誰であるか，性別，人種，年齢・年代，

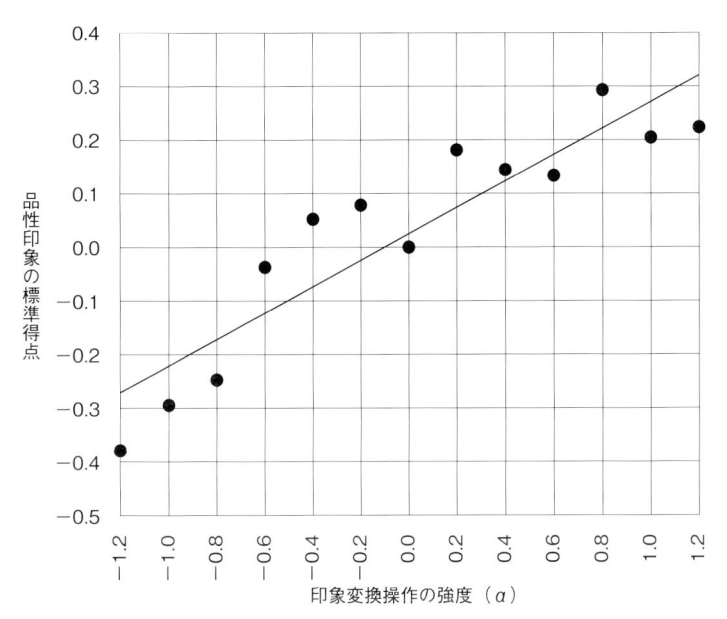

図 16-11 印象変換操作の強度と品性の高低に関する印象強度の関係

職業など．(b) 個人の内面情報；感情，体調，心理状態などが顔に現れる．(c) 意思表示，発話との対応；視線方向の変化（注意対象の明示，心理状態の反映など），まばたきの頻度（注意の度合，眠気など），顔仕草（うなずき，首振り，かしげなど）などの動作情報．これらのうち，個人識別，表情認識（特に基本6表情），うなずき・首振り・まばたき検出については，これまで活発に研究が行われ，応用も進んでいる．

一方，われわれが相手の顔から受け取る情報として，上記とは別に，顔印象がある．顔印象については，われわれが日常生活でごく普通に口にするものであるが，まだ学術的な検討は十分には進んでいない．この理由としては，顔印象が多様であり，また，曖昧性を伴っていること，従来，顔印象は，言葉（顔印象語）によって表現されている．個々の顔印象語の実際の顔画像（顔特徴）との対応が明確にはなっていない．顔印象を客観的・工学的に取り扱うための適当なツールがなかったなどが挙げられる．

これに対し，本章で述べたような手法を活用することにより，顔印象，顔の魅力に対する工学的な取扱いが可能になる．これらの手法を利用することにより，以下のような応用が考えられる．

1) 顔印象，顔の魅力に対する理解を深めるためのツールとして利用できる．人による顔の印象認知における特性を科学的に解明することにつながる．

2) 顔印象，顔の魅力に対する客観的評価（数値での記述）が可能になる．顔画像の形で顔印象，顔の魅力が視覚化されるため，化粧，フェイストレーニングなどへのアドバイス，顔印象の変化のシミュレーションに利用できる．

3) 類似顔検索における検索方法の多様化を図ることができる．写真を検索キーとした従来の類似顔検索では実現し得なかった，印象に基づく顔検索をはじめとして，多様な検索が可能である．成人の顔同士での類似顔検索あるいは類似度評価はもちろん，親子の顔の比較（骨格構造が異なるので成人の顔同士と同じ取扱いはできない），動物の顔との比較（馬面，狸顔，キツネ目など），物の形で譬えられる顔特徴（下駄，ホームベース，人参，三日月，ボール等々）の評価なども可能である．

4) われわれは，人間や動物の顔以外にも，例えば車のフロントフェースに代表されるように，人工物にも顔を感じ，なおかつ，「可愛い」「切れ長の目（ヘッドライトに対して）」など，人の顔に対するのと同じような感覚で印象を持つ．このような印象に対しても，定量的な評価，工学的な扱い，デザインへの反映などが可能となる．

引用文献

Beymer, D. & Poggio, T. (1996). Image Representations for Visual Learning. *Science*, **272**, 1905-1909.
Bruce, V. (1988). 吉川左紀子（訳）(1990). 顔の認知と情報処理 サイエンス社
行場次朗・箱田祐司（2003）. 知性と感性の心理——認知心理学入門 福村出版
Inaba, Y., Kobayashi, R., Ishi, H., Gyoba, J., & Akamatsu, S. (2011). Impression Transformation of 3D Face Based on Morphable 3D Model of Face and Semantic Differential Method. *The Journal of the IIEEJ*, **40**(**1**), 96-104.
石井健一郎・上田修功・前田英作・村瀬洋（1998）. わかりやすいパターン認識 オーム社
徐光哲・金子正秀・榑松明（2001）. 固有空間を利用した計算機による似顔絵の生成 電子情報通信学会和文論文誌 D-II, **J84-D-II**(**7**), 1279-1288.
蒲池みゆき（2001）. ATR顔表情データベース（DB99）概要 ATR人間情報通信研究所テク

ニカルレポート，TR-H-305.

蒲池みゆき・向田茂・吉川左紀子・加藤隆・尾田正臣・赤松茂（1998）．顔・表情認知に関する心理実験のための顔画像合成システム -FUTON-　電子情報通信学会技術研究報告，**HIP97-39**，73-80.

金谷健一（2003）．これなら分かる応用数学教室　共立出版

金子正秀・水野友和・目黒光彦（2003）．固有空間法による顔特徴の分析と印象語に基づく顔画像の生成　日本顔学会誌，**3**(1)，63-73.

小林聖治・今井順一・金子正秀（2007）．顔特徴の主成分分析に基づく似顔絵をインタフェースとした顔画像データベース検索　日本顔学会誌，**7**(1)，77-88.

小林敏和・大図正孝・大竹俊輔・赤松茂（2004）．形状とテクスチャの特徴空間における線形判別関数を用いた顔イメージの生成——年齢・性差に関する印象変換の試み　日本顔学会誌，**4**(1)，33-44.

宮本慎也・今井順一・金子正秀（2011）．顔印象の言葉による記述と類似顔検索への応用——各顔部品の形状と配置による顔印象を対象として　日本顔学会誌，**11**(1)，65-76.

中洲俊信・チャンドラシリ，N.P.・苗村健・原島博（2007）．対話型似顔絵作成システム NI-GAO　映像情報メディア学会誌，**61**(6)，779-788.

西野史康・金子正秀（2005）．形状と配置特徴を独立に制御可能な顔画像のインタラクティブ操作システム——顔特徴の解析と似顔絵生成への応用　情報処理学会インタラクション 2005，B-225.

Okada, Y., Ohzu, M., Sakurai, T., Inaba, M., & Akamatsu, S. (2006). Automatic Impression Transformation of Faces in 3D Shape: A Perceptual Comparison with Processing on 2D Images. *Proc. of 7th IEEE Intl. Conf. on Automatic Face and Gesture Recognition*, 535-540.

Perrett, D. I., Lee, K. J., Penton-Voak, I., Rowland, D., Yoshikawa, S., Burt, D. M., Henzik, S. P., Castles, D. L., & Akamatsu, S. (1998). Effects of sexual dimorphism on facial attractiveness. *Nature*, **394**(6696), 884-887.

Rhodes, G., Yoshikawa, S., Clark, A., Lee, K., McKay, R., & Akamatsu, S. (2001). Attractiveness of facial averageness and symmetry in non Western cultures: In search of biologically based standards of beauty. *Perception*, **30**, 611-625.

Sakurai, T., Akita, T., Okada, Y., Ishi, H., Sakuta, Y., Gyoba, J. & Akamatsu, S. (2007). Automatic Face Image Generation System for Higher-Order Impression Transformation. *Proc. of the International Workshop on Advanced Image Technology 2007*, 572-577.

高橋秀政・今井順一・金子正秀（2009）．顔印象の定量的記述と類似顔検索への応用　日本顔学会誌，**9**(1)，119-129.

Vetter, T., & Poggio, T. (1997). Linear object classes and image synthesis from a single example image. *IEEE Trans. PAMI*, **19**, 733-742.

Walker, M., & Vetter, T. (2009). Portraits made to measure: Manipulating social judgments about individuals with a statistical face model. *Journal of Vision*, **9**, 1-13.

山口真美・加藤隆・赤松茂（1996）．顔の感性情報と物理的特徴との関連について——年齢/性の情報を中心に　電子情報通信学会和文論文誌 A　**79-A**(2)，279-287.

*17*章　表情を測る技術と装う技術

鈴木健嗣・髙野ルリ子

　本章では，表情を測る技術と装う技術について述べる．表情知覚は，顔面神経を通じて伝搬する生体電位信号に基づく生理的特性，表情筋活動により皮膚表面に生じる表情変化の物理特性，および知覚する人間が有する心理特性が複合的に影響する．また，顔の造作といった形状情報のみならず，頭部姿勢や光源方向の変化により印象が大きく変化することが知られている．能面の知覚や化粧による印象操作などは，これを利用した代表的な例であり，形状変化は同様でも，知覚される表情や印象が異なるといえる．これより，色・形状特徴を計測することで表情の物理特性を得るとともに，表情筋活動といった生理的特性，表情の印象といった心理特性との関連性を見出すことを目指すための研究が行われている．

　本章では，顔を計測する様々な技術について説明する．まず，物理的・生理的な観点からの顔の計測方法について述べ，顔表情を認識するための背景技術を紹介する．その後，顔を装う技術について述べる．ここでは顔を装う代表的な例として，化粧を取り上げる．化粧は色彩の物理的な変化を通じ，顔形態の知覚を操作する技術である．その操作においては知覚心理学や認知心理学的な知見が活用されている．まず，化粧の基本技術を整理し，また，その背景理論について実例も交え紹介する．さらに，コンピュータ技術やロボット技術による顔の操作，および表情表出支援についてもあわせて述べる．

1　表情の物理計測

画像計測

　客観的な顔表情認識手法としては，目・口・鼻といった顔の特徴点を抽出し，これを追跡することで表情を識別する画像計測技術が一般的である（Cohn et al., 1999; Tian et al., 2001）．コンピュータシステムにより，取得したカメラ画像

に計算アルゴリズムを適用することで，人物の顔および表情を識別する．ここでいう顔認識とは，特定の人物，性別，人種などの識別を目的としており，表情認識とは，顔が存在するという前提で，笑顔や怒顔といった表情を判別するものである（Schmidt et al., 2003; Whitehill et al., 2009）．

このような顔認識システムは，静止画だけでなく動画像，もしくは監視カメラのようなビデオ映像にも広く適用されている（Cohen et al., 2003）．特に，セキュリティ分野では技術が進んでおり，地域全体の監視カメラシステムに利用したり，パスポート画像に基づく空港での自動入国審査システムや，不審な人物の特定にも用いられているなど，すでに実用化段階にある．このように，これまでは警備員や人が行ってきたことを，コンピュータが代替することで自動的にかつ正確に顔認識を実現することを目指して研究開発が行われている．一般に普及しているカメラによる2次元計測に加え，近年，顔の3次元計測も研究が進んでいる（Bronstein et al., 2005）．なお，異なる製品・技術のベンチマークとして，アメリカ国立標準技術研究所（National Institute of Standards and Technology: NIST）の支援を受けた「顔認識ベンダーテスト（Face Vendor Recognition Test: FRVT）」が行われている．

しかしながら，カメラによる方法は，カメラに対して顔が正体しており，かつ高い解像度で撮影が可能であるという制約が必要である．低い解像度の画像や，正面画像でない場合，また眼鏡や帽子，マスクなど遮蔽物がある場合には，カメラによる画像認識は非常に困難である（Williams, 2007）．

3次元計測

3次元計測手法の一つとして，モーションキャプチャシステム（motion capture system）が挙げられる．これは，人体の動作や表情の変化を3次元的に捉え，ディジタル信号として定量的に記録する技術を利用したもので，光学式・機械式・磁気式といった複数の手法に分類することができる．現在，最も広く用いられている代表的な光学式システムでは，主に人体の表面や物体にマーカを装着し，これを複数の赤外線カメラにより抽出する方法が用いられている（図17-1）．これにより，200 Hz程度と高速かつ高精度で動作が計測可能である．しかしながら，装着するマーカの数，またその解像度やフレーム数によ

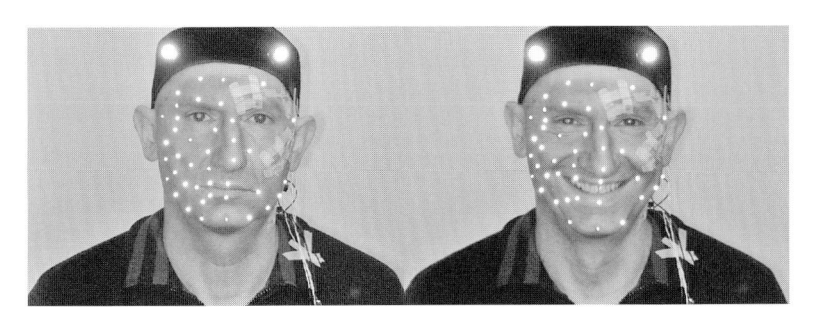

図17-1 モーションキャプチャによる表情計測（協力：仏・Collège de France）

りその精度が大きく影響することや，設置可能なカメラの数が限られるため，狭い範囲での利用にとどまること，さらに装置の規模が大きくなり，100万円から2000万円ほどの価格と未だ高額な装置である．また，マーカがカメラから見えない位置にある際には，ソフトウェア的に補正を行う必要があるなど，課題も多い．また近年，画像方式と呼ぶ光学式システムでは，マーカを装着しないでカラービデオ画像に基づき3次元計測を実現する製品が普及しているが，表情といった微細な変化を捉えるためには，精度が課題となる．

　一方，3次元形状計測にレンジファインダ（距離画像センサ）と呼ばれるセンサも多く用いられている．近年，Kinect（Microsoft社）により，一般の人でも十分利用可能でかつ精度の高いレンジファインダを手に入れられるようになってきた．このような距離画像センサを用いて直接に顔面形状を取得するとともに，頭部姿勢計測と表情の動態解析を同時にかつ非接触で行う手法が提案されている．しかしながら，表情認識に関する研究は限られており，根岸ら（2005）のように形状を利用した顔表情解析はいくつかあるが，平常時と表情表出後における形状比較にとどまっており，表情遷移特性に着目して表情表出途中の形状変化について解析した報告はほとんどない．IsezakiとSuzuki（2011）は，形状による表情の動態解析により，表情表出の特徴を定量化する手法を試みている．なお，表情の動態解析は心身状態によって変動することを考慮すると，実世界において簡便に行われることが望まれるとともに，表情の動態解析のためには，頭部姿勢の変動に対して頑健であることが必要不可欠である．

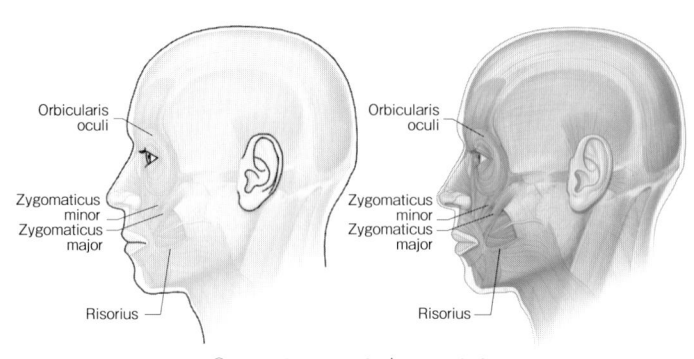

図17-2　顔面表情筋モデル（Drake *et al.*, 2005）

2　表情の生理計測

　顔は，顔の皮膚，表情筋，そして頭蓋骨からなり，表情は，脳からの信号が顔面神経を伝わり，表情筋（浅頭筋）が運動することで表出される．表情筋は，頭部の筋肉のうち表層部にある約30種程度からなり，複雑な表情を作り出している（図17-2）．またこれら筋肉は，加齢や病気により衰え，顔のハリやたるみといった美容的な側面からも非常に重要である．さらに，神経からの信号が正しく伝達されずに表情が表出できないといった顔面神経麻痺など，顔の生理的側面は表情表出に深く関わっている．

　近年，脳波（EEG）や近赤外線分光法（NIRS）など脳中枢系からの生理信号に基づき，表情や感情を計測する試みが行われている．しかしアーチファクトや表情筋からの影響などが大きいため，日常生活での取得は難しい．また，ブレイン・マシン・インタフェース（BMI）技術により，脳活動に基づき定められた指令に基づき外部機器を操作する研究が広く行われているが，現状の装着型機器では，感情・情動という高次脳機能の計測は困難である．

　一方，医学生理学分野において，表情筋の活動を示す筋電図を用いた表情の計測は広く行われている．表情筋は，筋肉の片側もしくは両端が皮膚または粘膜と結合している皮筋であり，腕や足などよく知られる骨格筋とは異なる．表情は感情表現の一つであり，人は随意的に表情を表出することが可能であるが，

各々の表情筋を独立にかつ正確に動作させることは困難である．

このような表情筋の活動を知る方法として，表面筋電位（EMG: electromyographic signal）を用いる手法がある．これは筋力の計測とは異なり，筋の収縮に応じて筋力を発揮する時にその活動電位を計測するものである．発揮する筋力に応じて収縮する筋線維の数は異なり，筋収縮の強弱が活動電位として現れる．表面筋電位は，非侵襲で計測したい筋の上に小型の電極を密着させることで得ることができる．有意な信号を得るとともに雑音の影響を最小化できるため，分析に用いる筋肉の上に電極を直接置くことが推奨されている（Fridlund & Cacioppo, 1986; Huang et al., 2004; Partala et al., 2005）．

肯定的な感情を示す表情データを取得するためには，笑顔（微小）の表出の際に主に利用する大頬骨筋の上に電極を置いて計測する（Cacioppo et al., 1986; Niemenlehto et al., 2006; Magnée et al., 2007; Achaibou et al., 2008; De Wied et al., 2009）．大頬骨筋は，口唇周囲にある口筋の一つであり，口角を外側上向きに引き上げる動作を担う筋肉である．真の笑顔であるデュシェンヌ微笑（Surakka & Hietanen, 1998）の表出には，いわゆる目尻が下がるため，眼輪筋の活動も重要である．一方，否定的な表情表出を得るためには，渋顔・怒顔の表出の際に主に利用する，目の周りにある表情筋である皺眉筋の活動を計測する（Fridlund et al., 1984; Niedenthal et al., 2009）．特に，随意的な活動の計測には最も適しており，コンピュータのための新しいインタフェースへ応用するための研究もいくつか進められている（Surakka et al., 2004）．

しかしながら，表情表出に深く関わる大頬骨筋・皺眉筋は顔正面にあり，皮膚上に電極を直接置くことは容易ではない．まず，電極およびそれに接続するケーブルは軽量であるが一定の重量があり，また物理的に拘束されるため，本来の表情表出が阻害されるだけでなく，外見を大きく損なうため，人々に許容してもらいにくい，という点が挙げられる．また，顔正面は表情表出にあたり大きく変動するため，長期間の計測実験を行う必要がある場合は，安定して装着しておくことが容易ではない．これまでの計測は，主に基礎研究の中で行われているものであり，表情認識のためのインタフェースとしては多くの課題がある．

また，EMG信号は非常に微弱な電気信号であることから，近隣の筋活動が

Ⅴ・顔認知の応用と未来

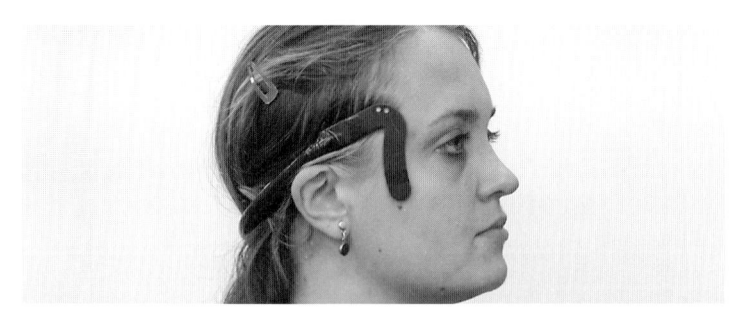

図 17-3　装着型表情表出識別インタフェース

重ね合わされて取得されてしまうというクロス・トーク（Fridlund & Cacioppo, 1986）と呼ばれる現象がある．このため，目的とする表情表出に関与する表情筋からの信号だけでなく，瞬きや頭部動作など表情に関与しない筋肉の収縮に基づく信号を含む混合信号として同時に検出される．腕の動作や指の動作の識別において，これらクロス・トークの課題を解決するためにいくつかの情報処理的手法が提案されて一定の成果を挙げているが，表情で行われる例はほとんどない．

　われわれは電極を顔面の側面に配置し，顔正面の表情表出を阻害せずかつ安定的に計測可能な新しいインタフェースを提案している（図 17-3）（Gruebler & Suzuki, 2010）．ここでは，統計的手法と信号処理，および機械学習法を利用して，顔側から得られた生体電位信号を用いた実時間表情識別に成功している．特に，笑顔識別（笑顔かそれ以外の表情かの識別）では，眼球運動・瞬き・頭部動作，咬筋の活動（咬む動作）や発話動作に対しても頑健性を示しているだけでなく，たとえ発話中であっても笑顔の表出を識別することが可能であるなど，90％以上の非常に高い識別率を得ている．さらに，これを小型・軽量でかつ対人親和性の高い装着型表情推定装置を開発して実装し，検証を行っている．

3　顔を装う技術──化粧

化粧とは

　化粧は，体表を清潔に健やかにし，また，容貌を美しく演出するために行われる．

化粧の起源は旧石器時代にさかのぼると推測されている（光井, 1993）．人類最初の化粧は医薬的な目的から発生したと考えられており，皮膚を保護し健康に維持するため，植物性または動物性の油や土を体表に塗ることが行われていたという（Codwell, 1985）．また，自然の中で身をカモフラージュし生命を守るためや，呪術や宗教的な目的で，体表への彩色が行われていたという（春山, 1982）．

　現代では化粧は美容的な目的が主となっている．日本女性を対象としたオンライン形式による調査（20-59歳の女性8068人，2010年1月資生堂調べ）では，使用者の割合は，化粧水は94%，口紅は63%，眉描き用のペンシルやパウダーは70%であり，多くの女性が日常的に化粧を嗜んでいることがわかる．

化粧の種類と適用部位

　化粧は大別すると，スキンケアとメーキャップとに分けられる．スキンケアは体表を清潔に，健やかに保つための肌の手入れを指す．スキンケア化粧品には汚れを取り除き清潔にするための洗顔料，皮膚の水分や油分のバランスを整え，肌を健やかに保つための化粧水やクリーム，肌を保護する日焼け止め剤などがある．

　メーキャップは望む容貌を演出するために行われる．メーキャップはさらに適用部位により分類され，肌に対して行うものをベースメーキャップ，目，眉，口に対して行うものをポイントメーキャップという．ベースメーキャップには，肌の色を整えるファンデーションや，肌の色を明るくしたり，化粧持ちをよくするための白粉などがある．ポイントメーキャップには，眉を描くための眉墨，目元に陰影を与えるアイシャドー，ほおに血色を与えるほお紅，唇を彩る口紅などがある．

　これらのメーキャップ化粧品で用いられる色彩は，ほとんどの場合，顔に存在する色の延長線上にある．この点からメーキャップは，顔上に自然に存在する色彩の補強や調整による顔要素の操作技術であるといえる．他方，顔上には存在しない色彩やかけ離れた色彩を使用する場合もある．形についても原形とは乖離した表現をする場合がある．これらは，印象演出を主とした操作技術といえる．

なお，以降，本章では特に言及がない限り，化粧という場合にはメーキャップを指すものとする．

4　化粧の基本操作

化粧によって引き起こされる物理的な変化は，彩色のみである．この彩色を通し，顔表面の色彩の質（色相・明度・彩度）と範囲，位置に変更を加え，容貌印象を操作するのが化粧である（阿部・高野，2007）．彩色による作用は，さらに直接的な効果と間接的な効果とに分けられる（阿部，1996）．

直接的効果──補強・調整・色イメージ

色そのものの着色効果がこれにあたる．その一つに，前述した顔上に自然に存在する色彩の補強や調整がある．例えば，眉墨を用いて薄い眉を濃く描いたり，気になるシミやクマをカバーしたり，肌の色を整えることがこれにあたる．この時に用いる色は，元の眉の色や肌の色に近似することが特徴である．

もう一つが，色の持つイメージを利用した表現である．すなわち色彩理論を応用した演出である．色彩理論では暖色系はあたたかみのある印象を，寒色系は冷たい印象を与えるなど，色の持つイメージが検討されている．こうした色のイメージを利用し，例えば，ピンク色の口紅を塗布することでかわいらしい印象を，ダークな口紅を塗布することで大人っぽく妖艶な印象を表現する．ブルーのアイシャドーは目もとに涼やかさを与え，クールな印象を演出する．このように色そのものの効果を利用するのが色彩の直接的効果である．

間接的効果──形態への効果

彩色を通し，形そのものを変更すること，形態の見え方を操作することが，間接的効果である．その表現においては，人間の知覚や認知の特性が巧妙に利用されている．

形の変更の単純な例としては，眉の長さを足して描いたり，唇の形を少し大きめに描いたり，あるいは小さめに描くなど，元々の形を変更することが挙げられる．通常の化粧では，こうした形の変更は，足りない部分を補完したり，バランスを整えたりするためであり，変化量は少ない．

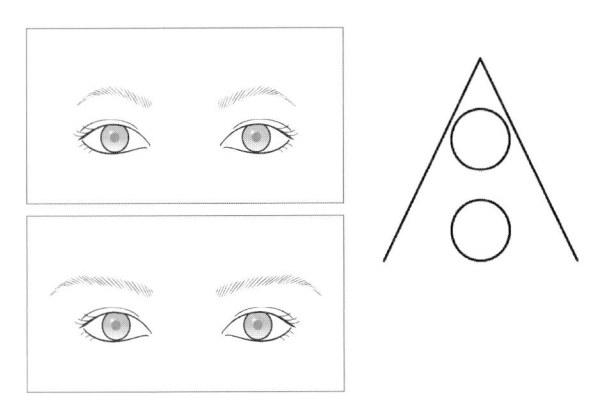

図 17-4　眉の長さが目の大きさ知覚に与える錯視（左）および
　　　　 ポンゾ錯視（右）

　また，化粧では立体形状や目や口の空間的配置そのものを物理的に変更することはできないが，形態の知覚を変更させることは可能である．特徴例として，錯視の利用が挙げられる．以下，イラストまたは実際の化粧写真とともに代表例を具体的に紹介する．

(1) 対比の錯視

　例えば眉の形を変えると，目の形態の見え方が変わる場合がある．極端な例ではあるが，図 17-4 に眉の長さを変えたイラストを示す．この現象は図 17-4 に並記するポンゾ錯視と同様であり，対比によって同じ大きさのものの見え方が変化する例である．このような知覚的効果を考慮して化粧を施すことで，目的の印象を実現することができる．

(2) ミュラー・リヤー錯視の応用

　実際には同じ長さの線分が，両端の矢羽の向きにより，長さが異なって見えるミュラー・リヤー錯視がある（図 17-5）．内向きの矢羽で挟まれた場合には線分の長さは実際よりも短く，反対に，外向きの矢羽で挟まれた場合には長く感じられる．この現象をアイメーキャップに応用したものを図 17-5 に合わせて示した．写真左は目尻部分に内向きの矢羽を模したアイラインの引き方をし

たものである．写真右は外向きの矢羽を模し，目尻部分に空間を空けてアイラインを描いた．左側の写真に比べ，右側の写真のほうが，切れ長の目に知覚される．

(3) 進出色，後退色，立体の錯視

外周の等しい円を3つ描き，一つは白抜き，一つは黒色で塗りつぶし，もう一つは中央からグラデーションで塗り分ける．このとき色彩理論でいえば白は進出色，黒は後退色であるので，白塗りの円は近い距離に感じられるため大きく，黒塗りの円はそれよりも遠方に感じられるために小さく知覚される．さらにグラデーションをつけることにより陰影感が生じ，立体的に知覚されると，さらに外枠の円は小さく感じられる．

この現象を化粧に応用すると，顔を小さく見せることができる．具体的には，顔の中央部には明るい色のファンデーションを塗り，輪郭部には外側に行くほど暗い色になるように，シャドーカラーを入れた．

化粧表現では陰影感の効果は多用される．陰影を演出することで，形状を凸に見せることも，凹ませて見せることもできる．例えば，唇の中央にツヤを出すグロスを塗ることで明るさを出し，ふっくらとした立体に見せる．反対に，まぶたにシャドーとなる色を塗ることにより，まぶたを凹ませて見せる．そうしてまぶたに奥行きを知覚させると，眉と目の距離が狭まって感じられる効果もある．

(4) 頭上からの照明仮定・奥行きの知覚

口絵3（巻頭）は，まぶたの奥行きの見え方を変えるように意図し進出色（右）と後退色（左）を施したアイメーキャップの例である．アイシャドーにより目が大きく知覚される理由として，阿部（1996）は，頭上からの照明仮定（overhead illumination hypothesis）と恒常性尺度（constancy scaling）の2つを背景理論として指摘している．われわれは，頭上からの光源を定常として生活しており，その状況のもとで，物体にどのような陰影が生じるかを学習している．頭上からの照明仮定とは，光源が上方にあるとみなし，対象の上部が明るければ凸，暗ければ凹と見る傾向をいう．そのため，まぶたにシャドーカラーを塗

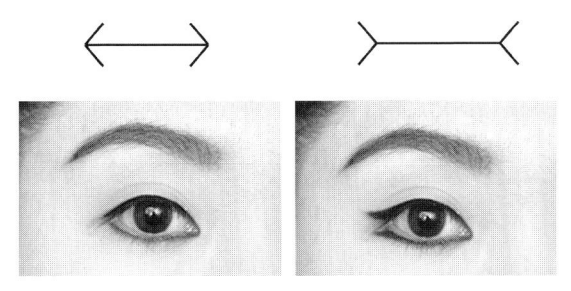

図 17-5　ミュラー・リヤー錯視（上）とアイメーキャップへの応用例（下）

って暗くし「陰」を模した場合に，まぶたは凹んで知覚される．

　目が大きく知覚されるためには，もう一つの理由が必要となる．まぶたが凹んで見える場合，まぶたは実際の面よりも奥まって，遠方に知覚される．遠方に感じられる場合，同平面上にある物体は実際の大きさよりも過大視される．網膜に映ったサイズが同じであれば，恒常性尺度によって大きさの知覚が調整され，物体の位置が近くに感じられればより小さく，遠くに感じられればより大きく知覚されるからである．

　阿部ら（2009）は以上の現象を実験的に検討した．その結果，アイシャドーの濃さは目の奥行きと大きさの知覚に 2 次関数的に関与し，アイシャドーが濃くなると目は大きく，奥まって見えるが，ある限界を超えると両者ともその効果は減少することが認められた．また，その効果については奥行きへの影響が顕著であったという．

　本節で紹介した化粧操作は，そのほとんどが経験則に基づいているが，心理学的なアプローチにより，化粧の背景理論が明らかとなっている．経験則と研究知見の相乗効果により，新たな化粧表現のクリエーションに結びついていくことが期待される．

5　個性と印象の演出

　前節では化粧の基本操作と知覚との関連について説明したが，さらに進めて，本節では顔の認知と関連した化粧の操作技術について紹介する．

化粧をする大きな目的の一つは望む印象の演出である．「ふだんしたいと思う化粧」について，18-64歳の女性244名を対象に調査した結果（1999年3月資生堂調べ；高野，2001）のベスト3は，好感をもってもらえる化粧，身だしなみとしての化粧，個性に合う化粧であった．このように要望の高い「個性に合う化粧」のための方法について，心理学的手法を用いて検討した筆者らの取り組みを紹介する（Takano *et al.*, 1997; 高野，2001）．検討は3つのステップにより行われた．はじめに，顔の特徴を見分けるための指標が，次に抽出された指標と印象との関係が検討され，最後に実際のメーキャップによって顔形態を操作し，意図する印象が実現できるかが検証された．

顔の特徴を識別する手掛り

最初のステップでは顔の特徴を見分ける指標を抽出するにあたり，顔の類似性判断にその基準を求めた．実験では3組の顔写真を同時にディスプレイに呈示し，その中から似ているもの2つを強制選択するという手法をとった．これを20枚の顔写真の全組み合わせについて行い，得られた類似度データを多次元尺度法によって解析し，得られた次元を解釈することで，顔の特徴を見分ける指標を検討した．多次元尺度法から抽出した3つの次元の表す形態要素を推定するため，形態の測定値（画面上で測定．単位はピクセル）を説明変数，各次元の座標値を従属変数とし，逐次選択法による重回帰分析を行った．その結果，1次元めは「顔の輪郭」を，2次元めは「目の大きさ」，3次元めは「眉の形状」を示すと推定された．

顔の形態と印象との関連

次に，用いた顔写真についての印象評価が行われた．顔写真を1枚ずつディスプレイに呈示し，かわいらしい，女らしいなど15の印象について4段階で回答してもらった．これらの印象評価と顔の特徴の識別手掛りとの関連を検討するため，各次元の座標値を説明変数，各印象評価値を従属変数とする重回帰分析を行った．その結果，顔の輪郭が短く，目が大きいとあたたかみがあり，かわいらしい印象が感じられ，目は同様に大きくても顔の輪郭が長いと，女らしい印象が感じられる，といった関連が得られた．

17章　表情を測る技術と装う技術

・顔が短い
・パーツが左右中心から離れている(目と目の間が広い)
・パーツが上下中心に寄っている(目と口の間が狭い)

子供タイプ

フレッシュ　　　キュート
活発　　　　　かわいらしい

縦軸：バランス軸
横軸：フォルム軸

・輪郭の下半分，
目・鼻・口・眉
が直線的

直線タイプ ← → **曲線タイプ**

・輪郭の下半分，
目・鼻・口・眉
が曲線的

クール　　　　　やさしい
シャープ　　　　女らしい

大人タイプ

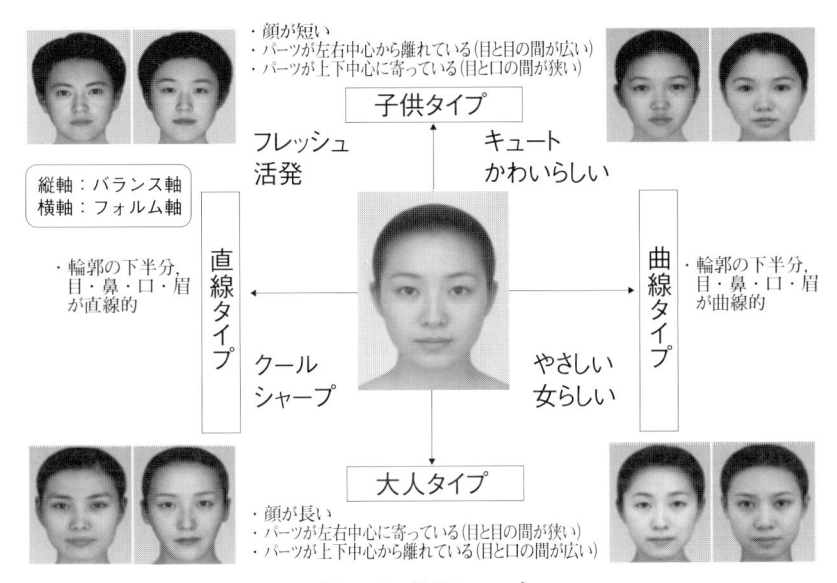

・顔が長い
・パーツが左右中心に寄っている(目と目の間が狭い)
・パーツが上下中心から離れている(目と口の間が広い)

図17-6　顔だちマップ
顔の形態特徴を分析し，化粧によるイメージ演出のガイドラインを示すツール

　得られた結果に解釈と実用性を加えて整理し，顔の特徴を見極める指標と，各特徴別に顕著に感じられる印象とをまとめたものが，図17-6に示す「顔だちマップ」である．顔だちマップでは縦軸に，多次元尺度法で得られた1次元めの顔の輪郭要素を取り，それに付随する目鼻口の配置の要素を加えた．人の顔は成長に伴い長くなり，目鼻口の配置も遠心的な状態（たとえば目と目の間が離れている）から，求心的な状態（たとえば目と目の間が狭い）となる．つまり縦軸は子供から大人への顔のバランスの変化を反映するため，バランス軸と名づけ，その軸の両端の示す特徴を，子供タイプ，大人タイプとした．横軸は多次元尺度法で得られた2，3次元の目，眉に，実際の化粧操作を考慮し他の顔のパーツの要素も加え，パーツの形状を表すフォルム軸とした．フォルム軸はパーツの形状により，両端を曲線タイプ，直線タイプとした．また，判断を容易にするため，各形態特徴を反映した代表的な顔および判断の基準となる平均顔を画像合成によって作成し，該当位置に配置した．実験結果から抽出された形態特徴との関連が顕著な印象も併記した．

この上で最後のステップを検討し，顔だちマップが示す各象限の形態特徴を化粧で表現することで，対応する印象が喚起されることが検証された．以上を通じ，顔の特徴を見分け，化粧の印象演出のためのツールとして「顔だちマップ」は完成された．

「顔だちマップ」による個性と印象の演出

　顔だちマップの指標にしたがって顔の特徴を分析することで，顔の個性を知ることができる．例えば顔の長さが短く，目や口が丸みを帯び，パーツが曲線的な要素を持っていれば，子供－曲線タイプとなる．元の顔形態の特徴を活かしながら化粧をすれば，「キュート・かわいらしい」印象の個性演出ができる．
　一方，顔だちマップはイメージチェンジのための方法も示している．子供－曲線タイプの人が，「クール・シャープ」な印象を演出したい場合は，顔形態の見え方をその象限の形態特徴に合わせて変更すればよい．具体的には顔が長く知覚されるように，眉山を高く取り，ほお紅を縦方向に長く入れ，眉，目，口は直線的に描く．化粧による印象演出はこれまで，経験則の少ない美容技術者にとっては難しい課題であった．知識としては個々の顔の特徴の見極め方が，テクニックとしては錯視の応用を必要とするバランス軸の調整が特に困難な点であった．顔だちマップはこれらの課題を解決し，美容技術者の教育に用いられ，お客さまのご要望を叶えるために役立っている．

6　表情と化粧

　化粧は表情生成に関わる重要な部分，すなわち眉，目，口，肌に施す．したがって，化粧の仕方によっては表情の認知にも影響を与えることがある．例えば，眉を過度に上昇的に描くと，怒ったときに吊り上がる眉として誤認され，真顔であっても怒っているかのように見える．
　表情のうち，笑顔と化粧については興味深い検討が行われている．桐田ら（1996）は表情（真顔と笑顔）と，化粧（素顔と化粧顔）の要因を独立に操作し，美しさは表情の影響を受けずに化粧によって増大すること，嗜好は化粧の有無にかかわらず笑顔で増大すること，魅力は真顔でのみ化粧による増大が認められ，笑顔では効果がなかったことを示した．つまり，化粧と笑顔の相乗効果は

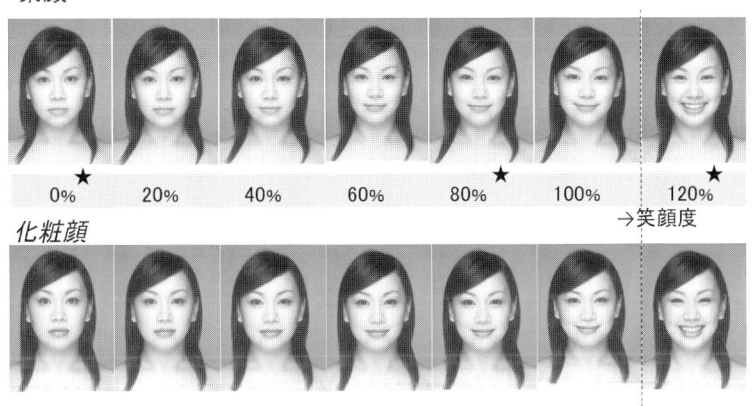

17章 表情を測る技術と装う技術

図17-7 印象評価実験で用いた笑顔度画像 星印を付したものが実際に撮影した画像．笑顔度0%と80%の間はモーフィングソフト上で20%ずつ画像が変化するよう操作した．笑顔度100%はカリカチュアにより，笑顔度80%の画像を20%強調した．歯を見せた大きな笑顔は120%と定義した．上段は素顔，下段は化粧顔である

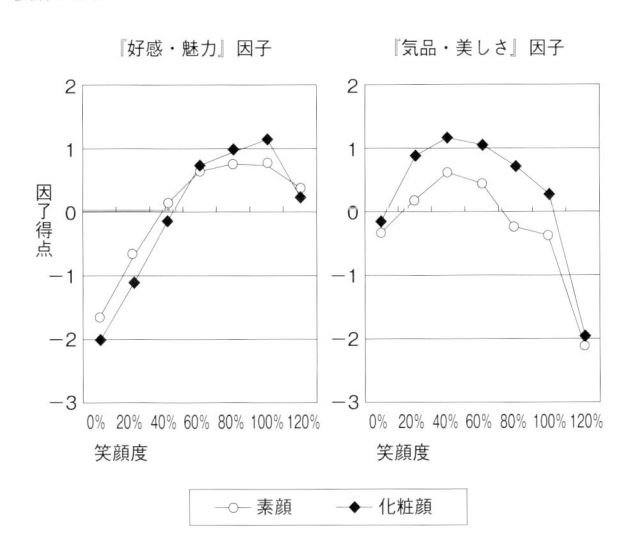

図17-8 笑顔度別の素顔と化粧顔の印象評価（因子得点による）

得られなかったが，高野（2010）は笑顔の度合いによっては相乗的な効果があると考え，検討を行った．真顔を笑顔度 0% とし笑顔度が 20% ずつ増加するよう操作した画像を，素顔と化粧顔について作成し（図 17-7），印象評価を行った．結果を図 17-8 に示す．

「好感・魅力」印象は笑顔度 100% までは笑顔度の上昇に伴い増加する傾向があり，表情の効果が顕著であった．加えて 80%，100% の笑顔度では化粧顔のほうが素顔よりも評価が高く，これらの笑顔度については化粧と笑顔度とに相乗的な効果があることがわかった．また「気品・美しさ」印象は，素顔，化粧顔ともに笑顔度 40% をピークとする逆 U 字型の評価となった．この印象では，総じて化粧顔のほうが評価が高く，化粧の効果が顕著であった．これらの結果は，化粧が表情の印象を増進させる効果があることを示している．

7　顔を装う技術——工学技術

表情を生成するシミュレーション技術

容貌を美しく演出する化粧だけでなく，情報技術や工学技術を応用することで仮想的・物理的に顔を装う技術がある．矯正歯科学や美容整形では，表情の 3 次元シミュレーションにより術前術後を視覚化するといった医学応用が期待されている．このようなシミュレーションのためには，頭蓋骨と表情筋の動作およびそれに伴う表皮の変化モデルが必要となる．例えば，頭蓋顎顔面外科治療計画における 3 次元画像シミュレーション（奥本ら，2011）等はすでに実用化段階にある．また，加齢シミュレーション，表情（視線）シミュレーションなど，静止画だけでなく，表情の動態変化を再現する技術が開発される等，今後も大きく期待される分野である．

また表情の 3 次元計測技術の進展に伴い，映画やアニメーション，コンピュータグラフィックス制作に応用するため，モーションアクターと呼ばれる人々によりキャラクターに「動作」のみを提供する手法が見られる．さらに，ソフトウェアの分野でも，実際の俳優に自身の顔を実時間で重畳させたり，またそれを映像として再構成する試みが見られる（東芝館・Image Metrics 社 Faceware 他）．東芝により開発されたフューチャーキャストシステム（図 17-9；森島ら，2006）では，2005 年愛知万博において，3D スキャナで来場者の顔情報を取り

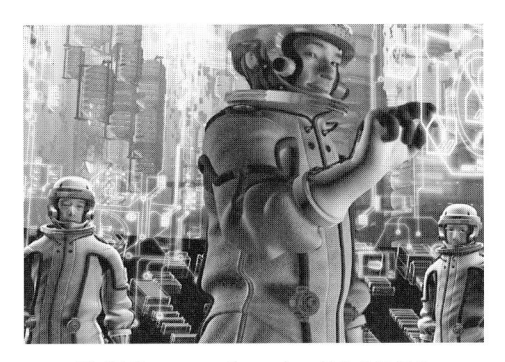

図 17-9　フューチャーキャストシステム

込み CG 化し，さらに自分の顔を映像の俳優の顔に重ね合わせることで，物語の登場人物になり演技することができるシステムを発表している．

ロボット技術による表情表出支援

また筆者らは，顔面表情筋の随意運動機能を支援・拡張することで，自身の意思により自由に自然な表情表出を実現することを目標とした人支援ロボット技術の研究を行っている（Jayatilake, et al. 2010; Jayatilake & Suzuki, 2011）．これは，顔面神経麻痺や高次脳機能障害により阻害される表情表出を支援することで，麻痺患者の社会心理的な障がいに対峙し，その心身障害の回復，および運動訓練の応用を目指す新しい装着型ロボットである．これは，障がいを持つ方々のみならず，健常者による自然な表情生成の訓練も可能となるなど，新しい人支援ロボティクス技術に関する研究開発といえる．

末梢性顔面神経麻痺は，脳神経系の麻痺のうち高い頻度（全世界で年間 0.5 人／1000 人）で発生する，顔面表情筋の活動低下を示す神経障害である．患者は自身で思い通りの表情を表出できず，感情をも押さえ込む結果となり，これが社会生活を営む上での大変な障害となっている．この表情生成支援装置（ロボットマスク；図 17-10）は，顔面の皮膚を外部から非侵襲的に直接変位させることで表情表出を実現する，新しい人体着用型ロボットシステムである．従来，定常的な顔貌非対称への対応としては，形成外科的な治療や FES（電気刺激療

V・顔認知の応用と未来

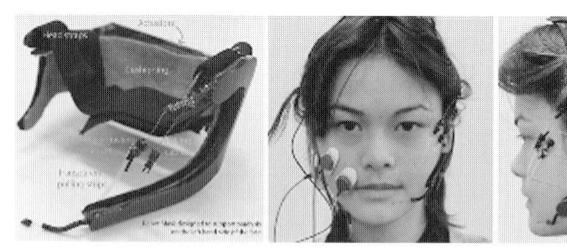

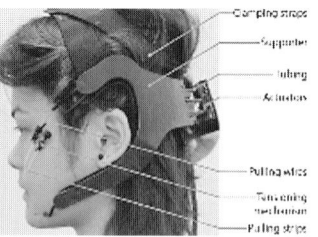

図17-10　ロボットマスクシステム

法）が代表的であるが，侵襲的であるため不快感や痛みを伴うだけでなく，その効果の持続性は個々の症例により異なり，また運動機能支援は未だ困難である．一方このロボットマスクは，人工筋肉の収縮を微細ワイヤと微細管を通じて顔面の皮膚に伝達する非侵襲の表情表出支援であり，ほぼ無音の駆動機構により複数の表情筋に相当する表皮部を変位させるものである．さらに，顔面上の生体電位信号を利用して装着者の運動意思を取得し，運動機能支援を行うことが可能である．

また開発したシステムは，装置による物理的な支援にとどまらず，情報機械系の支援により自らの認知運動機能の回復を目指している．このように，運動機能を身体的に支援するだけでなく，自身の意思に基づき表情を生成できるようにすることで，心理社会的な支援を実現したい．

8　まとめ

本章では，顔を測ること装うことに関連し，工学的な技術と化粧操作，及び情報機械技術による新しい顔を装う技術について紹介した．

表情は最も身近な情動表出行動の一つである．表情は個人固有のメディアとして，また同時に社会的なインタフェースとして，コミュニケーションに大変重要な役割を果たしている．特に「笑顔」は，自身の情動表出行動の一つであると同時に，他者および社会と共感・協調の心でつなぐ社会的な側面も大事な役割を果たす．また表情とは，常に変化するものである．つまり，写真の中の表情ではなく，実世界における人々の表情を測り，またそれを装う新しい試みについて述べてきた．

これまで顔を測るという研究は，古くから主に対象となる人物の識別を目的とした顔認識システムの開発を中心として行われてきた．これに対し近年では，監視カメラやスマイルシャッターなど，日常生活中の大量な映像データからの識別が要求されており，今後もより「動く表情」の識別の重要性が高まると考えられる．

　近年，機械系による表情識別技術が進展し，画像計測に基づくスマイルシャッターなど一部は実用化されているが，被写体が適切な距離でカメラ正面にほぼ正体する必要性や，オクルージョン（手前にある物体が背後の対象物を隠してしまう状態）がなく，望ましい光源下といった，被写体が動作可能な範囲を限定する特定の環境において有意な識別が可能になるものである．つまり，実環境・日常生活・対人コミュニケーションの場において，日常行動を行うある個人の表情を継続的に記録，さらに識別することは未だ大変困難である．

　一方，これら測る技術に基づく装う技術において，ここで述べたような顔の操作も日常生活に関わりが深いものである．Ekman (1978) は顔から伝達されるメッセージの情報源を以下の4つにグループ化した．静止したサイン (static signs：骨格や顔立ちなど不変的なもの)，ゆっくりしたサイン (slow signs：加齢によりゆっくりと変化するもの)，すばやいサイン (rapid signs：顔の動きや赤面など一瞬で変化するもの)，人工的なサイン (artificial signs：化粧や美容整形など人工的なもの) である．このように Ekman は化粧を人工的なサインと定義したが，顔表面に施す化粧はすべてのサインに影響を与えるといえる．

　経験の豊かな美容技術者は表情の動きをも捉えて，化粧を施す．例えば一方の眉が極端に上がる癖がある場合などは，その動きをあらかじめ考慮し，バランスをとって眉山の高さを決める．このように，化粧の顔要素の操作技術の検討や，エンターテイメントへの応用では，これまで静止の顔を主たる対象としていたが，動的な顔にも関心は拡大している．また，表情筋トレーニングやリハビリテーションへの応用など，表情表出支援はまだまだ未開の分野であるが，今後のさらなる技術の発展が期待される．

引用文献

阿部恒之（1996）．メーキャップの科学——メーキャップの背景メカニズムを考える　フレグランスジャーナル，**24**，41-47.

阿部恒之・佐藤智穂・遠藤光男（2009）．目の大きさ知覚に及ぼすアイシャドーの効果——まぶたの陰影の位置・範囲・濃さを操作した実験的検討　日本顔学会誌，9(1)，111-118.

阿部恒之・高野ルリ子（2007）．色彩と容貌印象の心理学的関連　日本香粧品学会誌，**31**(3)，157-162.

Achaibou, A., Pourtois, G., Schawarz, S., & Vuilleumier, P.（2008）. Simultaneous recording of EEG and facial muscle reactions during spontaneous emotional mimicry. *Neuropsychologia*, **46**, 1104-1113.

Bronstein, A. M., Bronstein, M. M., & Kimmel, R.（2005）. Three-dimensional face recognition. *International Journal of Computer Vision (IJCV)*, **64**(1), 5-30.

Cacioppo, J. T., Petty, R. E., Losch, M. E., & Kim, H. S.（1986）. Electromyographic activity over facial muscle regions can differentiate the valence and intensity of affective reactions. *J Pers Soc Psychol*, **50**(1), 260-268.

Codwell,（1985）. Ancient beginnings and modern diversity of the use of cosmetics. In Graham, J. A., & Kligman, A. M.（Eds.）, *The Psychology of Cosmetic Treatments*. New York: Prager, pp. 37-44.

Cohen, I., Sebe, N., Garg, A., Chen, L., & Huanga, T.（2003）. Facial expression recognition from video sequences: Temporal and static modeling. *Computer Vision and Image Understanding*, **91**, 160-187.

Cohn, J., Zlochower, A., Lien, J., & Kanade, T.（1999）. Automated face analysis by feature point tracking has high concurrent validity with manual faces coding. *Psychophysiology*, **36**, 35-43.

De Wied, M., Boxtel, A. V., Posthumus, J. A., Goudena, P. P., & Matthys, W.（2009）. Facial emg and heart rate responses to emotion-inducing film clips in boys with disruptive behavior disorders. *Psychophysiology*, **46**(5), 996-1004.

Drake, R., Vogl, W., Mitchell, A., & Gray, H.（2005）. *Gray's Anatomy for Students*. Elesevier: Churchill Livingstone.

Ekman, P.（1978）. Facial signs: Facts, fantasies, and possibilities, appearing. In Sebeok, T.（Ed.）, *SIGHT, SOUND AND SENSE*. Blomington, Ind.: Indiana University Press, pp. 124-156.

Fridlund, A., & Cacioppo, J. T.（1986）. Guidelines for human electromyographic research. *Psychophysiology*, **23**, 567-589.

Fridlund, A., Schwartz, G. E., & Fowler, S. C.（1984）. Pattern recognition of self-reported emotional state from multiple-site facial EMG activity during affective imagery. *Psychophysiology*, **21**(6), 622-637.

Gruebler, A., & Suzuki, K.,（2010）. Measurement of distal EMG signals using a wearable device for reading facial expressions. *Proc. of Annual International Conference of the IEEE EMBS*, 4594-4597.

春山行夫（1982）．化粧の歴史　高瀬吉雄（監修），石原勝・森川藤凰（編），皮膚と化粧品科

学　南山堂，pp.1-19.
Huang, C.-N., Chen, C.-H., & Chung, H.-Y. (2004). The review of applications and measurements in facial electromyography. *Journal of Medical and Biological Engineering*, **25**(1), 15-20.
Isezaki, T., & Suzuki, K. (2011). Depth image based analysis of facial expressions and head orientation. *Proc. of IEEE International Conference on System*, Man and Cybernetics.
Jayatilake, D., Gruebler, A., & Suzuki, K. (2010). *Robot Assisted Smile Recovery*. Cutting Edge Robotics.
Jayatilake, D., & Suzuki, K. (2011). Robot assisted facial expressions with segmented shape memory alloy actuators. *International Journal of Mechatronics and Automation*, **1**(3/4), 224-235.
桐田隆弘・遠藤光男・阿部恒之・高野ルリ子（1996）．顔の魅力に及ぼす化粧と表情の効果　フレグランスジャーナル，**10**，91-100.
Magnée, M. J., Stekelenburg, J. J., Kemner, C., & de Gelder, B. (2007). Similar facial electromyographic responses to faces, voices, and body expressions. *Neuroreport*, **18**(4), 369-372.
光井武夫（1993）．化粧品概論　光井武夫（編），新化粧品学　南山堂, pp. 3-9.
森島繁生（2006）．フューチャーキャストシステムの舞台裏と今後の展開　電子情報通信学会技術研究報告．HICS，ヒューマンコミュニケーション基礎，**105**(542), 39-44.
根岸秀行・米田政明・酒井充・長谷博行・東海彰吾（2005）．顔平面を用いた顔表情解析　画像電子学会誌，**34**(1), 36-44.
Niedenthal, P. M., Winkielman, P., Mondillon, L., & Vermeulen, N. (2009). Embodiment of emotion concepts. *J Pers Soc Psychol*, **96**(6), 1120-1136.
Niemenlehto, P.-H., Juhola, M., & Surakka, V. (2006). Detection of electromyographic signals from facial muscles with neural networks. *ACM Transactions on Applied Perception*, **3**(1), 48-61.
奥本隆行・吉村陽子・今村基尊・近藤俊（2011）．頭蓋顎顔面外科治療計画における3次元画像シミュレーション　日本シミュレーション外科学会会誌，**19**(2), 61-63.
Partala, T., Surakka, V., & Vanhala, T. (2005). Real-time estimation of emotional experiences from facial expressions. *Interacting with Computers*, **18**, 208-226.
Schmidt, K., Cohn, J., & Tian, Y. (2003). Signal characteristics of spontaneous smiles. *Biological Psychology*, **65**, 49-66.
Surakka V., & Hietanen, J. (1998). Facial and emotional reactions to duchenne and non-duchenne smiles. *International Journal of Psychophysiology*, **29**, 23-33.
Surakka, V., Illi, M., & Isokoski, P. (2004). Gazing and frowning as a new human-computer interaction technique. *ACM Transactions on Applied Perception*, **1**, 40-56.
高野ルリ子（2001）．メーキャップのサイエンス　高木修（監修），大坊郁夫（編），化粧行動の社会心理学　北大路書房，pp. 90-101.
髙野ルリ子（2010）．顔の印象評価におけるメーキャップと笑顔度の影響　日本顔学会誌，**10**(1), 37-44
Takano, R., Abe, T., & Kobayashi, N. (1997). Relationship between facial features and per-

ceived facial image for application to image creation using cosmetics. *Proceedings of the 70th Anniversary Conference on Colour Materials*, 188-191.
Tian, Y. I., Kanade, T., & Cohn, J. F.(2001). Recognizing action units for facial expression analysis. *IEEE Transactions on Pattern Analysis and Machine Intelligence*, **23**, 97-111.
富川栄(2008).化粧でマイスタイルをプロデュースしよう　日本顔学会誌,**8**(**1**), 5-10.
Whitehill, J., Littleworth, G., Fasel, I., Bartlett, M., & Movellan, J.(2009). Towards practical smile detection. *IEEE Transactions on Pattern analysis and Machine Intelligence*, **31**, 2106-2111.
Williams, M.(2007). Better face-recognition software, computers outperform humans at recognizing faces in recent tests. *Technology Review*, May 30, 2007.

あとがき――顔にはIがある

　2008（平成20）年度から5年間，この出版にかかわるメンバーは柿木隆介教授のもとで研究を行ってきた．それぞれの実験室や医療の現場で日夜研究を行ない，共同研究にもチャレンジし，定期的に開かれる会議の場で成果を報告しながら切磋琢磨しあってきた．
　この本はさまざまな領域における最先端の顔認知研究のパッチワークである．
　顔認知は，決して小さな研究領域というわけではない．それが証拠に2012年に開かれた生理学研究所での顔認知の国際会議は，朝の8時から夕方まで（懇親会のある日は夜中まで）まるまる4日間，顔認知の話だけで日々を過ごすことができたほどだ．
　このメンバーが集結した研究集会では，毎回なんらかの驚くべき現象の発見があった．もちろん画期的な医療技術の進歩という明確な発見ではない．しかしながら研究という枠を超えた心の奥底で，「顔」についての新しい知見を知ることは，なんだかぞくぞくする楽しみがある．

　顔とは実にふしぎな存在である．
　「アニメのキャラクターの顔とリアルな顔は，認識の仕方が違うのでしょうか？」――授業中に学生から，こんな質問が来たことがある．これこそ，顔という現象を如実にあらわす問いともいえる．
　まず，子ども達に身近なアニメのキャラクターでも，顔が大切だということ．それこそ，人形にとっても「顔は命」なのである．
　その一方で，顔を見る人の積み重ねてきた人生によって，答えは変わるようにみえるところがおもしろい．
　無邪気な子どもたちにとって，アニメのキャラクターも実際のお父さんも，同じくらい大切なヒーローであろう．しかし人生の厚みを経た後では違う．長年の苦楽を共にした同僚や友人，なにものとも替えがたい存在の家族，そのつながりの実感を持つほどに，顔から得られる情報は変わっていくようにみえる．
　そんな「顔」の魅力に取りつかれた研究者は，独特の波長を持っているのか

あとがき

もしれない.

　顔認知の研究は，多岐にわたる．そもそも顔は，視覚的な情報から言えば単なる物体のひとつに過ぎない．そういう意味で，非常に分析しやすい対象であり，科学的な分析に優れた対象である．一方で顔から得られる情報は多様であり，単なる物体で終わらせることは到底できないところがある．

　日本が育んだ世界的な研究である神経生理学，ニューロイメージングの新たな技術による脳活動の計測，障害者や発達障害児に光をあてた研究……，異分野であるにもかかわらず，メンバーが集結する会ではいつも白熱した議論がかわされた．

　熱い議論の後の懇親会にも，熱い凝集性があった．一言でいえば，とても仲が良い．それぞれの研究はオリジナリティにあふれていて，だけれども顔という名のもとにつながることができる．それこそが「顔」研究者の個性なのかもしれない．「個人」と「社会」が共存した顔そのもののような，研究者でありながらも顔を通じて社会や自分を常に見直しているところがあるのかもしれない．そしてそれは領域長である柿木隆介教授の人柄をあらわしているかのようだ．

　この本から，顔認知研究の熱気と「愛」，そして背後にある「I（個）」を感じてもらえれば幸いである．

　この本は顔認知のスタンダードな教科書として長く使えるように，顔認知を知る上で欠かすことができない脳の図を口絵（永福智志先生の協力による）に置いて，多領域にわたる顔認知の重要な用語をできる範囲で細かく編集した．この根気強い編集作業は，東京大学出版会の小室まどかさんと後藤健介さんとにお世話になった．

　「顔認知」という名のもとに研究する機会を得たことに感謝の意を称して終わりたい．この本を通じて，私達がこの5年間トライし続けた成果を，さまざまな生活の中で生かしてもらえたら，とても嬉しい．そして，私達の研究に興味を持ってもらえることができたら，無常の喜びである．

編者および著者代表として

山口真美

執筆者紹介

五十音順．[ ]内は執筆分担を表す．

山口真美（やまぐち　まさみ）[編者／1章] 中央大学文学部心理学研究室教授．『心理学研究法4　発達』（金沢創と共編著，大山正監修，誠信書房，2011），『美人は得をするか「顔」学入門』（集英社新書，2010），『赤ちゃんの視覚と心の発達』（金沢創と共著，東京大学出版会，2010）ほか．研究室HP http://c-faculty.chuo-u.ac.jp/~ymasa/

柿木隆介　[編者／11章] 自然科学機構生理学研究所統合生理研究系感覚運動調節研究部門教授．「ノンバーバルなコミュニケーションと脳」（岩田誠・河村満編著『顔の脳科学』，医学書院，2010），「顔認知のメカニズムと学習効果」（小泉英明編著，『脳科学と学習・教育』，明石書店，2010），「もう一つの宇宙＝脳の神秘が見えてきた」（立花隆，自然科学研究機構監修『見えてきた！　宇宙の謎，生命の謎，脳の謎』，クバプロ），ほか．

赤松　茂（あかまつ　しげる）[16章] 法政大学理工学部応用情報工学科教授．『コンピュータによる顔の認識：サーベイ』（『信学論』，Vol. J80-A, No. 8, pp. 1215-1230; Vol. J80-D-II, No. 8, pp. 2031-2046, 1997），"Effects of sexual dimorphism on facial attractiveness." (coauthored with Perrett, D. I., Lee, K. J., et al., *Nature*, Vol. 394, No. 6696, 884-887, 1998), "Impression Transformation of a Face Based on Discriminant Analysis on Separately Coded Representations of Facial Shape and Texture." (coauthored with Kobayashi, T., Ozu, M., et al., *Proc. Int'l Conf. Automatic Face and Gesture Recognition*, 711-716, 2004) ほか．

飯高哲也（いいだか　てつや）[9章] 名古屋大学大学院医学系研究科准教授．「顔認知の発達と情動・社会性」（苧阪直行編『社会脳シリーズ1　社会脳科学の展望』，新曜社，2012），「ストレス，遺伝子，そして扁桃体」（岩田誠・河村満編『脳とソシアル――ノンバーバルコミュニケーションと脳』，2010），「脳画像検査から病態を探る，機能変化が表すもの」（平安良雄・笠井清登編『精神疾患の脳画像解析・診断学』，南山堂，2008）ほか．

稲垣真澄（いながき　ますみ）[5章] 独立行政法人国立精神・神経医療研究センター精神保健研究所知的障害研究部長．"Developmental change of visuo-spatial working memory in children: Quantitative evaluation through an Advanced Trail Making Test." (coauthored with Kokubo, N., Gunji, A., Kobayasi, T., Ohta, H., Kajimoto, O., & Kaga, M., *Brain & Development*, 34, 799-805, 2012), "Executive functions in children: Diversity of assessment methodology and its relation to attention deficit hyperactivity disorder (ADHD)." (*Brain & Development*, 33, 454-455, 2011),「自閉症スペクトラム障害の顔認知」（北洋輔と共著，『BRAIN and NERVE』，64（7），821-830, 2012）ほか．

執筆者紹介

永福智志(えいふく　さとし)[8章] 富山大学大学院医学薬学研究室(医学)准教授. "Neural representations of personally familiar and unfamiliar faces in the anterior inferior temporal cortex of monkeys." (coauthored with De Souza, W. C., Nakata, R., Ono, T., & Tamura, R., *PLoS ONE*, 6, e18913, 2011), "Neural correlates of associative face memory in the anterior inferior temporal cortex of monkeys." (coauthored with Nakata, R., Sugimori, M., Ono, T., & Tamura, R., *Jornal of Neuroscience*, 30, 15085-15096, 2010), "Neuronal correlates of face identification in the monkey anterior temporal cortical areas." (coauthored with De Souza, W. C., Tamura, R., Nishijo, H., & Ono, T., *Jornal of Neurophysiology*, 91, 358-371, 2004) ほか.

金子正秀(かねこ　まさひで)[16章] 電気通信大学大学院情報理工学研究科知能機械工学専攻教授.『コンピュータ画像処理』(分担執筆, 田村秀行編著, オーム社, 2002),「固有空間を利用した計算機による似顔絵の作成」(徐光哲・榑松明と共著,『電子情報通信学会和文論文誌 D-II』, Vol. J84-D-II, No. 7, pp. 1279-1288, 2001),「固有空間法による顔特徴の分析と印象語に基づく顔画像の生成」(水野友和・目黒光彦と共著,『日本顔学会誌』, Vol. 3, No. 1, pp. 67-73, 2003), "Block-based bag of words for robust face recognition under variant conditions of facial expression, illumination, and partial occlusion." (coauthored with Li, Z., & Imai, J., *IEICE Transactions on Fundamentals of Electronics, Communications and Computer Sciences*, Vol. E94-A, No. 2, pp. 533-541, 2011) ほか. 研究室 HP http://soybean.ee.uec.ac.jp/kaneko/

川合伸幸(かわい　のぶゆき)[13章] 名古屋大学大学院情報科学研究科准教授.『心の輪郭——比較認知科学から見た知性の進化』(北大路書房, 2006), "Numerical memory span in a chimpanzee." (coauthored with Matsuzawa, T., *Nature*, 403, 39-40, 2000), "Rapid detection of snakes by Japanese monkeys (*Macaca fuscata*): An evolutionarily predisposed visual system." (coauthored with Shibasaki, M., *Journal of Comparative Psychology*, 123, 131-135, 2009) ほか.

軍司敦子(ぐんじ　あつこ)[5章] 独立行政法人国立精神・神経医療研究センター精神保健研究所知的障害研究部治療研究室長. "Audio-vocal monitoring system revealed by mu-rhythm activity." (coauthored with Tamura, T., Takeichi, H., Shigemasu, H., Inagaki, M., Kaga, M., & Kitazaki, M., *Frontiers in Language Sciences*, 3, 225, 2012), "Event-related potentials of self-face recognition in children with pervasive developmental disorders." (coauthored with Inagaki, M., Inoue, Y., Takeshima, Y., Kaga, M., *Brain Dev*, 31, 139-147, 2009), "Rhythmic brain activities related to singing in humans." (coauthored with Ishii, R., Chau, W., Kakigi, R., & Pantev, C., *Neuroimage*, 34, 426-434, 2007) ほか.

杉浦元亮(すぎうら　もとあき)[12章] 東北大学加齢医学研究所准教授. "Self-face recognition in social context." (coauthored with Sassa, Y., Jeong, H., Wakusawa, K., Horie, K., Sato, S., & Kawashima, R., *Hum Brain Mapp*, 33 (6),

1364-1374, 2012), "Beyond the memory mechanism: Person-selective and nonselective processes in recognition of personally familiar faces." (coauthored with Mano, Y., Sasaki, A., & Sadato, N., *J Cogn Neurosci*, 23 (3), 699-715, 2011), "Extraction of situational meaning by integrating multiple meanings in a complex environment: A functional MRI study." (coauthored with Wakusawa, K., Sekiguchi, A., Sassa, Y., Jeong, H., Horie, K., Sato, S., & Kawashima, R., *Hum Brain Mapp*, 30 (8), 2676-2688, 2009) ほか.

鈴木健嗣（すずき　けんじ）[17章] 筑波大学システム情報系准教授．"Emotionally assisted human-robot interaction using a wearable device for reading facial expressions." (coauthored with Gruebler, A., & Berenz, V., *Advanced Robotics*, 26 (10), 1143-1159, 2012), "Robot assisted facial expressions with segmented shape memory alloy actuators." (coauthored with Jayatilake, D., *International Journal of Mechatronics and Automation*, 1 (3/4), 224-235, 2011), "A similarity-based neural network for facial expression analysis." (coauthored with Yamada, H., & Hashimoto, S., *Pattern Recognition Letters*, 28 (9), 1104-1111, 2007) ほか. 研究室 HP http://www.ai.iit.tsukuba.ac.jp/index-j.html

髙野ルリ子（たかの　るりこ）[17章] 株式会社資生堂ビューティークリエーション研究センター．「メーキャップのサイエンス」（高木修監修・大坊郁夫編，『化粧行動の社会心理学』，北大路書房，pp.90-101, 2001），「化粧品メーカーのマーチャンダイジングと色彩計画」（『カラーコーディネーションの実際——カラーコーディネーター検定試験1級公式テキスト　第2分野　商品色彩』，東京商工会議所，第10章，pp.248-264, 2003），「顔の印象評価に及ぼす笑顔度と化粧の影響」（『日本顔学会誌』，9 (1), 111-118, 2010) ほか.

月浦　崇（つきうら　たかし）[3章] 京都大学大学院人間環境学研究科准教授．"Remembering beauty: Roles of orbitofrontal and hippocampal regions in successful memory encoding of attractive faces." (coauthored with Cabeza, R., *Neuroimage*, 54, 653-660, 2011), "Shared brain activity for aesthetic and moral judgments: Implications for the Beauty-is-Good stereotype." (coauthored with Cabeza, R., *Social Cognitive and Affective Neuroscience*, 6, 138-148, 2011), "Orbitofrontal and hippocampal contributions to memory for face-name associations: The rewarding power of a smile." (coauthored with Cabeza, R., *Neuropsychologia*, 46, 2310-2319, 2008) ほか.

飛松省三（とびまつ　しょうぞう）[10章] 九州大学大学院医学研究院・臨床神経生理学分野教授．"Reappraisal of the motor role of basal ganglia: A functional magnetic resonance image study." (coauthored with Taniwaki, T., Okayama, A., Yoshiura, T., Nakamura, Y., Goto, Y., & Kira, J., *J Neurosci*, 23, 3432-3438, 2003), "Studies of human visual pathophysiology with visual evoked potentials." (coauthored with Celesia, G.G., *Clin Neurophysiol*, 117, 1414-1433, 2006), "Oscillatory gamma synchronization binds the primary and secondary somatosensory areas in humans." (coauthored with Hagiwara, K., Okamoto, T., Shigeto, H., Ogata, K., Somehara, Y., Matsushita, T., & Kira, J., *Neuroimage*, 51, 412-420, 2010) ほか.

仲渡江美（なかと　えみ）［4章］大阪樟蔭女子大学学芸学部被服学科化粧学専攻化粧心理学研究室.『知覚・認知の発達心理学入門』（7章顔認知の発達，山口真美・金沢創編，北大路書房）ほか.　研究室 HP http://c-faculty.chuo-u.ac.jp/~ymasa/labo/nakato.html

中野珠実（なかの　たまみ）［2章］大阪大学大学院生命機能研究科・医学研究科准教授. "Synchronization of spontaneous eyeblinks while viewing video stories." (coauthored, *Proc. Biol Sci*, B276 13635-13644, 2009), "Lack of eyeblink entrainments in autism spectrum disorders." (coauthored with Kato N., & Kitazawa, S., *Neuropsychologia*, 49 2784-2790, 2011), "Prefrontal cortical involvement in young infants' analysis of novelty." (coauthored with Watanabe H., Howae F., & Taga G., *Cerebral Cortex*, 19 (2), 455-463, 2009) ほか.

中野有紀子（なかの　ゆきこ）［15章］成蹊大学理工学部情報科学科准教授. *Eye Gaze in Intelligent User Interfaces: Gaze-based Analyses, Models and Applications* (coedited with Conati, C., Bader, T., Springer, January 31, 2013),「エージェントによるしぐさと視線のコミュニケーション」（山田誠二編『人と共生するエージェント』，第4章，東京電機大学出版局，2007),「行動計測技術を利用した HAI の設計，実装，評価」（『人工知能学会誌』Vol. 24, No. 6, pp. 848-855, 2009) ほか.　研究室 HP http://www.ci.seikei.ac.jp/nakano/

中村みほ（なかむら　みほ）［6章］愛知県心身障害者コロニー発達障害研究所機能発達学部室長. "Electrophysiological study of face inversion effects in Williams syndrome." (coauthored with Watanabe, S., Inagaki, M., Hirai, M., Miki, K., Honda Y., & Kakigi, R., *Brain and Development*, in press), "Development of visuospatial ability and kanji copying in Williams syndrome." (coauthored with Mizuno, S., Douyuu, S., Matsumoto, A., Kumagai, T., Watanabe, S., Kakigi, R., *Pediatr Neurol*, 41, 95-100, 2009), "Visual information process in Williams syndrome: Intact motion detection accompanied by typical visuospatial dysfunctions." (coauthored with Kaneoke, Y., Watanabe, K., & Kakigi, R., *Eur J Neurosci*, Nov, 16 (9), 1810-1818, 2002) ほか.

野村理朗（のむら　みちお）［14章］京都大学大学院教育学研究科教育科学専攻准教授.『なぜアヒル口に惹かれるのか？──顔の認知心理学』（メディアファクトリー新書，2010), "Involvement of a polymorphism in the 5-HT2A receptor gene in impulsive behavior." (coauthored with Kusumi, I., Kaneko, M., Masui, T., Daiguji, M., Ueno, T., Koyama, T., & Nomura, Y., *Psychopharmacology*, 187, 30-35, 2006), "Functional association of the amygdala and ventral prefrontal cortex during cognitive evaluation of facial expressions primed by masked angry faces: An event-related fMRI study." (coauthored with Ohira, H., Haneda, K., Iidaka, T.,

Sadato, N., Okada, T., & Yonekura, Y., *Neuroimage*, 21, 352-363, 2004) ほか.

三木研作（みき　けんさく）[11 章] 自然科学機構生理学研究所統合生理研究系助教．"Effects of invertingcontour and features on processing for static and dynamic face perception: an MEG study." (coauthored with Takeshima, Y., Watanabe, S., Honda, Y., Kakigi, R. *Brain Res*, 1383, 230-241, 2011), "Effect of configural distortion on a face-related ERP evoked by random dots blinking." (coauthored with Watanabe, S., Takeshima, Y., Teruya, M., Honda, Y., Kakigi, R., *Experimental Brain Reseach*, 193, 255-265, 2009), "Effects of face contour and features on early occipitotemporal activity when viewing eye movement." (coauthored with Watanabe, S., Honda, Y., Nakamura, M., Kakigi, R., *NeuroImage*, 35, 1624-1635, 2007) ほか.　研究室 HP http://www.nips.ac.jp/smf/

武川直樹（むかわ　なおき）[15 章] 東京電機大学情報環境学部教授．「食事動作に埋め込まれた発話行動の分析——3 人の共食会話のインタラクションの動作記述」（徳永弘子・湯浅将英・津田優生・立山和美　笠松千夏と共著『電子情報通信学会論文誌』Vol. J94-A, No. 7, pp. 500-508, 2011),「ユーザ行動を誘導するための擬人化エージェントの対人印象評価・非言語行動表出モデル」（湯浅将英と共著『電子情報通信学会論文誌』Vol. J93, No. 12, pp. 1027-1033, 2011),『ネットワーク技術の基礎——情報工学レクチャーシリーズ』（宮保憲治・田窪昭夫と共著，森北出版，2007), インタラクション研究室 HP http://www.imlab.sie.dendai.ac.jp/

森　悦朗（もり　えつろう）[7 章] 東北大学大学院医学系研究科高次機能障害学教授．"Pareidolias: Complex visual illusions in dementia with Lewy bodies." (coauthored with Uchiyama, M., Nishio, Y., Yokoi, K., Hirayama, K., Imamura, T., Shimomura, T. *Brain*, 135, 2458-2469, 2012), "Donepezil for dementia with Lewy bodies: A randomized, placebo-controlled trial." (coauthored with Ikeda, M., Kosaka, K. *Ann Neurol*, 72, 41-52, 2012), "Do parkinsonian patients have trouble telling lies? The neurobiological basis of deceptive behavior." (coauthred with Abe, N., Fujii, T., Hirayama, K., Takeda, A., Hosokai, Y., Ishioka, T., Nishio, Y., Suzuki, K., Itoyama, Y., Takahashi, S., Fukuda, H. *Brain*, 132, 1386-1395, 2009) ほか.　研究室 HP http://www.bncn.med.tohoku.ac.jp/

人名索引

阿部恒之　316
Atkinson, J.　93
アルチンボルド　6-7

バロン-コーエン, S.　14
Bauer, R. M.　124
Bellugi, U.　92
Bodamer, J.　107
Bologna, S. M.　207
Breen, N.　208
Buswell, G. T.　21

Capgras, J.　123
Capitao, L.　99
Chovil, N.　266-67
Clark, V. P.　157
Cohen, L. B.　10
Colthart, M.　208
Cross, J. F.　49
Csibra, G.　65

De Renzi, E.　109

Eifuku, S. / 永福智志　151
Ekman, P.　272, 325
Elison, S.　96
Ellis, H. D.　123
榎本美香　279

Fantz, R. L.　3
Fox, C. J.　115

Gainotti, G.　113
Gauthier, I.　159
Gergely, G.　214
Gilad, S.　164
Gilaie-Dotan, S.　166
Goren, C. C.　6
Gorno-Tempini, M. L.　48

Gratch, J.　271

Haxby, J. V.　156
Hirstein, W.　124

Ichikawa, H.　6, 15, 68
Isezaki, T.　309

Johnson, M. H.　60

Kanwisher, N.　157
Karmiloff-Smith, A.　16, 97, 98, 100
Keenan, J.　83
Klin, A.　27, 77, 78
Kobayashi, M.　6
Krolak-Salmon, P.　175

Leppänen, J. M.　67
Loffler, G.　165

Maurer, D.　16
McKeeff, T. J　161
Meadows, J. C　109
Mealey, L.　49
Mitsudo, T.　178
武川直樹　278

Nakano, T. / 中野珠実　23
Nakano, Y. /中野有紀子　276
Nakato, E. / 仲渡江美　66
Narme, P.　117

O'Craven, K. M.　161
Ogawa, S.　155
Ono, T.　273
Otsuka, Y.　6, 9, 65, 66

Parr, L. A.　228
Pegna, A. J　174

337

索　引

Puce, A.　　156

Reeves, B.　　273
Rhodes, S. M.　　96
Rossion, B.　　174

Sacks, H.　　279
Santos, A.　　98
Senju, A.　　81
Sergent, J.　　156
Simion, F.　　6

スペルベル, D.　　283

高野ルリ子　　322
Tanaka, J. W.　　16
Tsao, D. Y.　　141, 143, 147
Tsukiura, T. ／ 月浦崇　　51

Vuilleumier, P.　　158
Yarbus, A. L.　　21, 23
湯浅将英　　280

事項索引

あ 行

アイコンタクト　76, 80-81
アイメーキャップ　315-16
アカゲザル　226, 228, 230-31
アスペルガー症候群（障害）　23, 41, 76
アフィン変換　28, 30, 40
アルツハイマー病　115, 117, 119-20, 123, 206
家課題　12, 166
痛み　244-46, 251
痛み関連領域　244-46
1次視覚野（V1）　78, 137, 139-40, 172, 174, 176, 184, 197
1次処理　5-6, 8, 12, 111
意図の検出（ID）　16
意味記憶障害　108, 113
意味性認知症　113-14, 118
意味的機能　267, 270
色感度　13
ウィリアムズ症候群　91-101, 192
エージェンシー感　209-11, 214-15
笑顔　48, 49, 51, 66-67, 251, 311, 312, 320, 322, 324
エキスパート仮説　159-60
エピソード記憶　45-47, 50-51, 156
エンブレム　267
オキシトシン　242-43
怒り顔　66-67, 177-78, 230
驚き顔　68
オマキザル　227
オランウータン　230

か 行

外側膝状核　137
外側後頭皮質　178
海馬　47-52, 115
会話エージェント　269-71, 273, 275, 280
会話調整機能　268, 271
顔画像検索　298
顔画像の数学的表現　288
顔検出アルゴリズム　167
顔刺激　65, 67, 157
顔立ちマップ　319-20
顔テンプレート　165-66
顔と胴体の認知　162
顔ニューロン　133-34, 140-42, 144, 146
顔のアイデンティティ　145-47, 149
顔の印象　45, 48, 287-304
顔の動き　68
顔の記憶　45, 155
顔の同定　175
顔パッチ　141-44
顔表現　266-67, 308
仮現運動　187
下後頭回　61
下前頭葉　83
下側頭皮質　229
髪型　10-11
加齢　45, 51-52
感覚フィードバック　214-15
眼窩前頭皮質　48-49, 52, 118
眼球運動　22, 312
感情　303
感情の表出　268
擬人化エージェント　264-65
既知（性，顔）　67, 83, 124, 176, 213, 226, 233
機能コラム　140
機能的磁気共鳴画像法　→fMRI
キメラ顔（効果）　9, 10, 12, 164, 173-74
キャラクター　32
鏡映テスト　225-26
共感　243
共同注意　14, 81, 92
共同注視　37
恐怖顔　66-67, 96, 98, 158, 241
近赤外分光法（NIRS）　10, 59, 61-66, 68,

339

索　引

84, 135, 168, 183, 311
空間周波数（SF）　172
口の開閉　187
口の注視　24, 27-29, 39, 77
クロス・トーク　312
ゲシュタルト　5, 9-10
化粧　307, 312-14, 316-17, 320, 325
化粧顔　320, 322
血縁認識　228
血中ヘモグロビン　9
嫌悪表情処理　116
幻視　120
高空間周波数（HSF）　59, 175-77
合成顔　291
後側頭部　175
後頭葉　63
後頭葉顔領域（OFA）　111, 124, 143
心の理論（ToM）　82, 251
個人特定　109
個体識別　83, 232, 302
骨相学　3
ゴリラ　225-26
コントラスト感度　13

さ　行

サッチャー錯視　8, 224
サブリミナル刺激　194, 196
サル　34, 62, 133-52, 172, 187, 224-25, 227, 229-30
酸素化ヘモグロビン　63-67, 84
三角パッチ　289-90
視覚性物体失認　110
視覚誘発脳磁場（VEF）　195
自己顔認知　203-18, 233
自己覚知　84
（自己）鏡像　207, 209, 214, 216-17
自己特異的活動低下　215
自己特異的処理領域　204-05
自己特異的認知　211
事象関連電位（ERP）　61, 63, 66, 81, 135-36, 168, 173, 175, 179
視線　5, 10, 14-15, 21-42, 62, 80, 83-84, 178, 190, 232, 268, 279, 303

視線追従　14
視線の検出（EDD）　14
視線パタン　22-23
自他共有表象　244
自発性瞬目　33-34, 36
自閉症スペクトラム障害（ASD，自閉症児・者）　8, 11-13, 24-27, 30-32, 40-41, 75-85, 115, 214
社会的痛み　50, 246
社会的参照　14
社会脳　174
社会不安　13, 254
瞬目　21-42, 312
瞬目同期現象　35-40
瞬目の引き込み　38
上側頭溝（STS）　5, 60-61, 68, 79, 82, 115, 141, 156, 178
上側頭溝（pSTS）　215-17
正面顔　157
視力　12-13, 108
神経心理学　46, 107, 206, 209
新生児　3, 14, 59-60
人物特定　12, 15
垂直眼電図（EOG）法　35, 37, 39
スクランブル顔　159
性別認識　230
正立顔　9, 10, 60, 68, 79-80, 95-97, 100, 163, 191-92
舌状回　186
セロトニン　249-50, 253-54
セロトニン・トランスポーター　250, 254
選好注視法　3, 224
全体処理　5, 8, 10-11, 60, 168
先天性白内障　12
前頭眼窩皮質　229
前頭眼窩野　174
前頭前野　22, 247-48
前頭前野腹内側部　212, 243
前頭前野背外側部　246
前頭腹背側皮質　229
前部帯状皮質　243-44
前部中側頭溝（AMTS）　147
前部島皮質　243

総ヘモグロビン　63, 66-67
相貌失認　5, 11, 107, 112-14, 118, 124, 143, 156
　　先天性——　11
ソーシャルスキルトレーニング（SST）　77
側頭頭頂境界部　186
側頭葉下面　163
側頭葉内側面領域　46, 47
ソジー（瓜二つ）の錯覚　123

た　行

帯状回後部　212
大脳基底核　116
対面コミュニケーション（対面会話）　31, 33, 37, 40, 266, 273
多感覚様式性人物同定障害　113
多次元尺度法（MDS）　25-26, 32, 318, 319
他者の視点　247
他人種効果　242
脱酸素化ヘモグロビン　63-64
チャーノフの顔　177
中後頭回　186
注視　277
注視パタン　21, 31
チンパンジー　224-25, 228-29
低空間周波数（LSF）　59, 175-76, 78
統覚型（相貌失認）　109, 111, 143
統合失調症　34, 209
統語的機能　270
統語的シグナル　267
同集団認識　227
同種効果　226
島皮質　49-51, 109, 115-16, 244
倒立顔（倒立効果）　9 11, 60, 62, 68, 79-80, 97-98, 160, 163, 174, 191-92, 224-25
ドパミン　34, 249-51
特異的言語発達障害　29
トップダウン（の処理）　6, 158, 161, 167, 210
トリプトファン急性枯渇法（ATD）　253

な　行

似顔絵　289, 296, 298
2次処理　5, 7-9, 11-12
ニホンザル　229, 231
乳児（期）　3, 9-11, 13, 30, 59-65, 67-68, 214
ニューラルネットワークモデル（顔認知の）　13, 78
ニューロン活動記録　136, 147
認知的差分法　155, 162
ネガ効果　9, 12, 15, 164
脳機能画像（研究）　45-46, 48, 51
脳磁図（MEG）　79, 135-36, 179, 191-98
脳損傷　46
脳波（EEG）　79, 183, 191, 310
脳賦活検査　155, 156

は　行

パーキンソン病　34, 115, 117, 120, 123
バイオロジカルモーション（BM）　76, 80
背側経路　93, 95, 100, 139
ハイパーレクシア　30
発話志向態度　280
母親顔　8-9, 67
パレイドリア　119-20, 122
ハンチントン病　115-16
非言語コミュニケーション　76
皮質間の統合における脆弱性（WCC）　85
微小電極法　135
左側頭後頭葉　113
ヒツジ　232-34
ヒヒ　225
表情　5, 14, 31, 66-67, 81, 82, 96, 109, 115-16, 155, 171, 175-78, 229, 243, 246, 251, 268, 279, 307, 310, 320
表情生成支援装置　323
表面筋電位（EMG）　311
腹側経路　93, 95-96, 100, 124, 139-41
腹側線条体　115
腹側側頭皮質　144
部分処理　8, 10-11
プライミング効果　158, 165

索　引

平均顔　　230, 292
扁桃体　　82, 96, 99-101, 109, 115-16, 118, 156, 158, 174, 229, 241-43, 246-48, 250
紡錘状回（FFA）　　5, 47, 52, 60-61, 79-80, 83, 99, 101, 111, 124, 143-44, 156-60, 162, 164-67, 173, 178, 184, 186, 192, 223, 231, 242
ほ乳類　　232-33, 235

ま 行

マガーク効果　　29, 39
マカクザル　　225, 228, 231
右側頭後頭葉　　113
右側頭部　　65-68
右側頭様　　10
右半球優位性　　156
ミュラー・リヤー錯視　　315
ミラー・サイン　　206-09, 211
ミラーニューロン　　84, 243-44
魅力　　48-49, 51, 230
目　　16
目の動き　　187, 189-90
目の注視　　24, 27, 29, 77
妄想性同定錯誤症候群　　123
目撃者証言　　3
「ものの見方」　　33, 41-42
模倣　　243

や 行

有線外皮質身体領野（EBA）　　82
有名人顔　　213
横顔　　6, 66, 146
4次視覚野（V4）　　172-73

ら 行

ランダムドットブリンキング　　197
霊長類　　224-43
連合型（相貌失認）　　109, 111, 143
連合記憶　　47, 53
ロボット（・エージェント）　　263, 264, 280, 282-84, 323

A-Z

AITv野　　146, 149, 151
ARABAHIKA　　281
ASD　　→自閉症スペクトラム障害
ATD　　→トリプトファン急性枯渇法
Augustシステム　　272
BM　　→バイオロジカルモーション
Capgras症候群　　123, 124
CONLERN　　60
CONSPEC　　60
EOG　　→垂直眼電図法
ERP　　→事象関連電位
FFA　　→紡錘状回
FISH法　　92
fMRI（機能的磁気共鳴画像法）　　46, 48, 49, 61, 63, 79, 83, 93, 111, 116, 135-36, 142-43, 155-58, 160, 163, 165-66, 168, 171, 183-84, 191, 197, 204, 211, 213, 215, 217, 247
Haar like特徴量　　164
HSF情報　　→高空間周波数
Lewy小体病　　119, 120, 122, 123
LSF情報　　→低空間周波数
localizer課題　　158
MAXエージェント　　272
M-CHAT　　76
MDS　　→多次元尺度法
Mooney face　　6-7, 12, 161
MT野　　139-40, 143, 188-90, 194
N100　　176
N170　　61-62, 79-80, 174, 176-80, 187
N200　　173
N290　　61-62
Nc　　66-67
NIRS　　→近赤外分光法
OFA　　→後頭葉顔領域
P100　　176, 178
P400　　62
PET（ポジトロンCT）　　111, 155, 156, 191, 197, 204
PSW　　66
REA　　271
SEMAINEプロジェクト　　272
Semantic Differential法（SD法）　　300-02
SF情報　　178
Shape-free画像　　283, 290

STS　→上側頭溝
T5　68, 197
T6　68, 197
TE野　139-40, 142, 145-46, 229, 231
Urbach-Wiethe病　116

V1　→1次視覚野
V4　→4次視覚野
V5　187-90, 194
Wizard-of-Oz システム　276

顔を科学する
適応と障害の脳科学

2013 年 1 月 18 日　初　版

［検印廃止］

編　者　山口真美・柿木隆介

発行所　一般財団法人　東京大学出版会
　　　　代表者　渡辺　浩
　　　　113-8654　東京都文京区本郷 7-3-1 東大構内
　　　　http://www.utp.or.jp/
　　　　電話 03-3811-8814　Fax 03-3812-6958
　　　　振替 00160-6-59964

印刷所　大日本法令印刷株式会社
製本所　牧製本印刷株式会社

©2013 M. Yamaguchi & R. Kakigi, Editors
ISBN 978-4-13-011137-9　Printed in Japan

JCOPY〈(社)出版者著作権管理機構　委託出版物〉
本書の無断複写は著作権法上での例外を除き禁じられています．複写される場合は，そのつど事前に，(社)出版者著作権管理機構（電話 03-3513-6969，FAX 03-3513-6979, e-mail: info@jcopy.or.jp）の許諾を得てください．

赤ちゃんの視覚と心の発達
山口真美，金沢　創　A5判・224頁・2400円
あたりまえのように享受しているのに，実は非常に複雑なしくみを持っている視知覚．その成立の過程について，乳児を対象とした行動実験と脳科学からの知見をもとに，発達に沿って概観する新しいテキスト．

社会脳の発達
千住　淳　四六判・256頁・2800円
コミュニケーションの基盤とされる「社会脳」．心の理論，模倣，視線理解などを例に，赤ちゃんや，社会適応に困難を抱える自閉症児・者を対象とした実験心理学・認知神経科学の研究成果をわかりやすく紹介する．

ソーシャルブレインズ──自己と他者を認知する脳
開　一夫・長谷川寿一［編］　A5判・312頁・3200円
社会的なコミュニケーションの基盤となる能力は，いつ，どのように形成され，発達していくのか．その進化の道すじとは．ソーシャルブレイン（社会脳）の謎に挑む最先端の研究の魅力をわかりやすく解説する．

読む目・読まれる目──視線理解の進化と発達の心理学
遠藤利彦［編］　A5判・288頁・3200円
他者に「読まれるもの」として発達し，相互理解のツールとして進化を遂げてきた「目」にまつわる心理学的研究をまとめる．

進化と人間行動
長谷川寿一・長谷川眞理子　A5判・304頁・2500円
人間もまた進化の産物であるという視点に立つと，人間の行動や心理はどのようにとらえなおすことができるだろうか．人間とは何かという永遠の問いに進化生物学的な視点から光を当てる，「人間行動進化学」への招待．

ここに表示された価格は本体価格です．ご購入の際には消費税が加算されますのでご了承ください．